T0270452

LA TRANSFORMACIÓN DEL AYUNO INTERMITENTE

CYNTHIA THURLOW, NP

LA TRANSFORMACIÓN DEL AYUNO INTERMITENTE

El programa de 45 días para mujeres
para perder peso, mejorar la salud hormonal
y retrasar el envejecimiento

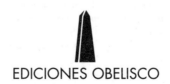

EDICIONES OBELISCO

Colección Salud y Vida natural
La transformación del ayuno intermitente
Cynthia Thurlow

1.ª edición: octubre de 2023

Título original: *Intermittent Fasting Transformation*

Traducción: *Manu Manzano*
Corrección: *M.ª Ángeles Olivera*
Diseño de cubierta: *Enrique Iborra*

© 2022, Cynthia Thurlow
Obra publicada por acuerdo con Avery, sello editorial de Penguin Publishing Group,
una división de Penguin Random House LLC
(Reservados todos los derechos)
© 2023, Ediciones Obelisco, S. L.
(Reservados los derechos para la presente edición)

Edita: Ediciones Obelisco, S. L.
Collita, 23-25. Pol. Ind. Molí de la Bastida
08191 Rubí - Barcelona - España
Tel. 93 309 85 25
E-mail: info@edicionesobelisco.com

ISBN: 978-84-1172-053-3
DL B 13275-2023

Printed in Spain

Impreso en los talleres gráficos de Romanyà/Valls S. A.
Verdaguer, 1 - 08786 Capellades - Barcelona

*A mis amores… Todd (también conocido como The Hubs),
mis muchachos (Jack y Liam) y los «doods» (Cooper y Baxter);
gracias por inspirarme para crecer y llegar mucho más allá
de mis sueños más salvajes.*

Introducción

Como mujeres, todas queremos una vida llena de alegría, vitalidad y significado, y no hay nada que diga que no podamos tenerla. Nuestra esperanza de vida está en su punto más alto. Nuestros hábitos de salud también lo están. Comemos mejor, hacemos ejercicio de manera más inteligente pero no más intensa, y aprendemos a encontrar el equilibrio en nuestras vidas mucho más plenas. Tenemos todo a nuestro favor y aún hay mucho que esperar. Pero a medida que envejecemos, notamos que ya no somos tan enérgicas ni tan jóvenes como solíamos ser. Simplemente no nos sentimos como nosotras mismas.

¿Alguna vez te has sentido así? Si es así, me gustaría presentarte a alguien. Tenía un trabajo exigente como enfermera en activo. Era intelectualmente rigurosa, con largas horas de atención frente a las demandas de sus pacientes, sus familias y otros colegas.

Además, tenía dos hijos en primaria y sentía que su horario la obligaba a perderse gran parte de lo que estaba pasando en sus vidas. No podía dormir toda la noche. Por la mañana, apenas tenía energía suficiente para levantarse de la cama. Estaba aumentando de peso y se sentía gorda y desaliñada.

Llena de frustración, continuó con esta existencia acelerada. Trató de mejorar sus síntomas modificando su nutrición y dieta, pero se excedió con la reducción de carbohidratos y haciendo demasiado ejercicio. Ambos aspectos de su vida cotidiana empeoraron las cosas.

Luego sufrió una infección intestinal grave y desarrolló sensibilidades debilitantes al gluten y a los productos lácteos. Su glándula tiroides, responsable del metabolismo y otras funciones, no podía seguir el ritmo. En lugar del volumen correcto de cortisol, la hormona del estrés, para mantenerla alerta y despierta, con extras ocasionales para una emergencia de lucha o huida, sus cantidades se mantenían crónicamente elevadas.

Desde el punto de vista hormonal, se encontraba en las etapas iniciales de la perimenopausia, ese período de cinco a siete años que precede a la menopausia, y en una época de fluctuaciones hormonales salvajes. La progesterona caía y los estrógenos subían y bajaban. Estos cambios hormonales empeoraron su aumento de peso y fomentaron antojos de alimentos poco saludables. Los factores estresantes de su vida se sumaron a su trastorno hormonal.

Y valoró que aquello ya era suficiente. Decidió cambiar su estilo de vida. Dejó de hacer demasiado ejercicio, cambió a una actividad más suave como el yoga, eliminó los alimentos inflamatorios de su dieta y dejó de desnutrir su cuerpo. Sin embargo, su peso permanecía inalterable. Ni un solo kilo.

Finalmente accedió a tomar fármacos para su tiroides hipoactiva. Creía que los kilos de más desaparecerían como por arte de magia al tomar las pastillas. Pero no fue así. Su bienintencionado médico, su familia y sus amigos descartaron el aumento de peso y otros síntomas diciendo: «Ya tienes cuarenta y tantos años. Acostúmbrate a ello. Ésta es tu nueva normalidad».

Estaba desanimada, derrotada, no sabía a quién acudir y, en general, deprimida por su salud tan frágil.

Esa mujer era yo. El impacto acumulativo de demasiado estrés, muy poco sueño y muy pocos carbohidratos en mi dieta, combinado con ser esposa, madre y médica ocupada, me pasó factura. Mi estilo de vida ya no encajaba en mi idea de salud. Claramente necesitaba ayuda.

Al final encontré una solución simple y directa que cambió todo: el ayuno intermitente. Para mi asombro, descubrí que sanó mi cuerpo, restableció la armonía de mis hormonas y me hizo sentir increíble y al mando de mi vida de nuevo. Y una mejor salud dio paso a la pérdida de peso.

Entonces, ¿qué es ese milagro llamado ayuno intermitente? Aprenderás todo sobre ello en este libro, pero en términos simples, el ayuno intermitente es una estrategia en la que se come con menos frecuencia, poniendo el énfasis en cuándo se come en lugar de en qué se come.

Al principio era escéptica. El ayuno intermitente parecía muy radical y contrario a la sabiduría convencional. Después de todo, ¿no se supone que debemos ingerir tres comidas saludables al día, con refrigerios nutritivos en medio?

La respuesta a esa pregunta, respaldada por una sorprendente cantidad de pruebas clínicas, es: «En realidad, no». A medida que profundizaba en la ciencia, aprendí sobre algunos beneficios asombrosos del ayuno intermitente. Restaura nuestros ritmos intrínsecos, quema grasas, regenera nuestra salud hasta el nivel celular y estabiliza nuestras hormonas. A su vez, tenemos menos probabilidades de desarrollar obesidad, diabetes, enfermedades vasculares y trastornos autoinmunes. También prevenimos la «rigidez metabólica», un término que suelo utilizar a menudo. Si no eres metabólicamente flexible, te resultará difícil consumir grasas o carbohidratos de manera eficiente para obtener energía, y esto puede provocar enfermedades metabólicas como resistencia a la insulina, presión arterial alta, inflamación y otras afecciones.

Estaba emocionada por lo que había aprendido. Y sabía que tenía que hacer algo diferente, ya que estaba en muy mal estado y no obtenía los resultados que quería. Así que decidí probar el ayuno intermitente en una población de uno: yo (el proverbial N de 1).

Los resultados fueron poco menos que transformadores. Finalmente perdí ese peso rebelde. Equilibré mis hormonas locas y fuera de control. Me sentía más enérgica y más concentrada, con una perfecta claridad mental. Era más productiva por la mañana porque no comía ni digería alimentos. No sólo eso, era más productiva a lo largo del día porque mi horario ya no giraba en torno a la planificación de comidas y refrigerios. El ayuno intermitente cambió mi vida, y sabía que cambiaría la de los miles de mujeres con las que ahora trabajo. Todo esto me llevó a desarrollar mi plan AI:45.

Este plan único adopta un enfoque individualizado del ayuno intermitente diseñado expresamente para mujeres. Tenemos nuestra propia anatomía (nuestra estructura) y fisiología (función) únicas que no son como las de los hombres. Todo esto involucra hormonas, que son diferentes de un día a otro y varían significativamente según la etapa de nuestra vida: premenopáusica, perimenopáusica, menopáusica y posterior. No existe una estrategia única para el ayuno intermitente, lo que hace que el AI:45 sea tan diferente de otros regímenes dietéticos.

Mi misión

Con mi plan AI:45, ayudo a las mujeres a verse y sentirse mejor de lo que jamás podrían imaginar, que es mi principal enfoque personal y profesional. Sin embargo, llegar a este punto de mi carrera implicó muchos giros y vueltas en el camino.

Como antecedentes, soy enfermera en activo, es decir, una enfermera registrada con un título de posgrado en atención primaria de adultos. Evaluamos a los pacientes, hacemos diagnósticos y los ingresamos en hospitales. Prescribimos medicamentos y brindamos tratamientos, como hacen los médicos.

Ha habido un auge en este campo que nadie podría haber previsto en la década de 1990, y hoy en día muchas personas ponen el cuidado de su salud en nuestras manos.

No me había propuesto seguir una carrera en medicina. Comencé como estudiante de derecho con el objetivo de convertirme en abogada. Aunque sacaba buenas notas y me encantaba estudiar derecho, no quería ejercerlo, así que no seguí ese camino. En cambio, entré a trabajar para una compañía de ordenadores, pero me sentía triste. La vida no estaba, y no está, destinada a ser vivida de esa manera.

Mi perro fue quien me orientó hacia el cuidado de la salud. Siempre había querido un perro y finalmente pude tener uno. Cuidar de mi amada mascota y de su salud me hizo darme cuenta de cuánto amaba cuidar el bienestar de todas las criaturas, tanto humanas como animales. Fue entonces cuando decidí volver a la escuela para asistir a clases para el curso propedéutico de medicina. Es irónico cómo una mascota puede cambiar tu vida. Sin embargo, resultó que el propedéutico no era más que otro desvío en mi carrera profesional. Un profesor me dijo: «No vayas a la escuela de medicina. Lo pasarás mal. Conviértete en enfermera en su lugar».

El consejo me caló hondo y tenía sentido. Después de todo, procedo de una larga línea de enfermeras y médicos. Era el negocio de la familia. Finalmente me di cuenta de que era mi vocación, y así cambió la trayectoria de mi carrera, esta vez para siempre.

Por fin tenía una visión clara de mí misma. Sabía que era digna y capaz, y que podía marcar la diferencia en el cuidado de la salud. Al final obtuve mis títulos de pregrado y posgrado en la Universidad Johns Hopkins. En un principio, elegí la Hopkins porque había desarrollado un profundo interés en la investigación del VIH y el sida y trabajé como estudiante en prácticas en su prestigioso departamento de VIH.

El trabajo fue satisfactorio pero un poco lento. Soy una adicta total a la adrenalina y necesito más en mi entorno laboral. De manera que acepté un trabajo como enfermera en un departamento de urgencias, donde tienes que responder a situaciones nuevas en cualquier momento del día o de la noche.

También tenía pasión por el cuidado del corazón. Así que comencé a trabajar en cardiología como enfermera. Todo aquello me encantó.

Pero tenía ciertas reservas. A lo largo de mi carrera en medicina clínica, me molestaba el hecho de que la mayoría de los pacientes empeoraran, no mejoraran. El enfoque de la medicina occidental para las enfermedades agudas y potencialmente mortales y las emergencias es innegable, pero ignora por completo la prevención de las enfermedades crónicas.

En ese momento, estaba casada y había dado a luz a mi primer hijo. Tenía un problema y estaba preocupada. Alrededor de los cuatro meses de edad, a pesar de haber sido exclusivamente amamantado, desarrolló un terrible eccema y estaba muy abatido. Le recetaron varias cremas, ninguna de las cuales resultó útil. Tenía que encontrar algo para curarlo, y no me detendría hasta hallarlo. A través de una investigación obstinada, descubrí que su eccema probablemente era causado por un desequilibrio interno más profundo que se originaba en una mala salud intestinal. Cambié su dieta a una de alimentos totalmente sin procesar, naturales y ricos en nutrientes. De hecho, cocinaba todos los alimentos yo misma; nada de lo que le daba de comer se producía a nivel comercial. Por fin su piel se curó. También me enteré de que tenía alergias alimentarias potencialmente mortales, lo que me hizo pensar que tantos problemas de salud se originan con nuestras elecciones de alimentos.

Continué cuestionando el enfoque médico convencional para abordar y tratar las enfermedades. Con el tiempo, me desilusioné cada vez más con la prescripción de medicamentos y me interesé más en el impacto de la nutrición en la salud y el bienestar. Quería saber por qué mis pacientes enfermaban crónicamente, así que investigué todavía un poco más.

Me apasioné por cómo podía ayudar a las personas a prevenir y tratar enfermedades incluso antes de que se convirtieran en problemas crónicos. Consideré estudiar un doctorado, pero completé una certificación de *coaching* de bienestar. Luego encontré un programa de nutrición enfocado funcionalmente que encendió mi pasión por ayudar a mis pacientes. Me sumergí en el programa, por fin, decidí que era hora de tomar una decisión difícil: dejar mi trabajo de enfermera y comenzar mi propia práctica privada.

Fue una de las mejores cosas que he hecho. Construí un negocio de éxito y a estas alturas ya he trabajado con miles de mujeres. Me piden que hable con frecuencia sobre la salud y la nutrición de la mujer y el ayuno intermitente. Realicé dos charlas TEDx, una en 2018 y una segunda en 2019. Mi segunda charla TEDx, «Ayuno intermitente: técnica de transformación», se volvió viral, recibió más de ocho millones de visitas y me catapultó hasta el liderazgo de opinión sobre el ayuno intermitente y la salud de la mujer. ¡La respuesta realmente me pilló por sorpresa! Me sentí honrada y profundamente agradecida.

También estoy agradecida por el extraordinario trabajo que tengo ahora: guiar y cuidar a mujeres como tú que sienten que pueden mejorar en gran medida su estado de salud. Es normal sentirse así, en especial cuando no obtienes las respuestas que deseas de la medicina tradicional. Necesitas y mereces un enfoque muy diferente de la atención médica, con opciones seguras, naturales y efectivas que te ayuden a aprovechar al máximo tu vida. Proporcionar estas opciones y programas se convirtió en mi misión, mi llamada, en la vida.

Continué creando programas individuales únicos y programas grupales que nos apoyan y nos educan a todas sobre el envejecimiento saludable y cómo la nutrición, el estilo de vida, las prácticas de mente y cuerpo y otras herramientas pueden trazar un nuevo rumbo hacia lo que serán las etapas más saludables y fructíferas de nuestras vidas.

Existe una relación enormemente poderosa entre los alimentos que ingerimos y cuándo lo hacemos y las mejoras que vemos en nuestro peso, salud y bienestar. Es muy enriquecedor saber que si escuchas a tu cuerpo y le das lo que necesita, puedes restaurar tu salud. Mi pasión es, y siempre, será ayudar a mujeres como tú a encontrar el bienestar a través del poder curativo del ayuno intermitente y de la nutrición.

Tu viaje

Lo que nos lleva al viaje que tú y yo estamos a punto de emprender ahora mismo. El AI:45 es tu oportunidad de participar en una experiencia transformadora que te mostrará el poder que tienes para perder peso y sentirte mejor, no dentro de unos meses, sino en sólo cuarenta y cinco días.

Estos cuarenta y cinco días te cambiarán la vida y el estilo de vida. Restablecerán tu metabolismo y biología, reequilibrarán tus hormonas, aumentarán tu energía, te liberarán de los antojos, te harán perder peso y revertirán los síntomas crónicos. Brindan la solución para mejorar rápida y profundamente tu salud cambiando sólo algunas cosas: lo que comes, cuándo comes, cómo descansas y te recuperas, y algunas acciones más.

La manera en que abordes el ayuno intermitente será única para ti. Cada mujer encaja en un perfil bioquímico distinto, denominado «bioindividualidad». Ésta es tu composición personal de hormonas, metabolismo y otras necesidades de salud específicas según tu edad, sexo, etapa de la vida y otros factores. Debido a que todas somos únicas, este programa está diseñado en torno a tu bioindividualidad, una de las principales razones por las que el AI:45 es diferente de otras formas de ayuno intermitente.

Durante los últimos años, he guiado a más de mil mujeres a través de este programa. Han experimentado un éxito profundo. Acuden a él para perder peso, pero siguen viniendo por los beneficios antienvejecimiento y por la salud en general que ofrece. Se convierte en un estilo de vida.

Aquí hay algunos comentarios de mujeres que participaron en una de mis clases magistrales recientes sobre el ayuno intermitente:

«He perdido un total de cuatro kilos. El 80 % de mis michelines ha desaparecido. Me siento más en sintonía con mi cuerpo y puedo hacer ayunos prolongados sin problemas. He podido rechazar la pizza y los dulces en el trabajo. Ya no me siento fatigada, lo cual ha sido un enorme avance para mí. He cambiado física, emocional y mentalmente en sólo tres semanas».

«Después de comenzar las clases, mi sueño mejoró, mis elecciones de alimentos fueron mejores y adelgacé tres kilos. Para mí, una mujer menopáusica de cincuenta y ocho años, estos beneficios me cambiaron la vida. Finalmente me di cuenta de que yo valgo la pena, y de que el esfuerzo que se necesita para estar saludable también vale la pena».

«Ya no me siento eternamente hambrienta, sino muy satisfecha. Mis únicos antojos son los alimentos saludables. Los niveles de glucosa se han normalizado. Mi sueño ha mejorado y duermo toda la noche. Tengo tanta energía que he aumentado la intensidad de mis caminatas a un trote rápido de seis kilómetros».

«Ya no soy adicta al azúcar. Mi pensamiento es claro. No me olvido de las palabras a mitad de la oración y he adelgazado tres kilos».

«El ayuno intermitente me ha dado tiempo para realizar una rutina matutina que implica caminar, respirar profundamente y disfrutar del té verde. Me siento muy bien y he podido concentrarme en construir mi negocio en línea con menos ansiedad. Desde que inicié el ayuno intermitente, he perdido algunos kilos, he alcanzado mi peso ideal y mi cuerpo ahora está más adaptado para quemar grasa».

El plan AI:45

El programa que estas mujeres siguieron con tanto éxito, y que tú también seguirás, se divide en tres fases. La *inducción*, una fase preparatoria de una semana, te muestra cómo limpiar tu despensa, eliminar el gluten y los lácteos, dejar de picar y elegir alimentos que estimulen la quema de grasas. Con estas simples acciones, verás la pérdida de peso en la báscula de inmediato. Siéntete revitalizada después de eliminar los alimentos que han sido la fuente de tu fatiga, hinchazón y otros problemas intestinales, así como confusión mental. Y comienza a mejorar tu salud.

En la siguiente fase, de *optimización*, aprenderás a crear tus propios períodos de ayuno y alimentación, a seleccionar y cronometrar tus macronutrientes (proteínas, carbohidratos y grasas) en función de si tienes la menstruación, o si estás pasando por la perimenopausia, camino a la menopausia o saliendo. Si te gusta lo que le pasa a tu cuerpo la primera semana, estarás encantada con los resultados de esta fase: mejoras aún más drásticas en la pérdida de peso, en los antojos, en los patrones de sueño, en el equilibrio hormonal, en la claridad mental, en el nivel de energía, en la función digestiva y en el bienestar general.

Después de eso, en la fase final, de *modificación*, un plan de una semana, proporciono pautas sobre estrategias avanzadas, como ampliar tu ventana de ayuno, variar tus ayunos, dosificar carbohidratos y más. Todos los beneficios que habrás experimentado hasta ese momento continuarán en esta fase y serán aún más drásticos.

Como ya he mencionado, te engancharás a este estilo de vida y querrás mantenerlo. Así que proporcionaré estrategias para hacer precisamente eso, el *mantenimiento*. ¡El AI:45, a partir de este momento, se convierte en una forma de vida natural y fácil!

Este libro puede ser un salvavidas para ayudarte a sentirte y vivir mejor. Los beneficios que he resumido hasta ahora pueden realizarse una vez que comiences a seguir mi programa de ayuno intermitente y te mantenga fiel a sus estrategias.

En estas páginas, entro en detalles sobre cómo funciona el ayuno intermitente y te ofrezco material fascinante sobre cómo funciona tu cuerpo a nivel hormonal. Te explico un poco de ciencia básica sobre cómo afecta a tu peso, varias condiciones médicas y a tu salud en general.

Aprenderás lo que debes comer para obtener los mejores resultados, todo respaldado por recetas deliciosas y planes de comidas fáciles de seguir. Nos sumergiremos directamente en los detalles de las tres fases, personalizando el programa para tu etapa de la vida y poniéndolo en acción. Te guiaré en cada paso del camino para que estés inspirada, emocionada y preparada para el éxito.

Te sugiero que leas este libro secuencialmente para familiarizarte con el programa, lo que harás y por qué. Lee todo con la mente abierta porque contiene información nueva que nadie te ha comunicado antes. Descansa sabiendo que ya no tienes que resignarte a la creencia limitante de que el aumento de peso, la fatiga, la confusión mental y otras frustraciones de salud son funciones normales del envejecimiento. ¡No lo son!

Permítete seguir el programa con tranquilidad porque es muy flexible. No es un plan rígido, con muchas cosas que se deban y no se deban hacer. Funciona contigo, tu química única y tu estilo de vida. Una vez que entres en la sincronización del ayuno intermitente, te darás cuenta de que es una estrategia que puedes aprovechar para toda la vida.

Quiero que sepas que entiendo dónde estás. Recuerda, yo era esa mujer desesperada por encontrar respuestas en un momento en que la medicina tradicional no era suficiente. Es imposible olvidar los días en que me sentía gorda y desmoralizada, sin energía y luchando contra la desesperación de la derrota. Pero escúchame: estoy en una posición única para apoyarte y dar sentido a los problemas relacionados con la falta de energía, el aumento de peso, los antojos de alimentos y más.

Así que, déjame preguntarte: ¿estás lista para una transformación? Si es así, sigue este programa durante cuarenta y cinco días y perderás peso, controlarás los antojos, revitalizarás tu cuerpo y vivirás al máximo el resto de tu larga y feliz vida.

¿No te parece emocionante?

CYNTHIA THURLOW
Para más información sobre esta introducción,
visita cynthiathurlow.com/references.

PRIMERA PARTE

· ·

Ayuno intermitente: cuerpo y hormonas sanos

Capítulo 1

· · · · · · · · · · · ·

¿Por qué el ayuno intermitente?

Algo sucede cuando pasas de los treinta y luego de los cuarenta, y ves indicios de que tu cuerpo está cambiando. Estás aumentando de peso y luchando contra los antojos. Ya no saltas de la cama como antes. Notas síntomas como hinchazón, falta de sueño, confusión mental y cambios de humor. Te sientes vieja antes de tiempo, y simplemente fuera de lugar. Para la gran mayoría de nosotras, estos cambios son angustiosos, frustrantes y aterradores.

Lo entiendo. Realmente lo entiendo, por mi propia experiencia y mi trabajo con innumerables mujeres como tú. Tienes razón al sentirte así, y estás lejos de estar sola. Pero anímate. Nunca es demasiado tarde para estar más sana y recuperar tu apariencia, salud, claridad mental y energía.

Heather es un buen ejemplo. Cuando acudió a mí a la edad de cincuenta y cuatro años, tras entrar en la menopausia cuatro años antes, estaba extremadamente frustrada. «Nada me funcionaba —dijo en voz baja y abatida—. He probado las minicomidas, he contado las calorías, he hecho ejercicio como una maníaca, pero el peso simplemente no baja. Odio cómo estos veinte kilos de más me hacen sentir tan vieja y cansada. Honestamente, he perdido la esperanza».

Heather incluso había recurrido a tomar un medicamento llamado «fentermina». Es similar a una anfetamina, o «superior». Estimula el sistema nervioso central (nervios y cerebro), lo que acelera el ritmo cardíaco y la presión arterial y frena el apetito. Tiene muchos efectos secundarios aterradores, que van de leves a moderados: insomnio, dolores de cabeza, mareos, presión arterial peligrosamente alta, dolor en el pecho y dificultad para respirar…

Este tipo de lucha simplemente no es necesaria. Mientras Heather y yo hablábamos, la guie a través de mi filosofía sobre la mejor manera de perder peso y pasar por la menopausia, y hacerlo de manera natural, sin el uso de medicamentos recetados para perder peso. Le expliqué que cada parte de mi programa estaba diseñada para aliviar sus síntomas y hacer que volviera a sentirse más joven y vibrante.

Heather se animó y estaba lista para seguir todo al programa. Ajustó su nutrición y comenzó lentamente el ayuno intermitente. Perdió cuatro kilos y medio en las primeras ocho semanas y siguió adelante, sin sentirse carente, hambrienta o fatigada. Hoy tiene más energía y confianza de lo que nunca pensó posible a su edad.

Al igual que Heather, tal vez hayas seguido los consejos habituales: contar calorías, desayunar, comer raciones pequeñas durante el día… Todas esas acciones para perder peso que nos han enseñado. Tal vez te las arreglaras para adelgazar algunos kilos, pero luego te estancaste, hiciste una dieta yoyó o no pudiste mantener el peso.

O tal vez tuvieras otros síntomas preocupantes. Simplemente no dormías bien, por ejemplo, y tardabas más en ponerte en marcha por las mañanas. Quizás tuvieras demasiados dolores y molestias. O no pudieras pensar tan claramente como antes, o no pudieras recordar hechos y eventos. Parece que tu cuerpo está cambiando ante tus ojos. Es una perspectiva terrible y exasperante, y es fácil darse por vencida, aunque quieras volver a sentirte fantástica.

Nunca deja de sorprenderme cuántos malos consejos bajo la apariencia de «sabiduría» se dan a las mujeres sobre su salud y pérdida de peso, como mi favorito: «Haz más ejercicio, come menos». Eso no funcionó en mi caso en absoluto, y tuvo el efecto contrario previsto. Engordé, no podía perder peso y, en general, me sentía mal.

Importante: no te castigues, no has fallado; la sabiduría convencional es la que ha fallado. Esa «sabiduría» se centra en torno al siguiente dogma:

Dogma erróneo 1: calorías que entran, calorías que salen, eso es lo que importa.

Si cuentas calorías sin parar para perder peso o controlarlo, es posible que te preocupes por algo incorrecto. La calidad de las proteínas, los carbohidratos y las grasas que comemos, sin contar las calorías, es una clave importante para la pérdida de grasa, el control del peso y la salud. Esto implica obtener la cantidad suficiente de los nutrientes que necesitas, incluidas las vitaminas, los minerales y la fibra, de los alimentos que eliges.

Los alimentos de mala calidad, es decir, los carbohidratos procesados, como dulces, patatas fritas, refrescos y productos horneados comerciales, contribuyen al aumento de peso y otros síntomas, pero no porque tengan muchas calorías. Es porque ponen en marcha una serie de reacciones que hacen que tu cuerpo almacene grasa. Estos alimentos se descomponen rápidamente en azúcar. En respuesta, tu páncreas produce niveles más altos de la hormona insulina. La insulina es como un fertilizante para las células grasas. Les dice a tus células que tomen calorías y las conviertan en grasa.

El otro problema es que cuando reducimos las calorías, el cuerpo se defiende. Nuestro metabolismo se ralentiza para mantener los alimentos y la energía durante más tiempo, y comienzas a sentir más hambre. Esta situación no es beneficiosa para el control del peso y desequilibra nuestras hormonas del hambre, la leptina y la grelina. (Más información sobre estas hormonas en los siguientes capítulos).

Dogma erróneo 2: el desayuno es la comida más importante del día.

¡Error! Se nos ha dicho repetidamente que desayunar es algo saludable, según una serie de malas investigaciones y del marketing procedente de algunas marcas de cereales para el desayuno. Hemos oído que saltarse el desayuno es un hábito muy malo y podría provocar diabetes, aumento de peso y otros problemas de salud.

Ésta es la cuestión: simplemente no hay evidencia de nada de eso. De hecho, una revisión analítica de trece ensayos clínicos, publicada entre 1990 y 2018, concluyó que «la adición del desayuno podría no ser una buena estrategia para perder peso, independientemente del hábito de desayuno establecido. Se necesita precaución al recomendar el desayuno para bajar de peso en adultos, ya que podría tener el efecto contrario». El estudio también encontró que los que no desayunaban pesaban menos que los que desayunaban.

Saltarse el desayuno está bien y, de hecho, es una buena idea, ¡con muchos beneficios!

Dogma erróneo 3: lo que comemos es más importante que cuándo comemos.

Lo que comes (alimentos saludables y no procesados) es absolutamente vital. Pero también es cuándo comes lo que realmente marca la diferencia. El «cuándo» implica sincronizar las comidas con tu ritmo circadiano, el complejo sistema fisiológico que regula tu ciclo de sueño y vigilia y todos los procesos hormonales y metabólicos implicados. El ayuno intermitente se alinea con tu ritmo circadiano y con tu metabolismo para mejorar muchos marcadores de salud, incluida la sensibilidad a la insulina, los factores de riesgo cardíaco, la salud del cerebro, los riesgos generales de enfermedades y, por último, pero no menos importante, el sobrepeso y la obesidad.

Un ejemplo acerca de la pérdida de peso: durante un período de diez semanas, las personas a las que se les indicó que retrasaran el desayuno noventa minutos y cenaran noventa minutos antes (cambiando así el marco de tiempo en el que comían) perdieron el doble de grasa corporal que aquellas a quienes se les permitía comer en sus horarios normales, a pesar de que se les dejaba comer lo que quisieran durante las horas de alimentación.

¡La cadencia de tiempo lo es todo! Es la clave para un peso saludable y una buena protección contra muchas enfermedades.

Dogma erróneo 4: comer raciones pequeñas durante el día promueve la quema de grasa y estabiliza los niveles de azúcar en sangre.

¿Cuántas veces has escuchado esa frase? Muchas personas creen que comer varias comidas a lo largo del día acelera el metabolismo, lo que hace que el cuerpo queme más calorías en general y controle el hambre.

Nada de eso es cierto. Algunas pruebas: los investigadores de la Universidad de Ottawa descubrieron que, en una dieta restringida en calorías, no había ningún beneficio de pérdida de peso al dividir las calorías entre seis comidas en lugar de tres.

Otro estudio encontró que cambiar de tres comidas diarias a seis no estimulaba la quema de calorías ni la pérdida de grasa. En cuanto al control del apetito, no hay evidencia de que ingerir seis comidas al día frene el hambre; sin embargo, comer comidas más grandes y menos frecuentes reducirá el hambre en general y te hará sentir lleno.

Hace unos años, trabajé con una competidora de *fitness* llamada Karen. Al igual que muchos competidores de este deporte, le habían lavado el cerebro para que creyera que la única manera de perder peso y estar saludable era comer seis comidas pequeñas al día. Pero a Karen no le funcionaba. Estaba constantemente preparando raciones y se obsesionó demasiado con la comida, lo que a menudo la llevaba a darse atracones. La cambié a mi plan AI:45 y floreció. Karen me dijo: «El ayuno intermitente ha cambiado mi vida y he aprendido mucho sobre la ingesta de alimentos. Mi energía está por las nubes, mi piel está genial, mi sueño es increíble y ya no soy una esclava de la comida».

Esos dogmas anticuados han contribuido a aumentar las tasas de obesidad, la mala salud metabólica y las enfermedades que han reducido la calidad de vida de toda una generación y de su descendencia. Ahora en proporciones epidémicas, esta crisis de salud afecta a las mujeres en cantidades asombrosas. Según datos del Centro Nacional de Estadísticas de Salud, la prevalencia de la obesidad en mujeres de veinte años o más aumentó del 25,5 al 40,7 % en las últimas décadas. Un artículo de 2019 sugirió que para 2030, más del 25 % de la población general de Estados Unidos se definirá como severamente obesa, que será la categoría de obesidad más común para las mujeres. Y la obesidad, por supuesto, está relacionada con muchas enfermedades que aplastan la vida: enfermedades cardíacas, diabetes tipo 2, muchas formas de cáncer y depresión, por nombrar sólo algunas.

Es hora de reconocer que debemos mejorar para resolver los problemas relacionados con el sobrepeso, la obesidad y la mala salud. El ayuno intermitente es gran parte de la solución y un camino claro hacia la salud y el control del peso.

¿Qué es el ayuno intermitente?

En términos simples, el ayuno intermitente es comer con menos frecuencia. Estás sin comer durante un período de tiempo (tu ayuno) y comes dentro de una «ventana de alimentación», un espacio de tiempo específico designado para las comidas. En tu ventana de alimentación, disfrutas de proteínas, grasas saludables y carbohidratos sin almidón, sin centrarte en contar calorías. Decides cuándo comes y cuándo ayunas, y tomas una decisión consciente de eliminar una comida o varias.

Los tres regímenes de ayuno intermitente más utilizados son el ayuno en días alternos, en los que comes un día y ayunas al siguiente; ayuno intermitente 2:5, ayunas dos días a la semana y comes los otros cinco; y alimentación diaria restringida en el tiempo, por la que pasas de doce a dieciséis horas o más sin comer, también durante la noche, y luego disfrutas de tus comidas dentro de un período determinado.

Mi plan AI:45 se centra en la alimentación con restricción de tiempo, es decir, un modelo 16:8 (dieciséis horas en ayunas, ocho horas de alimentación). Es el plan más simple de hacer, el más flexible y el más apropiado para mujeres de todas las edades. Puedes cronometrar la comida y el ayuno según tu etapa de la vida (mientras tienes la menstruación, perimenopausia, menopausia y más allá) y organizarlo para que mantengas tus hormonas equilibradas. Además, el período de ayuno no es demasiado largo. Puedes comenzar poco a poco y extender gradualmente la ventana a medida que tu cuerpo se acostumbra al ayuno. A diferencia de muchos programas que incluyen dietas, la alimentación restringida en el tiempo tiene una mayor tasa de cumplimiento, como se muestra en muchos estudios. ¡Puedes mantenerlo fácilmente todo el tiempo que quieras! Mi plan también te permite comer una amplia variedad de alimentos nutritivos dentro de ese período. Sobre todo, el plan 16:8 ofrece una larga lista de beneficios comprobados para la salud, en especial para las mujeres.

La percepción pública es que el ayuno intermitente es algo nuevo, una forma novedosa de hacer dieta que se ha puesto de moda recientemente. Sin embargo, lo que a menudo se olvida es que el ayuno intermitente se remonta mucho más atrás que la memoria viva. De hecho, está muy alineado con los patrones de salud ancestrales. Piénsalo: nuestros parientes prehistóricos y antiguos no comían tres comidas completas, espaciadas uniformemente, además de picar entre horas. No tenían un acceso interminable y fácil a los alimentos como tenemos hoy. Lo cierto es que no es posible que no comieran durante largos períodos de tiempo sólo por el hecho de que no había comida disponible. Según la estación o el clima, es posible que comieran varias veces durante el día, mientras que otros días puede que sólo comieran una vez, o quizá ni siquiera comían. Por lo tanto, diría que estamos genéticamente preparados para patrones de comidas con períodos de ayuno incorporados. ¡Ayunar de manera intermitente es nuestra herencia evolutiva!

El ayuno intermitente es una elección poderosa que puedes hacer por tu salud, tus hormonas y tu bienestar como mujer. De hecho, es más poderoso que cualquier medicamento que se pueda prescribir. Comer en una ventana más corta y pasar sin comer durante períodos más largos te brinda algunos beneficios sorprendentes.

Entre otros:

Quema grasa

Muchas mujeres de treinta, cuarenta, cincuenta y más han pasado años haciendo dieta, perdiendo peso sólo para recuperarlo una y otra vez. Las oscilaciones de cinco, diez, quince o más kilos de un año a otro son comunes, y muchas de nosotras podríamos tener dos armarios repletos de tallas grandes y tallas pequeñas. Esta rutina de altibajos es la definición de una dieta yoyó, que es peligrosa para la salud. Un estudio de la American Heart Association informó que las mujeres que siguen una dieta yoyó tienen una mayor cantidad de factores de riesgo de enfermedad cardíaca que las mujeres que han estabilizado su peso a lo largo de los años. ¡La dieta repetitiva simplemente no es una buena práctica! Sin embargo, es un hábito que puedes cambiar gracias al ayuno intermitente.

Uno de los principales motivos tiene que ver con tus hormonas. El ayuno intermitente activa ciertas hormonas clave en el organismo, muchas de las cuales aumentan la «lipólisis» (quema de grasa), mejoran tu flexibilidad metabólica (la capacidad de utilizar el combustible de manera adecuada; ver a continuación), ayudan a evitar que tu cuerpo almacene grasa y tienen muchos otros efectos positivos sobre el control del peso y la salud. Hablaré de estas hormonas en detalle en los siguientes capítulos.

Con tus hormonas en armonía, el ayuno ayuda a acelerar tu tasa metabólica, lo que también te permite mantener un peso saludable. Y, según una revisión, el ayuno puede reducir la grasa abdominal entre un 4 y un 7 %. Como tal, el ayuno intermitente es una de las herramientas más efectivas que tenemos para perder peso.

Otro factor tiene que ver con la grasa real que tenemos. Hay dos tipos de tejido adiposo en tu cuerpo: grasa parda y grasa blanca. La grasa parda quema energía porque es abundante en las mitocondrias, las centrales eléctricas de nuestras células. La grasa blanca almacena energía.

Si tuvieras que elegir, ¿qué grasa te gustaría más? La grasa parda, ¿verdad? Pero no es tan simple. La grasa parda es poco común en humanos adultos. Por lo general, es lo que constituye esa linda «grasa de bebé» en los niños pequeños.

¡La buena noticia es que los científicos han descubierto recientemente que podemos convertir nuestra grasa blanca en parda! El ayuno intermitente puede ayudar a que esto suceda.

Este descubrimiento afortunado se dio en experimentos con ratones que siguieron un plan de ayuno de días alternos. A otro grupo de ratones se les permitió comer lo que quisieran, en cualquier momento. En el estudio, los investigadores encontraron que, en los ratones en ayunas, el ayuno intermitente cambió la composición de sus bacterias intestinales y esto estimuló la producción de ácidos grasos de cadena corta (AGCC) en el intestino. Esta reacción convirtió las células de grasa blanca en células de grasa marrón y cambió el almacenamiento de grasa para quemar grasa, reduciendo, en efecto, la obesidad y la resistencia a la insulina (un gran problema que causa la diabetes).

Por supuesto, este estudio se realizó en ratones, y lo tengo en cuenta al citarlos. Los ratones, sin embargo, tienen metabolismos similares a los humanos, ¡así que no obstante los hallazgos son bastante interesantes! El mensaje importante que se deriva de esto es que el ayuno intermitente es una forma muy efectiva de quemar grasa, de manera positiva.

Promueve la salud intestinal

Hablando del intestino: hay miles de millones de microorganismos que viven en tus intestinos, llamados colectivamente «microbioma». Descomponen los alimentos y sintetizan nutrientes, como las vitaminas B y K. Se alimentan de fibra dietética y ciertos tipos de almidón de los alimentos, creando compuestos que son vitales para la función muscular y la prevención de enfermedades. Nuestros virus intestinales incluso influyen en nuestro estado de ánimo y pensamiento, enviando señales entre el cerebro y el sistema digestivo. También hacen muchas otras cosas, como reducir la inflamación y regular el apetito, lo cual afecta a tu peso y a tu salud.

Hay dos clases principales de bacterias de control de peso en el intestino: *Bacteroidetes* y *Firmicutes*. El peso corporal parece estar ligado a un equilibrio de las dos. En muchos estudios, algunos tan recientes como de 2020, las personas con obesidad tenían más *Firmicutes* y menos *Bacteroidetes* que las personas con peso moderado. Sin embargo, hay otros estudios que no han podido establecer esa conexión, por lo que las conclusiones todavía no son definitivas.

Dejando a un lado la pérdida de peso, alimentar a tus bacterias intestinales con las cosas adecuadas ayuda a mantener el equilibrio entre las bacterias buenas y las malas, protegiendo tu salud. Pero no es sólo lo que comes lo que afecta a ese equilibrio, sino también cuándo comes. Con el ayuno, hay una rápida expansión de bacterias buenas, por ejemplo.

Además, los estudios en animales han demostrado que las bacterias intestinales tienen su propio ritmo circadiano y están en constante ciclo entre diferentes poblaciones. Los científicos que estudian el microbioma intestinal creen que cuando dormimos y ayunamos durante la noche, puede prosperar un conjunto de bacterias. Cuando estamos despiertos y comiendo, otras florecen y toman el control. Este ciclo se repite cada veinticuatro horas.

El ayuno intermitente también es compatible con un importante mecanismo digestivo llamado «complejo motor migratorio» o MMC (por sus siglas en inglés). Controla las contracciones del estómago y del intestino delgado en un patrón cíclico durante un período de aproximadamente dos horas.

El MMC es también el «ama de llaves» del intestino delgado. Barre las partículas de comida del intestino delgado y las envía al intestino grueso. Trabajando en ciclos, el MMC sólo limpia el intestino delgado durante los períodos de ayuno. Se apaga activamente cuando comemos. Así, si picas mucho entre comidas, puedes estar comprometiendo tu MMC. Espaciar las comidas a través del ayuno intermitente mejora la función del MMC.

El ayuno también estimula la c-AMP, una molécula de energía utilizada por las bacterias intestinales, especialmente aquellas que forman el revestimiento intestinal. Este intercambio de energía activa aún más los genes que protegen el revestimiento intestinal. Todo esto sirve para mejorar su fuerza e integridad, para que las bacterias, las partículas de alimentos y las toxinas no se filtren (un síndrome llamado «intestino permeable») y causen problemas de salud.

Las buenas obras de tus bacterias intestinales no terminan ahí. El ayuno intermitente ayuda a preservar las células que producen serotonina. La serotonina es una hormona vital y multipropósito en el cuerpo que afecta al estado de ánimo y a la felicidad. Se produce en algunos lugares de tu organismo, pero principalmente en las células que recubren el intestino, células que están protegidas a través del ayuno intermitente. En consecuencia, se ha demostrado que la depresión, algo que afecta a más mujeres que hombres, en especial durante la mediana edad, disminuye con el ayuno intermitente.

Crea flexibilidad metabólica

Con frecuencia me escucharás utilizar el término «flexibilidad metabólica» a lo largo de este libro. En pocas palabras, es la capacidad de tus células para cambiar entre el uso de carbohidratos y de grasas como fuente de combustible. Si eres metabólicamente flexible, puedes quemar carbohidratos cuando los comes. Puedes quemar grasas cuando las comes. O puedes quemar grasas cuando no estás comiendo nada (ayuno intermitente). En resumen, tu metabolismo es flexible y puede utilizar cualquier combustible que esté disponible, tanto si proviene de los alimentos como si ya está almacenado en tu cuerpo.

Durante el Paleolítico, nuestros antepasados eran metabólicamente flexibles por naturaleza. A veces había mucha comida, mientras que otros días era muy escasa. Sus cuerpos tenían que ser hábiles para quemar grasa durante esos períodos de ayuno.

Si avanzamos con rapidez hasta los tiempos modernos, las cosas son muy diferentes. La abundancia de alimentos procesados ha eliminado la necesidad de quemar grasa corporal como combustible. Lo que antes era la norma se ha convertido en la abrumadora minoría.

¿Por qué es importante ser metabólicamente flexible?

La flexibilidad metabólica confiere numerosos beneficios para la salud: energía sostenida, hormonas equilibradas, menos altibajos de azúcar en sangre, menos antojos y mejor quema de grasa, entre otras cosas.

También mejora el rendimiento del ejercicio. Alguien con buena flexibilidad metabólica aprovecha la grasa para obtener energía en lugar de los carbohidratos y no se fatiga tan rápido.

Por el contrario, alguien que es metabólicamente menos eficiente no puede hacer el cambio para quemar grasa tan rápido y quemará más glucógeno (carbohidratos almacenados) y se fatigará con mayor rapidez.

El ayuno intermitente es una de las maneras más efectivas de mejorar la flexibilidad metabólica, ya que obliga al organismo a aprovechar las reservas de grasa, en especial cuando disminuye el consumo de carbohidratos de manera periódica.

Mejora la salud mitocondrial

Las células de tu organismo contienen varios miles de orgánulos llamados «mitocondrias». Son plantas de energía celular que procesan oxígeno y convierten los nutrientes de los alimentos que comemos en energía. Las mitocondrias producen el 90 % de la energía que el cuerpo necesita para funcionar. Si las mitocondrias no logran generar suficiente energía, esto puede provocar una enfermedad mitocondrial. Presentes al nacer o provocadas por un estilo de vida poco saludable, las enfermedades mitocondriales pueden dañar casi cualquier parte del cuerpo, incluidos el cerebro, los nervios, los músculos, los riñones, el corazón, el hígado, los ojos, los oídos o el páncreas.

El ayuno mantiene sanas las mitocondrias, e incluso crea otras nuevas, en un par de formas diferentes. El ayuno aumenta las sirtuinas, una familia de proteínas que aseguran que las células funcionen al máximo. Las sirtuinas también regulan el metabolismo de las grasas y de la glucosa, combaten la inflamación crónica, aumentan los niveles de energía, incrementan el estado de alerta y reparan el material genético dañado en las células. También están implicadas en la creación de nuevas mitocondrias.

Las sirtuinas funcionan en armonía con una molécula llamada NAD+, que es la abreviatura de nicotinamida adenina dinucleótido. Ayuda a suministrar la energía que las sirtuinas necesitan para realizar sus diversos trabajos. La NAD+ disminuye con la edad, una de las razones por las que nos sentimos más cansados, tenemos confusión mental o tenemos inmunidad debilitada. Impulsar la NAD+ a través de estrategias como el ayuno puede combatir el envejecimiento y promover la longevidad.

El ayuno también estimula las vías que construyen nuevas mitocondrias, no sólo a través de las sirtuinas, sino también de la proteína quinasa activada por monofosfato de adenosina 5', o AMPK. Es conocida como la principal reguladora del metabolismo energético del organismo y promueve la quema de grasa. Los científicos creen que a medida que envejecemos, la actividad de la AMPK disminuye significativamente. Ésta es otra razón por la que experimentamos cambios en el apetito, el peso corporal, los niveles de energía, etc. Lo que en realidad desencadena la actividad de la AMPK es el agotamiento de la energía, también conocido como ayuno.

Limpia células defectuosas

El ayuno es la manera más efectiva de desencadenar un proceso de renovación celular llamado «autofagia». La autofagia fue descubierta de manera accidental en la década de 1970 por un científico belga, Christian de Duve, que estaba estudiando la insulina en ese momento. Es un proceso mediante el cual el organismo limpia las células eliminando las células dañadas, disfuncionales o envejecidas. Hace que las células sean más fuertes, más limpias y más eficientes. Puedes considerarlo como tu triturador de basura, descompone los desechos, eliminándolos y despejando tu cocina. La autofagia, acuñada por de Duve, recibe su nombre del griego «yo» (*auto*) y «comer» (*fagia*).

En 1983, un investigador llamado Yoshinori Ohusmi, que estaba realizando experimentos con levadura, descubrió que los genes regulan la autofagia, y, sin ellos, el mecanismo no funciona y las células no pueden repararse por sí solas. Ambos científicos fueron galardonados con el premio Nobel.

Es fascinante ver que el «estrés celular» aumenta la autofagia. Un ejemplo de estrés celular es privar a las células de nutrientes (ayuno). El ayuno, por lo tanto, pone en marcha la autofagia y mejora la función de todas las células.

La autofagia es extremadamente importante para el antienvejecimiento y la longevidad. Durante la autofagia, a medida que las células descomponen partes de sí mismas, secuestran esas partes en vacuolas (pequeñas cavidades dentro de las células) y las digieren. Como resultado, las células generan desechos, sobre todo orgánulos muertos, proteínas dañadas y partículas oxidadas. A menos que estos desechos se eliminen de manera adecuada, se acumulan y pueden volverse tóxicos para las células, una acumulación que promueve el envejecimiento. La piel tiene aspecto de ser más vieja, el cuerpo se ralentiza, la energía baja y las hormonas se desequilibran y funcionan mal.

¡El ayuno al rescate! Acelerar el proceso de limpieza ayuda retrasar el reloj del envejecimiento. Cuando ayunas, la autofagia aumenta después de veinticuatro a cuarenta y ocho horas de promedio y hace que tu cuerpo entre en cetosis. Éste es un estado normal en el que tu cuerpo, para obtener energía, utiliza ácidos grasos en lugar de glucosa. La cetosis genera cetonas, que se convierten en la principal fuente de combustible. Aproximadamente a las doce horas de ayuno, comenzarás a pasar a las primeras etapas de la cetosis, en las que tu organismo deja de depender de los carbohidratos como combustible y, en cambio, comienza a quemar las reservas de grasa corporal.

En tu ventana de alimentación, puedes activar aún más la autofagia al reducir los carbohidratos que comes e incluir grasas más saludables, como mantequilla de leche procedente de vacas alimentadas con pasto, *ghee*, aceite de coco, aceitunas, aceite de oliva virgen extra y aguacates. Solo debes ser concienzuda con las porciones. Con demasiada grasa en la dieta, tu organismo la quemará en lugar de aprovechar las reservas de grasa como combustible.

Ciertos compuestos naturales en los alimentos también estimulan la autofagia: apigeninas (perejil, apio y muchas hierbas); fisetinas (fresas, pepinos y cebollas); indoles (brócoli, coles de Bruselas, repollo y coliflor); quercetina (alcaparras, piel de manzana y col rizada); y resveratrol (cacahuetes, uvas, vino tinto y blanco, arándanos, arándanos rojos y cacao).

Además de estas, otras medidas ayudan a promover la autofagia: beber café o infusiones; comer hongos medicinales; condimentar con vinagre de sidra de manzana; aderezar los alimentos con curcumina, cúrcuma y pimienta de cayena; y tomar berberina, una sustancia química natural que se encuentra en varias plantas y que está disponible como suplemento dietético.

Desde la perspectiva del estilo de vida, exponerse al calor y al frío, hacer ejercicio mediante el entrenamiento en intervalos de alta intensidad (HIIT, siglas en inglés de High Intensity Interval Trainging) y dormir bien también mejorará la autofagia.

Otros increíbles beneficios de la autofagia

Además del beneficio del antienvejecimiento, la autofagia:
- Mejora la eficiencia metabólica al promover la salud mitocondrial.
- Previene trastornos neurodegenerativos, como la demencia y la enfermedad de Alzheimer.
- Reduce la inflamación crónica, que es la base de muchas enfermedades (ver inferior).
- Fortalece el sistema inmunológico en virtud de su capacidad para eliminar bacterias y virus.
- Protege contra el cáncer al suprimir la inflamación crónica y reparar el ADN dañado.

Mejora la salud del cerebro

A medida que incorpores el ayuno intermitente en tu estilo de vida, te encontrarás mentalmente más alerta. ¿Por qué? ¡Muchas razones! El ayuno:

- Eleva los niveles de BDNF, factor neurotrófico impulsado por el cerebro, una hormona cerebral que, cuando escasea, provoca confusión, depresión y otros problemas de salud mental. Suficiente BDNF aumenta la serotonina, la sustancia química del cerebro que te ayuda a sentirte bien.
- El BDNF auxiliar es el beta-hidroxibutirato (BHB), una cetona que produce el hígado de forma natural y la cetona más abundante en el organismo. El BHB se produce a un ritmo más rápido durante el ayuno o cuando se sigue una dieta baja en carbohidratos. El BHB ayuda al cerebro a desarrollar nuevas células cerebrales y las conexiones (sinapsis) entre ellas, proporciona energía al cerebro para pensar y lo protege contra trastornos neurodegenerativos, como el alzhéimer.
- Aumenta la secreción de la hormona del crecimiento, que a su vez protege el cerebro, regenera las células cerebrales y evita que éstas mueran.
- Protege contra la neurodegeneración al eliminar las placas de beta-amiloide del cerebro (marañas de proteínas que se cree que son responsables de la demencia) y previene el daño al tejido cerebral.
- Mucha gente afirma que el cerebro depende principalmente de la glucosa para la cognición y la energía. Sin embargo, en realidad, el cerebro prefiere obtener su combustible de cetonas como el BHB, no de la glucosa. Demasiada glucosa es tóxica para el cerebro, una situación que se observa en el desarrollo de la enfermedad de Alzheimer. Las cetonas y el BHB, en particular, son una fuente de combustible mucho mejor. Numerosas investigaciones respaldan el hecho de que las cetonas benefician a los cerebros de las personas con alzhéimer, epilepsia y lesiones cerebrales traumáticas.
- Como se ha indicado, cuando se ayuna, el organismo produce cetonas. Éstas proporcionan alrededor del 50 al 75 % de nuestro combustible cerebral; el resto puede ser cubierto por la formación de glucosa (gluconeogénesis). Si experimentas confusión mental, falta de productividad o bajo rendimiento mental, hacer que tu organismo entre en cetosis podría ser

una solución para ti, y el ayuno intermitente contribuye a que eso suceda. Cuando tu cuerpo comienza a producir cetonas en cantidad suficiente, tu cerebro funciona mejor y tu claridad mental y rendimiento mejoran. ¡A tu cerebro le encanta funcionar con cetonas!

Fortalece la inmunidad

Durante la pandemia de COVID-19, oímos hablar mucho de la inmunidad: la resistencia del cuerpo a la infección por un agente que causa la enfermedad. Por lo general, es nuestro propio sistema inmunológico el que proporciona inmunidad. El sistema inmunológico es el departamento de defensa de nuestro organismo: una elaborada red de células, tejidos y órganos que se unen para proteger el cuerpo contra los invasores.

Esta notable defensa trabaja en diferentes frentes. Algunos protectores inmunitarios crean una barrera para evitar que los gérmenes entren en el cuerpo. Otros atacan a los gérmenes que se han colado a través de esa barrera. En su defecto, otros montan una defensa aún más fuerte para destruir a los invasores mientras intentan multiplicarse.

Para gozar de una salud excelente, necesitamos un sistema inmunitario fuerte, pero no existe una sola manera de lograrlo. En cambio, se precisa una colección de hábitos saludables para fortalecer la inmunidad. Uno de ellos es el ayuno intermitente.

Pero espera un minuto. ¿Esto no parece contraintuitivo? ¿Cómo no tomar nutrientes puede fortalecer la inmunidad?

Piensa en esto: en la naturaleza, cuando los animales enferman, dejan de comer y se enfocan en descansar. Lo he visto en mis propias mascotas, y probablemente tú también. Es un instinto primario para reducir el estrés en el sistema interno para que el organismo pueda descansar y combatir mejor las infecciones. Toda la energía se dirige entonces hacia la inmunidad y la curación. ¡Somos la única especie que accede a los alimentos en tiempos de enfermedad!

Pero cuando ayunamos periódicamente, ocurren algunas acciones muy importantes de desarrollo inmunológico. El ayuno intermitente:

- Ayuda al organismo a limpiar el sistema digestivo y eliminar del intestino microorganismos potencialmente dañinos, sustancias que podrían comprometer la inmunidad.
- Permite que el sistema inmunitario desvíe la energía hacia la curación y la lucha contra los invasores.
- Reduce la liberación de citocinas inflamatorias. Producidas por el sistema inmunitario, se trata de proteínas que, cuando se generan en exceso, pueden dañar órganos y tejidos.
- Elimina las células inmunitarias viejas y dañadas y genera otras nuevas.
- Crea resistencia a las toxinas celulares.
- Mejora la regeneración de las células madre intestinales, haciéndolas más funcionales y mejorando la integridad del revestimiento intestinal (la función reducida de las células madre adultas contribuye al envejecimiento).

El sistema inmunológico es una verdadera maravilla fisiológica, con cada parte trabajando en conjunto. El ayuno intermitente es una excelente manera de mantener nuestras fuerzas inmunológicas saludables y fuertes.

Reduce la inflamación

Otro efecto poderoso del ayuno intermitente es que reduce la inflamación en el cuerpo. Existen dos tipos de inflamación: aguda y crónica. La inflamación aguda es la respuesta inicial del cuerpo ante una lesión, como un corte, una herida o una infección. Después de la curación, la inflamación desaparece.

La inflamación crónica es completamente diferente. Puede desencadenarse por infecciones que no desaparecen, reacciones inmunitarias anormales que atacan por error los tejidos sanos o afecciones como la obesidad. Este tipo de inflamación es grave. Se ha relacionado con enfermedades cardíacas y accidentes cerebrovasculares, cáncer y muchas otras patologías.

Pero aún hay algunas noticias prometedoras. Las investigaciones muestran que, durante el ayuno, las células inflamatorias llamadas monocitos son menos activas en el organismo y se liberan menos al torrente sanguíneo. Esto significa que la respuesta inflamatoria se reduce de manera natural.

También están implicados en la inflamación crónica los radicales libres, moléculas altamente destructivas que atacan las células de nuestro organismo. Son generados por procesos metabólicos normales que ocurren dentro del cuerpo, mitocondrias que funcionan mal o por exposición a toxinas de los alimentos o del medio ambiente. Son a la vez una causa y un resultado de la inflamación. El daño celular de los radicales libres instiga la inflamación, y la inflamación misma genera muchos radicales libres. Es un círculo vicioso.

El ayuno ayuda a prevenir la liberación de radicales libres y protege de la inflamación. Este beneficio se ha observado en varios estudios, aunque no está exactamente claro cómo el ayuno suprime los radicales libres. Los científicos creen que el cambio entre comer y ayunar priva a las células de glucosa (azúcar en sangre), obligándolas a aprovechar otras fuentes de energía, como los ácidos grasos. Esta respuesta celular es en realidad positiva. Hace que las células eliminen las mitocondrias que funcionan mal y las reemplacen por otras sanas con el tiempo, una situación que reduce la producción de radicales libres.

Retrasa el envejecimiento

Éste es uno de mis aspectos favoritos del ayuno intermitente: ¡nos mantiene jóvenes! La razón tiene que ver con los beneficios que ya he mencionado: renovación y regeneración celular a través de la salud mitocondrial y de la autofagia. Pero el ayuno intermitente también combate el envejecimiento de otras maneras, sobre todo al prevenir condiciones que acortan la vida, como la obesidad, la diabetes, las enfermedades cardiovasculares, las enfermedades cerebrales e incluso el crecimiento de tumores. En pocas palabras: el ayuno intermitente activa los mecanismos antienvejecimiento y ayuda a mantener nuestros cuerpos en un estado más joven y saludable.

Te proporciona regalos inesperados

Después de que el ayuno intermitente se convirtiera en una gran parte de mi estilo de vida, ésta cambió de manera inesperada. Tenía más tiempo para alcanzar mis objetivos de actividad cada día. Podía dar más paseos con mis perros Cooper, mi labradoodle, y Baxter, mi goldendoodle. Era más fácil ser constante con mis rituales diarios, como pasar tiempo de calidad con mi familia, relajarme y dormir. Tenía tiempo adicional para organizar mi hogar y limpiar la casa, actividades a las que normalmente no puedo llegar. El ayuno intermitente simplificó mi vida y me abrió las puertas del tiempo para lograr muchas cosas importantes. Cuando elimines la cantidad de comidas que ingieres en un día o en una semana, también experimentarás estos increíbles beneficios.

Para muchas personas, el ayuno intermitente también conduce a la conciencia espiritual. Si lo piensas, el ayuno es una antigua tradición practicada por la mayoría de las principales religiones con fines espirituales, desde la autodisciplina hasta la iluminación. El acto de ayunar te aleja de cosas físicas como el hambre, aquieta tu mente, promueve una quietud interior y mejora una conexión espiritual. En última instancia, el ayuno puede considerarse una parte muy importante de tu rutina física, mental y espiritual diaria o semanal.

Sigue leyendo y profundizaremos en el tema del ayuno intermitente y del equilibrio hormonal en el siguiente capítulo.

Para más información sobre este capítulo, visita
https://cynthiathurlow.com/references

Capítulo 2

· · · · · · · · · · ·

Equilibra tus hormonas maestras

Mientras estudiaba el ayuno intermitente, utilizándolo en mi propia vida y más tarde con mujeres en mi práctica diaria, me sorprendió cómo ayudaba a mantener el equilibrio hormonal. Las hormonas juegan un papel tan fundamental en nuestra salud y bienestar físico, emocional, e incluso espiritual, que encontrar una opción natural para nutrirlas fue un regalo extraordinario. Con el ayuno intermitente, las mujeres reportaban mayor fuerza y vitalidad y se sentían más empoderadas. Muchas finalmente pudieron hacer cambios positivos en sus vidas de varias maneras: en la forma en que respondían al estrés, en que navegaban a través de las transiciones de la vida, a menudo desafiantes, o renovaban su pasión por la vida. El ayuno intermitente impacta en nuestras hormonas de maneras profundas y emocionantes que van mucho más allá de la simple pérdida de peso.

Chris es un ejemplo típico de esto. Cuando esta madre de cuarenta y cinco años vino a verme estaba desesperada por mejorar su salud. Chris había entrado en la perimenopausia, una etapa de la vida a veces llamada el «cambio antes del cambio». Chris es una de los millones de mujeres entre los cuarenta y cincuenta y cinco años de edad que experimentan menstruaciones irregulares, problemas para dormir, fatiga, aumento de peso y otros síntomas que acontecen con el final de sus años reproductivos.

Chris se despertaba todas las noches y daba vueltas durante horas, un problema común y molesto entre su grupo de edad. Según los CDC, entre las mujeres perimenopáusicas, el 56 % tiene más probabilidades que las mujeres posmenopáusicas (40,5 %) y premenopáusicas

(32,5 %) de dormir menos de siete horas de promedio, en un período de veinticuatro horas. Estaba tan cansada que apenas podía hacer las cosas más básicas.

Chris también tenía sofocos y sus menstruaciones eran abundantes e irregulares. Sus exámenes médicos y de laboratorio anuales mostraron presión arterial alta, glucosa alta en ayunas y unos niveles anormales de colesterol. Su médico quería recetarle medicamentos para la diabetes y estatinas, porque su salud se había deteriorado con mucha rapidez. Chris no tenía energía ni quería pasar tiempo de calidad con sus hijos y se sentía una mala madre por ello.

Todo lo que le sucedía a Chris tenía que ver con el desequilibrio hormonal, especialmente con sus tres hormonas maestras: insulina, cortisol y oxitocina. Estaban desequilibradas, y su organismo y su salud estaban pagando un precio significativo por ello.

Le aseguré a Chris que no estaba atrapada en sus síntomas (¡y tú tampoco!). Se inscribió en mi clase AI:45. En sólo dos semanas, empezó a dormir toda la noche. Sus niveles de energía estaban por las nubes. Incluso su digestión mejoró. Después de reducir su ingesta de carbohidratos y adoptar un programa de entrenamiento de fuerza, Chris adelgazó 4,5 kilos inicialmente. Su azúcar en sangre se estabilizó. Sus menstruaciones se volvieron más regulares y menos intensas.

Después de seis meses de incorporar el ayuno intermitente a su estilo de vida, Chris normalizó sus niveles de insulina y perdió seis kilos más. Su presión arterial marcó a un rango saludable. Su perfil de lípidos también mejoró: triglicéridos más bajos, HDL más alto y colesterol total más bajo. Seguir esta estrategia simple pero inmensamente efectiva, junto con otros enfoques de apoyo, fue un cambio de vida para Chris, del mismo modo que puede serlo para ti.

El acto de equilibrio

Por definición, las hormonas son mensajeros químicos secretados en el torrente sanguíneo por varias glándulas (denominadas «sistema endocrino»). Luego son transportadas por todo el cuerpo, impactando en cualquier célula que contenga un «receptor» para ellos. Los receptores funcionan como un mecanismo de cerradura y llave. Si la llave encaja en la cerradura, la puerta se abre. Si una hormona encaja en el receptor celular, entonces la célula se abre y deja entrar a la hormona.

Toda la producción de hormonas comienza en el cerebro, con sus diferentes estructuras desempeñando funciones específicas junto con otros órganos y glándulas de su cuerpo. El centro de mando real de nuestras hormonas es el eje hipotálamo-hipófisis-suprarrenal, o HPA, para abreviar. El HPA regula la temperatura, el hambre, la digestión, la inmunidad, el estado de ánimo, la libido y la energía. También juega un papel muy importante en el control de nuestras reacciones al estrés, tanto físico como mental.

El hipotálamo y la glándula pituitaria están situados en el cerebro. El hipotálamo controla específicamente el hambre, la fatiga, el sueño y la temperatura corporal, y secreta muchas hormonas diferentes. Se asocia con la glándula pituitaria, que se comunica con las glándulas suprarrenales, la tiroides, los ovarios, los testículos y otras glándulas. La pituitaria secreta hormonas que afectan al metabolismo, al crecimiento, al desarrollo sexual, a la reproducción, a la presión arterial, etc.

Cuando funciona de manera correcta, el HPA nutre el delicado equilibrio de nuestras hormonas en respuesta a nuestras necesidades biológicas, como el sueño, el hambre, la sed y otras cosas que necesitamos para sobrevivir. En el lado negativo, los desequilibrios derivan de la mala calidad del sueño, el estrés y los tipos de alimentos que consumimos, entre otros factores.

A lo largo de los siguientes capítulos describiré las hormonas de manera individual, pero ten en cuenta que todas deberían trabajar juntas. Piensa en ello como en una orquesta: cada hormona es un instrumento único, a veces algunas son más dominantes que otras, pero cada una debe tocar la nota correcta. Si una o más hormonas producen más o menos de lo requerido, eso desentona a toda la orquesta.

Las tres hormonas maestras

La orquesta hormonal tiene tres directores dirigiendo el concierto: insulina, cortisol y oxitocina. Cualquier síntoma de desequilibrio hormonal que experimentes a medida que envejeces se puede atribuir a estas tres.

La insulina, por ejemplo, afecta a muchas otras hormonas, incluidas las hormonas sexuales estrógenos, progesterona y testosterona (hablaremos más sobre las hormonas sexuales en el capítulo 4). Al equilibrar la insulina, estas hormonas pueden recuperar niveles más óptimos y tu organismo puede estar más sano, más fuerte y ser más resistente.

El cortisol también debe equilibrarse. Los niveles excesivos afectan a los estrógenos, a la testosterona y a la DHEA (dehidroepiandrosterona), una hormona clave para la vitalidad y el envejecimiento. También existe un delicado equilibrio entre el cortisol y las hormonas tiroideas. Si este equilibrio cambia, es posible que tengas problemas de salud relacionados con la tiroides. El exceso de cortisol puede incluso interferir con la función de la insulina.

La oxitocina, de la que no escuchamos mucho, es en gran medida una hormona multipropósito. Ayuda a controlar el cortisol y mejora los problemas de insulina. Puede equilibrar otras hormonas en el futuro, como la progesterona, los estrógenos y la testosterona, entre otras muchas.

Cada una de estas tres hormonas es crucial para el funcionamiento de todas las demás hormonas del organismo. Cuando se consigue en un equilibrio óptimo, con la ayuda del ayuno intermitente, puedes disfrutar de una salud óptima.

Insulina: nuestra hormona metabólica clave

Una de nuestras hormonas maestras que responde excepcionalmente bien al ayuno intermitente es la insulina. Secretada por el páncreas, la insulina juega un papel muy importante en el organismo y es clave para los niveles de azúcar en sangre (glucosa), el metabolismo, el crecimiento y la reparación celular, la función cerebral y el control del peso.

Importancia

Después de comer, el sistema digestivo descompone los alimentos y divide los nutrientes para que puedan ser absorbidos por las células y los tejidos del organismo. Los carbohidratos de los alimentos se descomponen en glucosa, un tipo de azúcar. Esa glucosa se absorbe en el torrente sanguíneo y aumenta temporalmente en respuesta a los alimentos. Luego, el páncreas libera insulina para transportar la glucosa a las células. Cuanta más glucosa tengas en sangre, más insulina liberará el páncreas.

En circunstancias normales, la insulina transporta la glucosa a las células para obtener energía. Se adhiere a los receptores de insulina en las células de todo el cuerpo, instruyendo a las células para que se abran y dejen entrar la glucosa. Por lo tanto, es vital que la insulina funcione correctamente para transportar la glucosa a las células para que tú permanezcas metabólicamente flexible, lo que significa que tu cuerpo puede acceder a cualquier combustible disponible: grasa, glucosa o glucógeno (glucosa almacenada) para obtener energía.

Una vez que la glucosa entra en las células, los niveles de azúcar en sangre deberían volver a la normalidad, por lo general al cabo de dos o tres horas. Este ciclo ocurre a lo largo del día. Comes y los niveles de glucosa ascienden y se secreta insulina para que vuelvan a bajar. El glucagón es la hormona que ayuda a la insulina en este proceso. Funciona con la insulina para controlar los niveles de azúcar en sangre y mantenerlos dentro de los baremos adecuados.

Cuando no necesita glucosa para obtener energía, el organismo la almacena en el hígado y los músculos en forma de glucógeno. En términos simples, el glucógeno se compone de muchas moléculas de glucosa conectadas y unidas. Si necesitas un impulso rápido de energía o si tu cuerpo no obtiene suficiente glucosa de los alimentos, el glucógeno se puede descomponer en glucosa como combustible. Además, la insulina estimula la creación y el almacenamiento de glucógeno a partir de la glucosa.

El hígado almacena aproximadamente 100 gramos de glucógeno. El contenido de glucógeno muscular varía de persona a persona, pero es de aproximadamente 500 gramos, según un estudio de 2011 publicado en *Frontiers of Physiology*. La cantidad que se almacena en un momento dado está estrechamente relacionada con la dieta y la cantidad de glucógeno almacenado que se quema a través del ejercicio.

Una vez que las reservas de glucógeno se agotan, cualquier exceso de éste se convierte en un tipo de grasa llamada «triglicéridos». Esta grasa circula continuamente por el torrente sanguíneo para generar energía. O puede almacenarse en el tejido adiposo.

Además, si por lo general ingieres más carbohidratos de los que tu organismo puede almacenar, no tiene más remedio que depositarlos en las células grasas. La insulina dirige este proceso y puede provocar un aumento de peso con el tiempo. En esta situación, la insulina inhibe la lipólisis (la descomposición de la grasa en energía). Así que sí, comer un gran trozo de tarta de queso podría acabar en el trasero, las caderas o los muslos.

Desequilibrios

Con niveles elevados de insulina, principalmente debido al consumo habitual de demasiado azúcar y carbohidratos altamente refinados, corres el riesgo de desarrollar resistencia a la insulina.

Esta condición ocurre cuando las células se vuelven menos receptivas a la insulina; sus receptores no se abrirán para permitir que la hormona mueva la glucosa del torrente sanguíneo a la célula. Piensa en ello como en un repartidor (insulina) que aparece en tu puerta con paquetes diarios (glucosa). Muy pronto, te sientes abrumada por tantos paquetes y le dices: «Váyase». Ésa es una imagen de la resistencia a la insulina.

También es una mala situación, porque puede provocar diabetes tipo 2, ciertos tipos de cáncer, enfermedades cardíacas y otras dolencias, además de crear condiciones favorables para el aumento de peso. La resistencia a la insulina puede empeorar los sofocos y los sudores nocturnos, que pueden ser causados por niveles bajos de estrógenos, niveles de azúcar en sangre fluctuantes, sensibilidad a los alimentos y otros factores.

Otro factor implicado en la resistencia a la insulina es el estrés crónico. Tanto la insulina como el cortisol aumentan si estás bajo estrés severo. El cortisol prepara al organismo para hacer frente al estrés al aumentar el azúcar en sangre para proporcionar una fuente de energía a los músculos. Para evitar que la glucosa se almacene, el cortisol ralentiza la producción de insulina. Esto permite que la glucosa se utilice inmediatamente durante períodos estresantes. Pero cuando los niveles de cortisol permanecen crónicamente elevados, el organismo puede permanecer en un estado de resistencia a la insulina.

Las personas con desequilibrios de insulina no son metabólicamente flexibles. Como ya he señalado, esto significa que el organismo no puede alternar de manera eficiente entre quemar carbohidratos y quemar grasa para producir combustible para energía. Las investigaciones indican que las personas que sufren resistencia a la insulina, prediabetes o diabetes tipo 2 suelen ser metabólicamente inflexibles. Por suerte, este problema se puede resolver con ayuno intermitente, una alimentación adecuada y otros cambios en el estilo de vida.

Los desequilibrios de insulina también hacen que las mujeres sean susceptibles a:

- Predominio de estrógenos, por que el organismo tiene un desequilibrio hacia el exceso de estrógenos. Puede manifestarse como síndrome premenstrual (SPM), endometriosis, quistes ováricos, sangrado menstrual abundante, enfermedad mamaria benigna y envejecimiento acelerado. (Para obtener más información sobre el dominio de los estrógenos, consulta las páginas 74-75).

- Cambios en el apetito, que resultan en antojos casi incontrolables de dulces y carbohidratos. Los antojos son generalmente el resultado de la inestabilidad del azúcar en sangre debido a la resistencia a la insulina. Cada vez que el azúcar en sangre cae rápidamente, ciertas células del cerebro envían fuertes señales al hipotálamo, que entonces estimula los antojos de alimentos y las ganas casi constantes de comer.

- La resistencia a la insulina también altera el equilibrio de dos «hormonas de la felicidad»: la dopamina y la serotonina. Ambas son responsables de las señales normales de hambre, pero cuando están desequilibradas, es probable que sientas hambre con más frecuencia.

- Síndrome de ovario poliquístico (SOP), un trastorno hormonal en algunas mujeres en edad reproductiva. Según la Clínica Mayo, la causa exacta del SOP no está clara, pero podría ser provocada por un exceso de insulina, herencia, inflamación y producción excesiva de hormonas masculinas. Los síntomas comunes incluyen menstruaciones poco frecuentes o prolongadas, incapacidad para concebir y quistes en los ovarios. El ginecólogo puede diagnosticar el síndrome de ovario poliquístico utilizando un sistema llamado «criterios de Rotterdam», basado en un espectro de síntomas, que van desde leves a graves, con muchas variaciones intermedias.

- Retención de líquidos. ¿Alguna vez te has preguntado por qué te sientes y te ves hinchada? Una razón puede atribuirse a niveles más altos de insulina. Esto hace que los riñones retengan sal y líquido, y el organismo retiene líquidos. Una solución es reducir los niveles de insulina limitando los carbohidratos. Cuando reduces los carbohidratos, el organismo pierde sal (sodio) en la orina, un proceso llamado «diuresis». Con diuresis, hay menos hinchazón.

- La diuresis es en parte la razón de la rápida pérdida de peso que ocurre durante los primeros días después de comenzar una dieta baja en carbohidratos. Tiene que ver con el glucógeno y su asociación con la retención de líquidos. Cada gramo de glucógeno contiene de 3 a 4 gramos de líquido. Entonces, a medida que el organismo quema las reservas de glucógeno, el agua adherida al glucógeno se pierde, lo que da como resultado el fenómeno comúnmente conocido como «pérdida de peso de agua».

Ayuno intermitente e insulina

Seguir un estilo de vida de ayuno intermitente promueve niveles de insulina más saludables. He aquí por qué: la comida es el desencadenante de la secreción de insulina. Si comes continuamente, secretas insulina de manera contínua. Cuando los niveles de insulina permanecen altos, almacenas más grasa y eres susceptible de desarrollar resistencia a la insulina e inflexibilidad metabólica. Pero cuando ayunas, tu organismo reduce los niveles de insulina. Entonces, las células pueden volverse más sensibles a la insulina y el organismo puede utilizar el azúcar almacenado y luego, en última instancia, usar la grasa como combustible.

En un estudio de 2018, los investigadores encontraron que el ayuno revertía la resistencia a la insulina y permitía a los pacientes abandonar la terapia con insulina sin alterar sus niveles de azúcar en sangre. La relación entre la insulina y el ayuno también ayudó a los pacientes a perder peso y a reducir la circunferencia de su cintura. Otro estudio que analizó el ayuno intermitente y la resistencia a la insulina encontró que los participantes que ayunaron vieron una reducción del 3 al 6 % de azúcar en sangre y una disminución del 20 al 31 % en sus niveles de insulina. Los investigadores implicados en el estudio sugirieron que el ayuno es tan efectivo como la reducción de calorías tradicional para acelerar la pérdida de peso, proteger la salud del corazón y prevenir la diabetes tipo 2.

Con el ayuno intermitente, tu organismo tiene períodos prolongados de tiempo con niveles de insulina más bajos. Se activan muchos beneficios, incluida la quema de grasa.

Cortisol: la principal hormona del estrés

Cuando estás estresada, tu organismo está bajo ataque. Se prepara para combatir el factor estresante percibido, huir de él o congelarse, una respuesta gobernada por el sistema nervioso simpático o SNS.

El SNS es activado por el hipotálamo, que envía señales a las glándulas suprarrenales para bombear la hormona epinefrina (también conocida como adrenalina) al torrente sanguíneo, dirigiendo la sangre a los músculos, el corazón y otros órganos vitales. El pulso y la presión arterial se aceleran y comienza a respirar más rápidamente.

Si la amenaza continúa, el hipotálamo libera la hormona liberadora de corticotropina (CRH). Llega a la glándula pituitaria y desencadena la liberación de la hormona adrenocorticotrópica (ACTH). Esta hormona se dirige a las glándulas suprarrenales, donde las empuja a producir cortisol. El cortisol libera azúcar en sangre para proporcionar fuerza y energía para defenderse. También aumenta la presión arterial para incrementar el suministro de oxígeno y nutrientes a todas las partes del organismo.

Cuando pasa la amenaza, los niveles de cortisol suelen caer y el organismo debería volver a su estado normal, gracias a un sistema opuesto: el sistema nervioso parasimpático (SNP). Toma el control y calma el cuerpo después de que ha pasado el peligro.

Piensa en ambos sistemas de esta manera: el SNS es como el acelerador de un automóvil, acelera la respuesta al estrés; mientras que el SNP actúa como el pedal del freno para detener la respuesta al éste.

Pero, por lo que veo a menudo, la mayoría de las personas viven sus vidas en un estado perpetuo de lucha o huida debido al estrés crónico, y esto significa que el sistema nervioso simpático funciona a toda marcha. Del paso a la acción inmediata se ocupa una parte del cerebro llamada amígdala. A menudo se la conoce como el «cerebro reptiliano» porque es casi todo lo que tiene un reptil para su función cerebral primitiva. La amígdala puede anular la parte del cerebro del «pensamiento y razonamiento» de la corteza prefrontal, lo que significa que ya no podemos tomar decisiones racionales sólidas. ¡Razón de más para controlar el estrés!

Importancia

El cortisol es importante para nuestra salud y bienestar general, y no podemos vivir sin él. Además de prepararnos para el estrés, el cortisol tiene otras funciones vitales. El cortisol:

- Actúa como un antiinflamatorio natural si tu organismo sufre una lesión, artritis o alergia.
- Estimula el sistema inmunológico.
- Aumenta el estado de alerta, la concentración, el estado de ánimo y otras funciones cognitivas.
- Regula el apetito y combate los antojos.
- Protege la salud cardiovascular.
- Ayuda en la fertilidad.
- Ayuda a los músculos a responder al ejercicio.

Desequilibrios

El cortisol es claramente una hormona beneficiosa. Sin embargo, tiene un lado oscuro cuando se incrementa crónicamente por el estrés no resuelto (percibido o no), como trabajar para un mal jefe, luchar por tu economía o permanecer en una relación poco saludable. Estos factores estresantes persistentes inundan el sistema con cortisol, que luego se vuelve tóxico para el organismo. El cortisol elevado de manera crónica también interfiere con la producción de otras hormonas, incluidas la insulina, la oxitocina y nuestras hormonas sexuales: progesterona, estrógenos y testosterona. Si permanecemos en un estado de lucha o huida con un SNS hiperactivo, nuestros organismos pueden desgastarse. Aparecen todo tipo de trastornos metabólicos, incluidos niveles altos de insulina, inflamación crónica, disminución de la inmunidad, problemas digestivos relacionados con el estrés y muchos otros problemas de salud.

Una de las mayores preocupaciones con el exceso de cortisol tiene que ver con el aumento de peso y la obesidad. El cortisol impulsa el aumento de peso de tres maneras.

Primero, el incremento crónico de cortisol puede resultar en el almacenamiento de «grasa visceral». Es una grasa que se esconde debajo de la grasa blanca en la sección media y protege a los órganos internos vitales. Su propósito es proteger órganos como el hígado y los intestinos. No siempre se puede ver o sentir, pero en demasiada cantidad puede aumentar la inflamación, lo que lleva a problemas de salud graves, como resistencia a la insulina, diabetes, enfermedades cardíacas y cáncer de mama.

El cortisol acelera la acumulación de esta grasa al movilizar los triglicéridos almacenados y reubicarlos en las células de grasa visceral. Dentro de estas células grasas hay enzimas que crean aún más cortisol, lo que agrega más leña a la lesión, ya que las glándulas suprarrenales ya están secretando más cortisol.

Los triglicéridos son atraídos como un imán hacia la grasa visceral porque tenemos cuarenta veces más receptores de cortisol allí que en la grasa que se encuentra justo debajo de nuestra piel (grasa subcutánea), la grasa que puedes pellizcar con dos dedos. La cantidad de receptores de cortisol también explica el fenómeno de la «barriga de cortisol», grasa alrededor de la cintura que se desarrolla como resultado de demasiado estrés. En segundo lugar, los niveles altos de azúcar en sangre crean índices más altos de cortisol que, a su vez, promueven el almacenamiento de grasa visceral. El exceso de cortisol también estimula la «gluconeogénesis». Éste es un proceso mediante el cual el organismo descompone las reservas de proteína en glucosa para utilizarlas como combustible o para almacenamiento. También moviliza la grasa de su almacenamiento en otras partes del cuerpo y la traslada a la grasa visceral. Cuando estás constantemente estresado, es fácil ver cómo tu cuerpo gana grasa visceral.

En tercer lugar, el cortisol aumenta el apetito y los antojos de alimentos azucarados con un alto contenido en carbohidratos, como se muestra en varios estudios. Un estudio de la Universidad de California en San Francisco demostró que las mujeres premenopáusicas que secretaban más cortisol durante y después de situaciones simuladas que provocaban estrés en el laboratorio eligieron comer más alimentos con alto contenido en azúcar y grasa. Ceder a los antojos conduce al aumento de peso.

Aunque el cortisol elevado causa la mayoría de los problemas, los niveles de cortisol pueden ser demasiado bajos. La deficiencia de cortisol ocurre cuando las glándulas suprarrenales no producen suficiente cortisol, generalmente debido a la enfermedad de Addison o a una glándula pituitaria enferma.

Ayuno intermitente y cortisol

Cuando se habla del ayuno y el cortisol, es importante explicar que el ayuno es un «factor estresante hormético», un tipo de estrés beneficioso que crea una reacción en las células para preparar mejor tu organismo para factores estresantes más fuertes en el futuro. Aun así, si estás bajo mucho estrés, el ayuno no es una buena idea, al menos no en ese momento, porque el ayuno no reduce el cortisol, sino que potencialmente lo aumenta.

Por lo tanto, insto a las mujeres que desean hacer un ayuno intermitente a controlar factores como el sueño, la alimentación y el manejo del estrés antes de comenzar mi plan AI:45. Cuando lo hagas, obtendrás todos los beneficios del ayuno intermitente, incluido el equilibrio de cortisol. A lo largo de este libro, aprenderás cómo configurar tu estilo de vida para apoyar con éxito el ayuno intermitente con una extensa variedad de estrategias de cuidado personal.

Oxitocina: la hormona madre

¿Has oído hablar de la oxitocina? Es nuestra hormona de conexión, amor y unión. La oxitocina es producida por el hipotálamo y almacenada y secretada en el torrente sanguíneo desde la glándula pituitaria. También se libera de otros tejidos, incluidos el cerebro, el útero, la placenta, los ovarios y los testículos. Incluso hay receptores de oxitocina en las células del tracto digestivo. Esta hormona estimula los jugos gástricos y las hormonas para que el organismo pueda absorber más nutrientes. Es una hormona bastante sorprendente que tiene el potencial de mejorar la salud física, mental y emocional cuando se mantiene en su nivel correcto.

Importancia

La oxitocina se libera durante la lactancia y ayuda a la madre a vincularse con su recién nacido. Los niveles también se disparan con la intimidad sexual, particularmente durante los orgasmos.

La oxitocina fluctúa a lo largo del ciclo menstrual, hasta alcanzar su punto máximo alrededor del momento de la ovulación, cuando se libera un óvulo antes de la fertilización. Como resultado, es posible que te sientas un poco más cariñosa y juguetona, lo que puede ser un intento de ayudar a aumentar las posibilidades de concepción y embarazo. Junto con los estrógenos y la progesterona, la oxitocina luego disminuye durante la fase lútea del ciclo, justo después de la ovulación, y podría ser la razón por la que se tienen cambios de humor en este momento.

En cuanto a la relación con la insulina, la oxitocina hace que nuestras células sean más sensibles a la insulina. Eso es bueno, porque ayuda a crear más flexibilidad metabólica para que las células utilicen el combustible de manera más eficiente.

La oxitocina también contrarresta y reduce el cortisol, ayudándote a controlar el estrés. Si tenemos un nivel bajo de oxitocina, podemos sentirnos más estresados, menos conectados con los demás o no tan seguros de nosotros mismos. Pero con unos niveles estables, la oxitocina nos hace felices y pacíficos, recarga nuestra vida y pasión sexual, promueve la salud y la curación, y nos ayuda a mantenernos y sentirnos más jóvenes.

En los últimos años, se han realizado nuevos y emocionantes descubrimientos sobre el efecto de la oxitocina en otros aspectos de la salud. Uno tiene que ver con la diabetes y el peso. Un grupo de investigadores descubrió que la oxitocina revirtió la resistencia a la insulina y mejoró la tolerancia a la glucosa en ratones obesos. Con la mejora de la función de la insulina, siguió la pérdida de peso. También estudiaron a un grupo de personas obesas sin diabetes. Descubrieron que el colesterol bueno (HDL) aumentaba y el colesterol malo (LDL), el peso y los niveles de glucosa en sangre después de las comidas disminuían con la oxitocina.

La oxitocina también podría resultar un fuerte aliado en el control y la prevención de la osteoporosis.

Entre los veinticinco y los treinta años, las mujeres comienzan a perder masa ósea gradualmente. Como resultado de los cambios en la cantidad de estrógenos en el cuerpo, esta pérdida ósea se acelera después de la menopausia. Científicos de la Universidad Estatal de São Paulo en Brasil demostraron que cuando se administró oxitocina a ratas hembra al final de su período fértil, la hormona revirtió ciertos desencadenantes de la osteoporosis. Esos factores desencadenantes incluían la disminución de la densidad ósea, la pérdida de la fuerza ósea y la deficiencia de las sustancias necesarias para la formación de los huesos.

Desequilibrios

Imagina un mundo en el que no puedas vincularte con tu recién nacido o sentirte conectada con tus seres queridos o no tengas interés en una relación monógama. Ése es un mundo sin oxitocina. Bastante devastador, ¿verdad?

No se puede exagerar la importancia de la oxitocina. Con la oxitocina no hay término medio: la oxitocina se secreta a un nivel en el que realiza su increíble trabajo, o su ausencia se sentirá con síntomas angustiantes.

Los signos de oxitocina baja incluyen:

- Poco o ningún placer en el sexo.
- Incapacidad para apegarse en las relaciones.
- Ausencia de interés en la interacción social.
- Sensación de que se está estresada de forma continua.
- Depresión y ansiedad.

Éstos son sólo algunos síntomas y no son buenos para tu salud mental y física en general.

Por suerte, la oxitocina tiene tantas cosas buenas que obviamente queremos obtener más, ¿verdad? Hay muchas maneras de aumentar la oxitocina, además del vínculo madre-hijo y la intimidad sexual: acurrucarse, abrazarse, hacer yoga, meditar, recibir un masaje o jugar con tus hijos o tus mascotas. ¡Incluso ir de compras puede liberarla!

Ayuno intermitente y oxitocina

Mejorar los niveles de oxitocina puede ayudarte a ayunar con más facilidad y durante más tiempo, al suprimir el hambre y los antojos. Los estudios han demostrado que la oxitocina ayuda a las personas que hacen dieta a mantenerse saciadas por más tiempo y a experimentar menos antojos entre comidas.

En un estudio, los investigadores mostraron imágenes de alimentos ricos en calorías a diez hombres obesos y con sobrepeso. Partes del cerebro implicadas en comer por placer se iluminaron mientras veían las imágenes. Luego, los sujetos recibieron una dosis de oxitocina o un placebo. En los hombres que recibieron oxitocina, la actividad cerebral en esas áreas se debilitó, lo que significa que la hormona redujo sus antojos de alimentos ricos en calorías.

Por supuesto, definitivamente necesitamos más ciencia sobre el vínculo entre los antojos de alimentos y la oxitocina, especialmente en las mujeres. Pero esto es lo que sugiero mientras tanto: cuando ayunes, conéctate con abrazos, besos y otras formas de vinculación a intervalos durante el día.

Digo eso porque la presencia de nuestra hormona de unión comienza a disiparse en intervalos de tres a cinco minutos, por lo que necesitarás pequeñas dosis diarias para mantener la oxitocina en niveles saludables.

Es evidente que las hormonas maestras tienen una influencia significativa en tu salud y están en constante cambio dependiendo de tu etapa de la vida, como todas las hormonas.

Desde un punto de vista físico y emocional, todas tus hormonas son las que te hacen ser quien eres. ¡Y definitivamente nos hacen mujeres y hombres! No exagero cuando digo que las hormonas son vitales para todas las funciones del organismo. No se puede vivir sin que estén correctamente equilibradas. Mi plan AI:45 te ayudará a recuperar ese equilibrio.

Para más información sobre este capítulo, visita
https://cynthiathurlow.com/references

Capítulo 3

. . . .

Activa tus hormonas de control de peso

«Haga lo que haga, no pierdo peso».

Ésta es una de las preocupaciones más comunes que escucho de mis pacientes y clientas. Están intensamente frustradas con los cambios no deseados en su cuerpo a medida que envejecen; especialmente se sienten mal y desaliñadas. No les gusta cómo se ven. Están cansadas de que les digan: «Estás envejeciendo. No hay nada que puedas hacer, así que vive con eso».

Pero, a pesar de todo esto, están muy motivadas para iniciar el ayuno intermitente para perder peso. Lo entiendo muy bien. Después de todo, ésa es la razón por la que yo misma lo intenté: para deshacerme del peso poco favorecedor que se deslizó en mi cuerpo durante la perimenopausia.

El hecho es que, a medida que envejecemos y nuestras hormonas cambian, nuestra forma también lo hace, favoreciendo más la grasa que el músculo. Se ha estimado que la mujer estadounidense promedio, por ejemplo, aumenta siete kilos entre los treinta y los setenta años, sin siquiera cambiar su dieta. Perdemos músculo (a menos que hagamos entrenamiento de fuerza). La grasa se acumula y se traslada a lugares como la cintura, las caderas y los muslos. Nuestros cuerpos se resienten, cuando solíamos estar alegres y tonificadas.

¡Deseamos desesperadamente vernos y sentirnos lo mejor posible!

Si podemos llegar allí, y podemos, hay otros beneficios increíbles de los que disfrutar. Me gusta recordarles a las mujeres que la batalla por mantener el peso bajo va más allá de la apariencia y la moda. Con el exceso de grasa corporal, corren el riesgo de volverse resistentes a la insulina o incluso diabéticas, tener presión arterial alta, desarrollar enfermedades cardiovasculares o sufrir osteoartritis, todo asociado a la obesidad. Mantenerse delgada y en forma significa mantenerse saludable.

¿Cuál es la mejor manera de lograrlo? Tú y yo sabemos que hay muchos consejos sobre cómo hacer las cosas, qué comer, cómo hacer ejercicio: algunos planes son médicamente sólidos, otros son soluciones rápidas y modas potencialmente peligrosas. Sí, tienes que cuidar lo que comes y debes mantenerte activa. Ambas cosas te ayudarán a comenzar. Pero no son suficientes.

Lo que se necesita es corregir los problemas hormonales que subyacen al aumento de peso y la redistribución de grasa. Todos y cada uno de los desequilibrios hormonales dificultan perder peso y no recuperarlo, y sólo aumentarán el riesgo de obesidad.

La dieta y el ejercicio no resuelven el problema por sí solos. Debes equilibrar tus hormonas. Cualquier programa que no aborde tus hormonas, en particular las de control de peso, no te hace ningún favor y no obtendrás resultados permanentes. Cuando ciertas hormonas se desequilibran o disminuyen con la edad, fomentan el aumento de peso y desencadenan problemas secundarios relacionados con las deficiencias hormonales.

Ahora las buenas noticias: combinar el ayuno intermitente con mejores elecciones nutricionales y de estilo de vida hace más de lo que las dietas típicas jamás harán.

Esta combinación cura y reequilibra las hormonas, corrige las deficiencias y los problemas metabólicos y te lleva a un peso ideal y estable y, con ello, a todos los beneficios para mejorar la vida de los que he hablado en el primer capítulo.

Las hormonas de control de peso

Todas las hormonas afectan a tu peso, ya que influyen en la tasa metabólica, el apetito, el tejido muscular, la capacidad de utilizar la glucosa para obtener energía, los niveles de estrés, el sueño y la retención de líquido. Ya conoces algunos problemas hormonales que afectan al peso, como los desequilibrios de cortisol e insulina. Pero otros, más sutiles, te impiden tener el cuerpo que deseas. Su manejo ayudará a tu peso, forma y apetito.

Leptina y grelina: las hormonas del hambre

Muchas personas con las que he trabajado piensan que tendrán un hambre insoportable durante un ayuno o que se sentirán débiles o temblorosas, o que no tendrán claridad mental. Confía en mí: no deberías preocuparte por eso. El ayuno intermitente ayuda a controlar dos de las principales hormonas del hambre: la leptina, que aumenta la saciedad, y la grelina, que aumenta el apetito.

Importancia: leptina

Conocida como la «hormona de la saciedad», la leptina se descubrió en 1994, y los científicos creían que podría tener las claves para desbloquear la fisiología de la obesidad y el aumento de peso porque desempeña un papel en la reducción del hambre. Esta hormona se produce principalmente en los glóbulos blancos (adipocitos), así como en el tejido adiposo pardo, los ovarios, el músculo esquelético, la parte inferior del estómago y algunos otros lugares.

Después de comer, cuando tienes ganas de alejarte de la mesa, es que la leptina ha empezado a trabajar. Si la leptina funciona correctamente, puedes comer hasta el punto de satisfacción y no desear más comida. Además, al regular la ingesta de energía y alimentos, la leptina te ayuda a mantener tu peso.

Desde que se descubrió la leptina, nuestra comprensión de su papel en el organismo se ha ampliado. En lugar de sólo una «hormona del hambre» que suprime el apetito, la leptina:

- Quema las grasas de la sangre (triglicéridos) como combustible.
- Ayuda a convertir la grasa blanca en grasa parda.
- Dirige el almacenamiento de grasa.
- Afecta al ejercicio (la actividad moderada puede mejorar la sensibilidad a la leptina).
- Interviene en la formación de hueso.
- Regula las respuestas inmunitarias e inflamatorias.

- Ayuda a crear nuevas células sanguíneas y nuevos vasos sanguíneos.
- Ayuda en la cicatrización de heridas.
- Inicia la pubertad.
- Controla la presión arterial, la frecuencia cardíaca, la función tiroidea y nuestro ciclo menstrual.

Desequilibrios: leptina

En algunas personas, el cerebro tiene dificultades para detectar la leptina. La respuesta «Estoy llena» no se registra. Esto se llama «resistencia a la leptina» y es un tipo de desequilibrio hormonal. A menudo acompaña a la rigidez metabólica y puede crear o contribuir a la resistencia a la insulina. Y te deja hambrienta, deseosa de más comida y aumenta tus antojos de carbohidratos azucarados.

También hay un ciclo implicado: cuanto más comes, más grasa acumulas y menos sensible se vuelve tu organismo a la leptina. La resistencia a la leptina puede ser una de las principales razones por las que aumentas de peso y te resulta tan difícil perderlo.

Hay otros efectos secundarios. La resistencia a la leptina compromete la salud de la tiroides, posiblemente ralentizando tu metabolismo. Aumenta la presión arterial, lo que no es bueno para la salud cardiovascular. Empeora los trastornos del estado de ánimo como la ansiedad y la depresión, y desencadena muchos otros problemas.

¿Qué causa la resistencia a la leptina? Algunos de los factores que influyen son los siguientes:

- Obesidad.
- Niveles de insulina crónicamente elevados.
- Inflamación en el hipotálamo.
- Una dieta rica en alimentos inflamatorios, especialmente azúcar.
- Dormir mal e insomnio.
- Falta de ejercicio.

Importancia: grelina

La grelina es conocida como la «hormona del hambre». Mucho después de que tu última comida haya salido de tu estómago, y entre comidas, la grelina interviene como tu madre o abuela, que siempre te dice «come algo».

La grelina estimula el apetito, aumenta la ingesta de alimentos y promueve el almacenamiento de grasa. Según la Sociedad de Endocrinología, los adultos que recibieron grelina aumentaron su ingesta de alimentos en un 30 %.

La grelina es producida y liberada principalmente por el estómago, con pequeñas cantidades también secretadas por el intestino delgado, el páncreas y el cerebro. Está regulada por el sistema nervioso parasimpático (SNP), que está muy implicado en la digestión. Después de que la grelina estimula el hambre y tú satisfaces esa hambre con una comida, el SNP le indica al sistema digestivo que «descanse y digiera», y las concentraciones de grelina disminuyen.

La grelina también activa la liberación de la hormona del crecimiento, que descompone el tejido graso y promueve el crecimiento del tejido muscular. Además, la grelina protege el sistema cardiovascular y ayuda a controlar la liberación de insulina.

Desequilibrios: grelina

Los niveles de grelina aumentan significativamente cuando se sigue una dieta para adelgazar. Cuanto más tiempo hagas dieta, más se incrementarán los niveles, lo cual es una de las razones por las que las dietas típicas no funcionan a largo plazo. Caso en cuestión: un estudio de personas que hacían dieta encontró un aumento del 24 % en los niveles de grelina en una dieta de seis meses. Entonces, si deseas perder peso, puede ser beneficioso reducir tus niveles de grelina.

Los niveles de grelina también son altos en las personas que padecen el trastorno alimentario de anorexia nerviosa. Esto puede ser un mecanismo de defensa por parte del organismo para estimular la ingesta de alimentos y así fomentar el aumento de peso.

Como la grelina se produce principalmente en el estómago, la pérdida de peso después de la cirugía de derivación gástrica puede desencadenar una secreción deficiente de grelina.

Todo este sistema hormonal del hambre tiene un propósito, y la mayoría de las veces funciona bien. Pero cualquier alteración en el equilibrio grelina-leptina conduce a un aumento del apetito, antojos de dulces y carbohidratos simples, comer en exceso, comer impulsada por las emociones y un metabolismo más lento.

El ayuno intermitente y las hormonas del hambre

La mayor parte del tiempo que pasas en ayuno intermitente es durante la noche, mientras duermes. Afortunadamente, los niveles de leptina aumentan durante el sueño. Esto significa que tu cerebro le está comunicando a su cuerpo que se requiere mucha menos energía durante el sueño que cuando estás despierta.

En cuanto a los niveles de leptina en ayunas, los investigadores han estudiado lo que les sucede a las personas durante el ramadán. Éste es el mes en que los musulmanes ayunan absteniéndose de comer o beber durante el día. En un estudio, las mujeres que ayunaron durante el ramadán mostraron un gran aumento de leptina, lo que significa que se sintieron satisfechas durante el ayuno.

Si el estómago está vacío por el ayuno, es fácil pensar que se secreta más grelina, lo que haría que tuvieran hambre. Sorprendentemente, no es cierto. El ayuno en realidad apaga la grelina y te hace sentir menos hambrienta.

En un estudio, las personas realizaron un ayuno de treinta y tres horas, en el que se midió la grelina cada veinte minutos. Uno de los grandes hallazgos fue que los niveles de grelina se mantuvieron estables durante el ayuno. En otras palabras, no comer durante treinta y tres horas no te hace tener ni más ni menos hambre que cuando empiezas. Tanto si comes como si no, tu nivel de hambre se mantiene igual. En otro estudio, durante tres días de ayuno, la grelina disminuyó gradualmente. Los participantes tenían mucha menos hambre, a pesar de no haber comido durante tres días.

Pero no tienes que invertir tanto tiempo. Un estudio en la revista *Obesity* analizó el método de ayuno 16:8 y descubrió que después de cuatro días de comer en un lapso de ocho horas, las personas que ayunaban tenían niveles de grelina más bajos en general y dijeron que su hambre era bastante escasa.

Una de las razones es que cuando no comes, no secretas insulina y el nivel de azúcar en sangre no sube y baja todo el día, por lo que no sientes hambre ni antojos.

El resultado de la investigación sobre las hormonas del hambre es que el hambre no aumenta a niveles incontrolables cuando ayunas. Más bien disminuye, que es exactamente lo que quieres. Deseas comer menos y sentirte más saciada.

El ayuno intermitente, a diferencia de la restricción calórica, es la manera de conseguirlo. Permíteme enfatizar también que, además del ayuno intermitente, es vital dormir bien por la noche y de manera constante.

La razón es que el sueño de mala calidad aumenta la grelina. Entonces, si no duermes bien, tendrás hambre todo el día, con antojos de carbohidratos procesados como pasteles, galletas, dulces y otras variedades de comida basura.

Conoce otras hormonas del hambre

Otras hormonas juegan un papel de apoyo en el hambre y el apetito:

- Neuropéptido Y (NPY). El NPY, que se encuentra principalmente en el hipotálamo, retrasa la sensación de saciedad durante una comida. La leptina ayuda a detener la activación del NPY, apagando la señal para comer.
- Péptido YY (PYY). Esta hormona se secreta en los intestinos después de comer. Luego entra en el torrente sanguíneo y es transportada al hipotálamo, donde obstaculiza al NPY, disminuyendo el apetito.
- Colecistoquinina (CCK). La primera hormona de la saciedad que se descubrió, la CCK, se secreta en el tracto gastrointestinal, en especial en el intestino delgado. La CCK aumenta rápidamente después de comer y desencadena la liberación inicial de PYY.
- Péptido similar al glucagón-1. Abreviado GLP-1, esta hormona es secretada por el tracto digestivo después de comer. Actúa como una hormona de la saciedad, ayudándote a sentirte satisfecha.

- Adiponectina. Esta hormona ayuda a mejorar la sensibilidad a la insulina y a equilibrar los niveles de azúcar en sangre para que no sientas hambre ni comas en exceso. También está implicada en la quema de grasa.

Glucagón: el liberador de grasa

Secretado por el páncreas, el glucagón trabaja con la insulina para regular el azúcar en sangre (glucosa) y mantenerlo estabilizado. Su trabajo es evitar que los niveles desciendan demasiado, y lo hace principalmente convirtiendo en glucosa los carbohidratos almacenados en el hígado. Si el cerebro recibe el mensaje de que el organismo necesita alimentos, secreta glucagón. Éste también está implicado en la quema de grasa. Mientras que la insulina crea grasa, el glucagón la descompone y la libera para que el organismo pueda utilizarla como energía a largo plazo.

Importancia

Para prevenir unos niveles bajos de glucosa en sangre, el glucagón actúa sobre el hígado de tres maneras:

En primer lugar, convierte en glucosa los carbohidratos almacenados (glucógeno) en el hígado, de modo que este combustible pueda penetrar en el torrente sanguíneo para obtener energía. Este proceso se denomina glucogenólisis.

En segundo lugar, estimula la producción de glucosa a partir de aminoácidos, un proceso llamado gluconeogénesis, mencionado con anterioridad.

En tercer lugar, reduce el uso de glucosa por parte del hígado. Esto, a su vez, significa que hay más glucosa disponible en el torrente sanguíneo para mantener los niveles adecuados de azúcar en sangre.

Como se ha indicado, el glucagón también es una hormona que quema grasa. Estimula la descomposición de la grasa para obtener energía cuando la glucosa está en niveles bajos.

Desequilibrios

A diferencia de la mayoría de las hormonas, los desequilibrios de glucagón son raros. Pero si tienes cambios amplios y frecuentes en los niveles de glucosa en sangre, es posible que tu organismo no esté regulando el glucagón de manera adecuada. Los indicios de unos niveles anormales de glucagón incluyen hipoglucemia o niveles bajos de azúcar en sangre y los mareos, los desmayos, la fatiga y la confusión que a menudo los acompañan.

Ayuno intermitente y glucagón

El ayuno intermitente mantiene bajos los niveles de insulina cuando eres metabólicamente flexible. El glucagón interviene para estabilizar los niveles de azúcar en sangre y evitar que desciendan demasiado. También pone al organismo en un modo de quema de grasa. Si, como parte de tu alimentación, restringes los carbohidratos y aumentas las proteínas, estimulas aún más la liberación de glucagón. El efecto neto del ayuno intermitente y una alimentación baja en carbohidratos y alta en proteínas es aumentar el glucagón para que puedas quemar grasa, mantener estable el azúcar en sangre y evitar que tu organismo produzca un exceso de insulina en exceso (lo que significa menos almacenamiento de grasa).

Hormona del crecimiento: la hormona de la juventud

La hormona del crecimiento (GH) se produce y secreta en la glándula pituitaria. La GH afecta a casi todas las células del organismo y estimula la liberación de factores de crecimiento en el cuerpo. También ayuda a que otras hormonas entren en las células y funcionen de manera más eficiente. Por lo tanto, la GH es importante para el crecimiento, la regeneración y la reparación celulares. A menudo se considera que es la fuente de la juventud porque se ha demostrado que ralentiza el proceso de envejecimiento.

Importancia

La GH ayuda a mantener, desarrollar y reparar el tejido sano del cuerpo, especialmente la masa muscular. Esto es importante porque el músculo promueve la flexibilidad metabólica, quema grasa y mantiene una composición corporal más delgada (una proporción más deseable de músculo y grasa corporal). La GH también:

- Mejora la elasticidad de tu piel.
- Desarrolla una mayor densidad ósea.
- Mejora tu sistema inmunológico.
- Te da más energía y resistencia.
- Aumenta la claridad mental.
- Mejora tu estado de ánimo.

La GH generalmente se secreta antes de despertarte por la mañana junto con el cortisol y la adrenalina. Esta respuesta colectiva le indica a tu organismo que aumente la disponibilidad de glucosa como combustible para que tengas energía para comenzar el día.

Desequilibrios

Al igual que muchas hormonas, la GH alcanza su punto máximo a los veinte años y luego comienza a descender a medida que envejece. Cuando llegas a los cincuenta, tienes más o menos la mitad de la cantidad que tenías al principio. Y sigue cayendo a partir de ahí. Los principales efectos secundarios son aumento de la grasa corporal, disminución de la masa muscular magra y pérdida de tejido óseo.

Esta desaceleración natural ha despertado el interés en recetar hormona de crecimiento sintética como una manera de retrasar algunos de los cambios relacionados con el envejecimiento, como la disminución de la masa muscular y ósea.

Por lo general, la hormona de crecimiento sintética se receta a los niños que tienen ciertas condiciones que hacen que no crezcan de manera normal. Pero según la Clínica Mayo, si este medicamento lo toman niños o adultos con un crecimiento normal, que no necesitan la hormona de crecimiento artificial, pueden producirse efectos no deseados graves. Éstos incluyen la diabetes; el crecimiento anormal de huesos y órganos internos como el corazón, los riñones y el hígado; la aterosclerosis (estrechamiento y endurecimiento de las arterias debido a la acumulación de placa [grasa] en la pared arterial); y presión arterial alta. Por suerte, sin embargo, existen formas naturales de aumentar la GH en el organismo.

Impulsar la GH de manera natural

Junto con el ayuno, puedes potenciar la producción de GH de otras maneras:

- Pierde grasa abdominal (el ayuno intermitente puede ayudar). Aquellos con niveles más altos de grasa abdominal es probable que tengan una producción deficiente de GH y un mayor riesgo de enfermedad.
- Eliminar, el azúcar refinado. Aumenta la insulina, y niveles más altos de insulina se asocian a niveles más bajos de GH.
- Evita la comida antes de acostarte. Por la tarde-noche, comer puede aumentar los niveles de insulina, lo que interfiere en la producción nocturna de GH.
- Optimiza tu sueño, ya que la GH se libera durante la noche.
- Haz ejercicio de alta intensidad con entrenamiento HIIT o Tabata.

Ayuno intermitente y GH

Una de las formas más prometedoras de aumentar de manera natural la GH es a través del ayuno intermitente. Cuando ayunas, tu organismo produce más GH (y menos insulina). En un estudio, en el que las personas ayunaron durante dos días, ¡los niveles sanguíneos de la hormona del crecimiento aumentaron hasta cinco veces! Los niveles más altos de esta hormona activan la quema de grasa, incrementan la ganancia muscular, te hacen sentir joven de nuevo y tienen otros muchos beneficios.

Norepinefrina: una hormona del estrés que quema grasa

También conocida como noradrenalina, la norepinefrina es tanto una hormona, producida por el cerebro y las glándulas suprarrenales, como un neurotransmisor, un mensajero químico que envía señales a través de las terminaciones nerviosas.

Junto con otras hormonas como el cortisol, la norepinefrina ayuda al cuerpo a responder al estrés. Está implicada en nuestra respuesta primitiva de lucha o huida que prepara nuestro cuerpo para luchar o escapar, y era una respuesta salvadora para nuestros antepasados antiguos cuando tenían que huir de los tigres dientes de sable y otros depredadores. Si bien puede que no sea un tigre de dientes de sable lo que nos persiga, hay muchos «tigres de dientes de sable» figurados que nos persiguen en nuestras mentes: problemas financieros, estrés relacionado con el trabajo, relaciones que salen mal, etc. La norepinefrina y otras hormonas del estrés nos ayudan a responder a estas «amenazas».

Importancia

En el cerebro, la norepinefrina ayuda a regular la atención, el estado de alerta, la vigilancia y la ansiedad. También le dice al organismo que libere ácidos grasos de las células grasas y aumente el azúcar en sangre para suministrar más energía al cuerpo.

Junto con la adrenalina, la norepinefrina acelera el ritmo cardíaco, lo que hace que el corazón bombee más sangre. La norepinefrina también juega un papel importante en el ciclo de sueño y vigilia, ayudándote a despertarte y a concentrarte durante el día.

Desequilibrios

Los niveles de norepinefrina mal equilibrados están asociados a la depresión, la ansiedad, el trastorno de estrés postraumático y el abuso de sustancias.

Los niveles bajos pueden causar fatiga, falta de concentración, trastorno por déficit de atención con hiperactividad (TDAH) y posiblemente depresión.

Ayuno intermitente y norepinefrina

Cuando ayunas, tu sistema nervioso envía norepinefrina a tu torrente sanguíneo. Los niveles más altos aumentan la cantidad de grasa disponible para quemar.

Este beneficio ha sido confirmado en la investigación. En un estudio, los investigadores sometieron a once sujetos sanos y delgados a un ayuno de ochenta y cuatro horas y analizaron los niveles de glucosa y norepinefrina. Descubrieron que el ayuno aumentaba la norepinefrina y reducía la glucosa, una situación que prepara el escenario para la quema de grasa y la pérdida de peso.

Otro estudio puso a los sujetos en un ayuno de setenta y dos horas. Los investigadores observaron que el sistema nervioso simpático (SNS) controlaba aspectos clave de la quema de grasa a través de la liberación de norepinefrina. Además, la secreción de norepinefrina aumentó la tasa metabólica, lo que inició aún más la quema de grasa.

Con este conocimiento, ya no tenemos que culpar totalmente a las dietas incorrectas o la falta de actividad física por el aumento de peso y la obesidad.

Claramente, los desequilibrios hormonales pueden estar comprometiendo tus esfuerzos para perder peso. Si aumentas de peso de manera inexplicable o parece que no puedes adelgazar, pase lo que pase, el problema puede ser un desequilibrio de ciertas hormonas en tu organismo.

Sin embargo, puedes hacer mucho para revertir estos problemas: con ayuno intermitente, dieta, sueño, manejo del estrés y otros componentes de un estilo de vida hormonalmente saludable.

Para más información sobre este capítulo, visita
https://cynthiathurlow.com/references

Capítulo 4

· · · · · · · · · · ·

Restaura tus hormonas sexuales, tiroides y melatonina

Recuerdo cuando me encontré con Joyce por primera vez: una hermosa mujer de cabello negro azabache de cuarenta y tantos años que había venido a verme debido a cambios alarmantes y repentinos que ocurrían en su cuerpo. «Siento que me estoy desmoronando, no sólo física, sino también sexualmente –me dijo con voz temblorosa–. Por la noche sudo todo el tiempo y no puedo dormir. Estoy aumentando de peso alrededor de la cintura, lo que nunca me había pasado, y no me siento deseable. Sexualmente, no «siento» nada con mi esposo, por lo que nuestra vida sexual se ha visto resentida».

Si eres como Joyce, y como yo había sido varios años antes, sabes exactamente lo que estaba describiendo: un conjunto de síntomas que apuntan al flujo y reflujo de ciertas hormonas que tiene lugar en todas nosotras a lo largo de la vida. A pesar de lo desagradables que son estos cambios, nos ocurren a todas en diversos grados de intensidad y se pueden manejar, e incluso resolver, con alimentación, cambios en el estilo de vida y ayuno intermitente.

Para entender cómo, debes conocer algunas otras hormonas clave, cómo funcionan y por qué están tan relacionadas con cómo te sientes y funcionas en el día a día.

En perspectiva, hay más de doscientas hormonas o sustancias similares a las hormonas que recorren nuestro cuerpo, lo cual es asombroso y alucinante. Entre ellas se encuentran nuestras hormonas sexuales, sobre todo los estrógenos y la progesterona, que apoyan la función reproductora normal y el ciclo menstrual, y ayudan a determinar nuestras características físicas, como la textura de la piel, el tono muscular y la forma del cuerpo. Otra hormona sexual importante para las mujeres es la testosterona. Aumenta la libido, ayudándonos a sentirnos sexis y sensuales. También permite a crear masa ósea y muscular y ofrece muchos otros beneficios.

A través de una serie de reacciones químicas, las tres se producen a partir del colesterol, un material graso blanco ceroso que se encuentra en todas las células del organismo. Alrededor del 75 % del colesterol del organismo no proviene de lo que comemos, sino que lo produce el hígado. El 25 % restante lo aporta nuestra dieta a partir de alimentos como la proteína animal y las grasas saludables. Así que, cuando se trata de equilibrar tus hormonas de manera natural, es importante comer suficiente grasa. Ayuda a mejorar la producción de hormonas y a mantener un perfil hormonal saludable.

En este capítulo veremos otras hormonas además de las sexuales, como las hormonas tiroideas, que tienen un gran impacto en el metabolismo y en nuestro estado de ánimo. Son sensibles a los desequilibrios en la insulina y a las hormonas del estrés, pero pueden responder maravillosamente a los cambios en el estilo de vida.

Advertirás que hablo mucho sobre el sueño. De hecho, no hay sustitutivo para una buena noche de sueño. Es vital para la salud hormonal y el reequilibrio. Tampoco puedes recuperar el sueño. Una vez que se ha ido, se ha ido.

La mayor parte del tiempo que dedicas al ayuno intermitente ocurre durante la noche, cuando estás dormida y tu organismo se está reparando, desintoxicando y produciendo la hormona del crecimiento. Dormir afecta mucho a tu salud. Así, la hormona melatonina es la que establece tu ciclo de sueño y vigilia y el ritmo circadiano.

Con el equilibrio de todas estas hormonas y otras más puedes restaurar el mismo estado de salud y bienestar del que una vez disfrutaste, cuando eras una versión más joven de ti misma. Descubrirás que cuando tus hormonas vuelvan a estar en sintonía, y respaldadas por la dieta, el ayuno y los cambios positivos en el estilo de vida, tú te sentirás vibrantemente saludable sin importar la edad que tengas.

Estrógenos: el trío de hormonas femeninas

«Estrógenos» es el nombre colectivo de un trío de hormonas femeninas: estradiol, secretado por los ovarios durante los años reproductivos; estriol, producido durante el embarazo; y estrona, que se encuentra en las mujeres después de la menopausia. El estradiol (E2) es la forma que tenemos en mayor cantidad en nuestros años fértiles y cíclicos, y es la más poderosa. Es responsable de aumentar el deseo sexual e hidratar los tejidos del cuerpo, como la piel, los ojos, los labios y la vagina. Los niveles comienzan a descender durante la perimenopausia y caen aún más después de la menopausia.

El estriol (E3) representa alrededor del 10 % de nuestros estrógenos totales, pero predomina durante el embarazo, cuando es producido por la placenta. Es detectable sólo durante el embarazo.

De los tres estrógenos, la estrona (E1) es la forma dominante durante la menopausia. También constituye alrededor del 10 % de nuestros estrógenos totales y se crea principalmente en nuestras células grasas, ovarios y glándulas suprarrenales. Es una forma más débil de estrógeno en comparación con el estradiol.

Importancia

Estos estrógenos naturales son responsables del desarrollo de nuestras características sexuales, la regulación de los ciclos menstruales y el mantenimiento de niveles normales de colesterol.

En equilibrio, los estrógenos mantienen nuestra piel suave y flexible, protegen contra las enfermedades cardiovasculares, ayudan a la memoria y previenen la inflamación. También afectan a nuestro peso, ya que los estrógenos también se produces en las células grasas. Una de las principales razones por las que tendemos a aumentar de peso después de las histerectomías y durante la perimenopausia y la menopausia se debe a los cambios en los niveles de estrógenos.

Alrededor de la mediana edad, otros factores agravan este aumento de peso relacionado con los estrógenos. Se tiende a perder tejido muscular metabólicamente activo (una condición llamada sarcopenia) y se desarrolla resistencia a la insulina. Éstas son algunas de las razones por las que muchas mujeres luchan con su peso a medida que envejecen.

Desequilibrios

Trabajo con muchas mujeres que tienen un desequilibrio de dos hormonas clave: estrógenos y progesterona, un estado más permanente de desequilibrio hormonal conocido como «dominio de estrógeno». Con él, una mujer tiene niveles excesivos de estrógenos, pero tiene menos progesterona para equilibrar los estrógenos.

Los síntomas del dominio de estrógenos pueden ser similares a los de la perimenopausia, la menopausia o incluso el síndrome premenstrual. Incluyen cambios de humor, irritabilidad, disminución del deseo sexual, empeoramiento de los síntomas del síndrome premenstrual, reglas irregulares y abundantes, hinchazón, aumento de peso, ansiedad, pérdida de cabello, dificultad para dormir, fatiga, confusión mental, problemas de memoria, sofocos y sudores nocturnos, y problemas de fertilidad.

El dominio de los estrógenos se da de dos maneras. La primera es endógena, dentro del organismo. El cuerpo produce demasiados estrógenos y no se eliminan o metabolizan adecuadamente. La segunda es exógena, fuera del organismo, ya que estamos expuestos a estrógenos artificiales en el medio ambiente llamados «xenoestrógenos», y no se eliminan adecuadamente del organismo.

Los factores que pueden provocar altos niveles de estrógenos endógenos incluyen:

- Una dieta deficiente en fibra. Como la fibra ayuda a que los alimentos pasen por el sistema digestivo, una dieta baja en fibra puede evitar que el exceso de estrógenos se elimine adecuadamente, lo que lleva a la reabsorción.
- Estrés. La secreción de cortisol aumenta bajo estrés extremo. Para producir niveles suficientes de cortisol, las glándulas suprarrenales pueden suprimir la producción de progesterona, que hace que aumente los niveles de estrógenos.
- Consumo de alcohol. La investigación ha demostrado que los niveles circulantes de estrógenos son significativamente más altos en las mujeres que beben en exceso. Además, el daño al hígado por el abuso de alcohol dificulta la secreción de estrógenos.

- Cafeína. Se ha demostrado que el consumo excesivo de cafeína incrementa la producción y secreción de estrógenos.
- Deterioro de la desintoxicación del hígado. Normalmente, el hígado reúne cualquier exceso de estrógenos y ayuda a eliminarlo a través de los intestinos. Pero si estás lidiando con movimientos intestinales poco frecuentes, estreñimiento, una alimentación de mala calidad o disbiosis intestinal (lo que significa que hay desequilibrios en tu microbioma), estos estrógenos pueden recircularse en el organismo en lugar de excretarse.

Parte de ese microbioma es el «estroboloma», una colección de bacterias amigables capaces de metabolizar y eliminar el exceso de estrógenos. Estos microbios producen una enzima llamada beta-glucuronidasa. Cuando el estroboloma funciona bien, produce la cantidad justa de beta-glucuronidasa para mantener los estrógenos en equilibrio.

Pero si padeces cualquiera de las condiciones anteriores, especialmente disbiosis, la beta-glucuronidasa puede aumentar demasiado o desequilibrarse, y los estrógenos no se metabolizarán ni excretarán adecuadamente. Esto puede llevar al dominio de los estrógenos y desencadenar potencialmente el desarrollo de enfermedades relacionadas con los estrógenos, como la endometriosis y el cáncer de mama.

Los estrógenos exógenos, los xenoestrógenos, son estrógenos extraños y destructivos de nuestro entorno que tienen efectos similares a los de los estrógenos. Imitan a nuestras hormonas naturales y luego pueden bloquear o unirse a los receptores, creando desequilibrios dañinos. Están en todo, desde productos para el cuidado personal hasta pesticidas, plásticos, leche y carne de vacas alimentadas con hormonas.

La exposición a los xenoestrógenos puede provocar un desequilibrio en los estrógenos y la progesterona, y puede predisponer a alguien a desarrollar un dominio de los estrógenos. Además, como muchas toxinas, los xenoestrógenos no son biodegradables, por lo que se alojan en nuestras células grasas y pueden ser muy difíciles de eliminar del organismo. La acumulación se ha relacionado con el cáncer de mama, la obesidad, la infertilidad, la endometriosis, la pubertad temprana, los abortos espontáneos y la diabetes.

Ayuno intermitente y estrógenos

Normalmente, el organismo mantiene un equilibrio óptimo de estrógenos y lo hace de dos maneras: produciendo las cantidades justas de hormonas y eliminando el exceso de hormonas procesándolas y excretándolas del organismo. El ayuno intermitente ayuda bastante.

En primer lugar, el ayuno apoya la interacción de los estrógenos y la hormona del crecimiento. Cuanto más estrógeno tenemos circulando, más hormona de crecimiento producimos. Entonces, realmente, ¿qué significa esto para nosotras? Tanto los estrógenos como las hormonas del crecimiento disminuyen a medida que envejecemos, sobre todo después de los cuarenta años. Necesitamos la hormona del crecimiento para ayudar con la «señalización de estrógenos», la capacidad de las células para recibir estrógenos y para una comunicación óptima entre el cerebro y los ovarios. El ayuno ayuda a aumentar la hormona del crecimiento, que a su vez permite mantener niveles óptimos de estrógenos a través de una señalización adecuada.

En segundo lugar, con xenoestrógenos por todas partes en nuestro entorno, somos más susceptibles que nunca al dominio de los estrógenos. Como el ayuno intermitente limpia la casa a nivel celular, puede acelerar la eliminación del exceso de estrógenos tóxicos del cuerpo.

En tercer lugar, el ayuno apoya al microbioma, como he mencionado en el capítulo 1. Con un microbioma y un estroboloma saludables, las bacterias intestinales pueden desintoxicar mejor los estrógenos y eliminarlos del cuerpo. Específicamente, el ayuno intermitente ayuda a restablecer el estroboloma a través del descanso digestivo periódico, corrige la disbiosis y ayuda a prevenir y revertir las afecciones relacionadas con los estrógenos.

En cuarto lugar, una de las funciones más notables del ayuno intermitente y los estrógenos tiene que ver con el cáncer de mama. Los estrógenos equilibrados protegen contra el cáncer de mama y pueden ayudar a evitar que vuelva a aparecer. ¡Un estudio de mujeres que recibieron tratamiento después del cáncer de mama mostró que aquellas que ayunaron intermitentemente vieron una reducción del 70 % en la recurrencia de su cáncer!

¿A qué se debe? Los científicos no están seguros, pero puede deberse a que el ayuno intermitente puede optimizar el equilibrio de estrógenos y proteger contra un entorno tóxico que promueve el cáncer en las células, posiblemente al aumentar la autofagia.

Progesterona: una hormona femenina clave

La progesterona es una hormona femenina que interviene en la menstruación, el embarazo y la formación de embriones. Se produce en los ovarios y la placenta hasta la menopausia. Después de la menopausia, se secreta en las glándulas suprarrenales.

Importancia

La progesterona realiza muchas funciones en el organismo que te ayudan a mantener una buena salud. Equilibra los estrógenos, es responsable del desarrollo de las mamas, ayuda a regular el sueño y la temperatura corporal, ayuda en la formación de huesos, mantiene los niveles de azúcar en sangre y apoya la eficiencia de la tiroides. Al contribuir a que la vejiga funcione normalmente, la progesterona también actúa como un diurético natural. Asimismo relaja los músculos del intestino, para que el organismo pueda descomponer los alimentos en nutrientes que se absorben y utilizan en otras partes del cuerpo.

Con la progesterona en equilibrio, es probable que te sientas menos irritable o ansiosa y menos propensa a tener cambios de humor. La progesterona tiene un efecto calmante en el cerebro. Lo hace estimulando los receptores del ácido gamma-aminobutírico (GABA). El GABA es un neurotransmisor que calma de manera natural el cerebro al interrumpir la transmisión de mensajes de ansiedad de una célula nerviosa a otra.

Desequilibrios

La progesterona disminuye en ciertos momentos de la vida: cuando se detienen los ciclos menstruales, cuando la ovulación se vuelve menos frecuente en la perimenopausia y cuando se llega a la menopausia. Otros factores pueden causar una deficiencia de progesterona: estrés; tomar antidepresivos; una tiroides que funciona mal; un déficit de vitaminas A, B6 y C y el zinc, así como un exceso de azúcar en la dieta.

Los síntomas de la disminución de la progesterona son un aumento de la ansiedad, despertar a mitad del sueño y trastornos del sueño, ciclos menstruales más cortos, sensibilidad en las mamas, sudores nocturnos y sofocos, aumento de los calambres y menstruación dolorosa (dismenorrea), migrañas, síndrome premenstrual y aumento de peso.

Ayuno intermitente y progesterona

La progesterona puede ser sensible al ayuno intermitente. Si está en tu ciclo, lo que significa que todavía tienes menstruación, debes ayunar en ciertos momentos durante el ciclo, o puedes agotar esta hormona. Por ejemplo, no ayunes de cinco a siete días antes de tu menstruación. (Más información al respecto en el capítulo 5). De lo contrario, el ayuno puede ayudar a mantener y equilibrar los niveles saludables de progesterona.

Testosterona: la hormona de la libido

Una de nuestras otras hormonas sexuales primarias, la testosterona, es de una clase de hormonas llamadas andrógenos. Otro andrógeno es la DHEA, que analizo a continuación. Los andrógenos generalmente se encuentran en mayores cantidades en los hombres, pero también existen en las mujeres. No tenemos tanta testosterona como los hombres, pero la que tenemos ejerce algunos efectos poderosos en nuestro organismo. La testosterona se produce en las glándulas suprarrenales y en los ovarios.

Importancia

La testosterona desencadena el deseo sexual en las mujeres y, por lo tanto, es importante para mantener alta la libido. Pero te ayuda de otras muchas maneras. La testosterona:

- Construye hueso y evita que se deteriore.
- Mantiene la masa muscular (por lo que quemas grasa).
- Mantiene altos los niveles de energía.
- Ayuda a mantener la memoria.

- Aumenta el sentido de bienestar emocional, confianza en una misma y motivación.

Para que la testosterona realice todas estas maravillosas funciones, se debe optimizar el estradiol. Sin suficientes estrógenos alrededor, la testosterona no puede unirse a los receptores de su cerebro. Los estrógenos, por lo tanto, juegan un papel en el funcionamiento de la testosterona, por lo que, una vez más, es una orquesta en la que todos los integrantes afectan a los demás.

Desequilibrios

Como muchas otras hormonas, la testosterona alcanza su punto máximo alrededor de los veinticinco años de edad y luego disminuye gradualmente. Con la menopausia, la producción natural de testosterona disminuye más o menos a la mitad. Unos niveles bajos de testosterona puede dificultar la construcción de músculo, que es fundamental para el peso, el control del azúcar en sangre y otras acciones metabólicas. La disminución de la testosterona también puede reducir el deseo sexual.

Si eres resistente a la insulina, es posible que tengas demasiada testosterona, por lo que superar la resistencia a la insulina puede ayudar a que esta hormona vuelva a equilibrarse. El estrés afecta a la producción de DHEA, que también afecta a los niveles de testosterona.

Ayuno intermitente y testosterona

Puedes aumentar de manera natural los niveles de testosterona, y el ayuno intermitente puede ayudarte a conseguirlo. Recuerda que el ayuno intermitente es una excelente manera de contribuir a corregir la resistencia a la insulina. Así, cuando ayunas, equilibras la insulina y creas flexibilidad metabólica, lo cual te permite a mejorar tus niveles de testosterona.

El ayuno aumenta los niveles de testosterona de otra manera. En un estudio del *Journal of Clinical Endocrinology and Metabolism*, el ayuno intermitente redujo los niveles de leptina, la hormona del hambre.

Esta disminución desencadenó un aumento inmediato de la testosterona.

Así que sí, con el ayuno intermitente tienes mucho control sobre tus niveles de testosterona.

Aumentar la testosterona de manera natural

Para aumentar la testosterona:
- Haz ejercicio, especialmente con entrenamiento de fuerza y HIIT.
- Aumenta tu ingesta de proteínas.
- Maneja el estrés de manera efectiva.
- Obtén una ingesta adecuada de vitamina D a través de la luz solar, la alimentación y la suplementación.
- Consigue un sueño de calidad.
- Complementa con adaptógenos: suplementos dietéticos que ayudan a equilibrar las hormonas, apoyan la función inmunológica y ayudan al cuerpo a recuperarse del estrés a corto y largo plazo.
  (Consulta el capítulo 7 para obtener más información).

Dehidroepiandrosterona (DHEA): la hormona de la longevidad

La DHEA es un andrógeno producido de manera natural por las glándulas suprarrenales, así como por el sistema nervioso central (cerebro y médula espinal). Es la hormona más abundante en el torrente sanguíneo.

Importancia

La DHEA no es una hormona sexual *per se*, sino un bloque de construcción de dieciocho hormonas, incluidos Los estrógenos y la testosterona. La DHEA tiene una larga y positiva lista de beneficios. Esta hormona:
- Promueve el desarrollo de músculos magros.
- Ayuda a tu cuerpo a quemar grasa.
- Apoya el crecimiento óseo.

- Te proporciona una piel radiante.
- Mejora la memoria.
- Refuerza la inmunidad.
- Alivia las respuestas al estrés.

Desequilibrios

La producción máxima de DHEA se da entre los veinte y los veinticinco años de edad. Después, cae constantemente alrededor de un 10 % cada año. Es posible que sientas los efectos secundarios de esta disminución cuando llegues a los cuarenta: sequedad vaginal y de la piel; problemas de humor como ansiedad o depresión; dormir mal; aumento de peso; pérdida del impulso sexual; confusión mental; y una mayor vulnerabilidad a las dolencias relacionadas con la edad, como la osteoporosis y las enfermedades del corazón.

Con el estrés crónico y su alto nivel de cortisol resultante, los niveles de DHEA pueden caer en picado, y se corre el riesgo de resistencia a la insulina e inflexibilidad metabólica. Los niveles de DHEA también están inversamente asociados a los niveles de insulina, lo que significa que cuando la DHEA es baja, la insulina es alta y viceversa.

Ayuno intermitente y DHEA

Como con todas las hormonas, un estilo de vida saludable puede contribuir a mejorar tus niveles de DHEA. Esto incluye el ayuno intermitente, que te ayuda a equilibrar mejor el cortisol y la insulina, con el resultado neto de aumentar de manera natural la DHEA y mejorar la flexibilidad metabólica.

La DHEA, como tantas otras hormonas, aumenta en respuesta a una dieta saludable, libre de azúcar y carbohidratos procesados. Un buen ejemplo de esto lo encontramos en una de las sociedades más longevas del mundo: los okinawenses, en Japón. ¡Incluso a la edad de sesenta y cinco años o más, tienen más DHEA natural en sus organismos que los estadounidenses de la misma edad! La razón tiene que ver principalmente con su dieta natural y con la restricción calórica frecuente (el ayuno intermitente es una forma de restricción calórica). Así que sí, no hay duda de que podemos contrarrestar el envejecimiento con lo que comemos, cuánto comemos y cuándo comemos.

Otras hormonas clave

Hormonas tiroideas: los reguladores metabólicos

Esta glándula con forma de mariposa se encuentra en la parte baja de la zona delantera del cuello y es un participante importante cuando se trata de la salud hormonal porque orquesta todas las funciones celulares, principalmente el metabolismo.

Importancia

La glándula tiroides es tu regulador metabólico. Produce dos hormonas, T4 (tiroxina) y T3 (triyodotironina), que llevan a cabo varias funciones reguladoras en tu organismo. La T4 puede convertirse en T3 (la forma activa de la hormona tiroidea).

Las hormonas tiroideas:

- Apoyan la función de las mitocondrias.
- Regulan tu tasa metabólica y tu energía.
- Controlan tu peso.
- Gobiernan el metabolismo de proteínas, grasas y carbohidratos.
- Ajustan tu temperatura interna.
- Ayudan con la reparación y el desarrollo de los tejidos, incluidos la piel, el cabello y las uñas.
- Controlan el flujo sanguíneo y la utilización de oxígeno.
- Están implicadas en tu ciclo menstrual.
- Regulan la utilización de vitaminas por parte del organismo.
- Cualquier desequilibrio de las hormonas tiroideas puede afectar a todas las funciones metabólicas del organismo.

Desequilibrios

La tiroides y las glándulas suprarrenales trabajan juntas para el funcionamiento hormonal sano de las hormonas sexuales. Para una mujer, esto significa un ciclo o transición menstrual fluida.

En la perimenopausia y la menopausia, pueden desarrollarse problemas de tiroides debido a desequilibrios hormonales.

Hay receptores tiroideos en los ovarios, y la glándula tiroides tiene receptores ováricos. Por lo tanto, la pérdida de estrógenos y testosterona de los ovarios durante la menopausia puede comprometer la función tiroidea.

Hay dos problemas comunes de tiroides relacionados con la producción de hormonas tiroideas. Uno es el hipotiroidismo, o una tiroides poco activa. Ocurre cuando la tiroides no puede producir suficiente hormona para hacer que el cuerpo funcione normalmente. No es raro que las mujeres en la perimenopausia y más allá desarrollen una tiroides hipoactiva.

La mayoría de los casos de hipotiroidismo están relacionados con un trastorno autoinmune llamado «tiroiditis de Hashimoto», en el que el sistema inmunitario ataca a la tiroides y genera inflamación. Esto es ocho veces más común en mujeres que en hombres y, por lo general, se diagnostica entre los cuarenta y los sesenta años. De hecho, el 90 % de todos los diagnosticados con hipotiroidismo sufren de Hashimoto.

Afortunadamente, esta enfermedad es reversible, al igual que el hipotiroidismo no autoinmune. Se pueden obtener mejoras significativas después de identificar y tratar las causas subyacentes sospechosas, como sensibilidades alimentarias, infecciones, deficiencias de nutrientes y toxinas.

El otro problema de la tiroides es el hipertiroidismo o tiroides hiperactiva. En este caso, la glándula tiroides produce demasiada hormona. Esto se llama «enfermedad de Grave» y es menos común y afecta al 2 o 3 % de la población general.

La enfermedad de Grave también es una enfermedad autoinmune, y se caracteriza por el agrandamiento anormal de la tiroides (bocio) y el aumento de la secreción de hormona tiroidea. Una vez que se recibe el diagnóstico y comienza el tratamiento, incluidos los medicamentos y la dieta, esto también se puede mejorar, estabilizar o incluso revertir.

El ayuno intermitente y la tiroides

Los trastornos de la tiroides vienen con una serie de condiciones, como problemas de peso, confusión mental y fatiga. En el lado positivo, el ayuno intermitente puede ayudar a resolver estos problemas para muchos pacientes con trastorno de tiroides. Definitivamente puede ayudar a las personas a perder peso. Al reducir la insulina y promover la flexibilidad metabólica, reduce la inflamación. Esto es importante porque en las enfermedades de Hashimoto y Grave, en especial, la tiroides puede estar crónicamente inflamada. Al mejorar la salud mitocondrial, el ayuno intermitente alivia la confusión mental y combate la fatiga.

Con frecuencia me preguntan si las personas con un diagnóstico de tiroides pueden hacer un ayuno intermitente de manera segura. En mi opinión, esto es bioindividual, lo que significa que será específico para la persona que está considerando ayunar.

Como ya he señalado antes, el ayuno es un factor estresante hormético. Para que funcione el ayuno, deben alinearse correctamente muchos factores. Tu calidad del sueño debe ser excelente. Debes lidiar con el estrés de manera proactiva. Tus medicamentos deberían estar controlando con éxito tus síntomas. Y deberías consumir una dieta rica en nutrientes y en alimentos integrales.

Aun así, algunos estudios y expertos aconsejan tener cuidado con el ayuno. Un estudio analizó la función tiroidea en personas obesas que ayunaron durante cuatro días. (No tenían ningún problema de tiroides preexistente). El ayuno deprimió su función tiroidea. Volvió a la normalidad después de que comenzaron a comer comidas mixtas que incluían carbohidratos, proteínas y grasas.

Otro estudio analizó de nuevo el ayuno durante el ramadán. Durante el ayuno, las personas de fe musulmana se abstienen tanto de comer como de beber, incluso agua, hasta la puesta de sol. En mujeres musulmanas sanas, el ayuno del ramadán desencadenó caídas en T4 y T3 durante los últimos días de ramadán.

La razón de estos efectos secundarios probablemente se deba al hecho de que mientras se ayuna, no se ingieren calorías. Esto envía un mensaje al organismo de que «los tiempos son difíciles». La tiroides responde al mensaje ralentizando el metabolismo y preservando la energía y los nutrientes. Por lo tanto, te aconsejo que, si estás recibiendo tratamiento por una enfermedad de la tiroides, seas cautelosa y trabajes en estrecha colaboración con tu médico o especialista.

Pero seamos claras, yo misma tengo una tiroides hipoactiva, al igual que muchas de mis pacientes y clientas. Podemos ayunar con éxito, siempre y cuando existan otras medidas de estilo de vida saludables.

Melatonina: la hormona del sueño/vigilia

Me gustaría terminar este capítulo con una exposición sobre la melatonina porque tiene relación con muchas de las hormonas que hemos tratado. La melatonina es secretada por la glándula pineal, ubicada en la zona media del cerebro llamada «núcleo supraquiasmático» o SCN. Su trabajo es configurar y regular el reloj interno que controla el ritmo circadiano. Su producción aumenta con la oscuridad de la noche y promueve un sueño profundo y saludable.

Importancia

La melatonina influye en el organismo de muchas maneras, más allá de ayudarte a dormir y monitorizar tu reloj interno.

La melatonina:

- Influye en la liberación de las hormonas sexuales.
- Refuerza el sistema inmunológico.
- Actúa como antioxidante para ayudar a prevenir enfermedades.
- Disminuye el cortisol y ayuda a equilibrar la respuesta al estrés.
- Estimula la producción de la hormona del crecimiento.
- Regula la síntesis de testosterona.
- Mejora el estado de ánimo.

Desequilibrios

Como todas las hormonas, la melatonina no funciona de manera aislada. Interactúa con otras hormonas para regular el entorno interno y la salud en general. La melatonina tiene mucho en común con la insulina, por ejemplo. El páncreas, que libera insulina, es muy sensible a los niveles de melatonina. Los niveles de melatonina aumentan durante las horas nocturnas, mientras que los niveles de insulina están en su punto más bajo. La melatonina en realidad ralentiza la producción de insulina mientras se duerme. Esto tiene sentido cuando se piensa en el papel de la insulina. Cuando estás dormida, tus necesidades energéticas son bajas. Como no comes ni digieres alimentos mientras duermes, tu organismo no necesita niveles máximos de insulina para lidiar con el aumento de azúcar en sangre. Y, como estás en un período de ayuno durante el sueño, los niveles bajos de insulina por la noche estabilizan los niveles de azúcar en sangre, previniendo la hipoglucemia, hasta que vuelves a comer al día siguiente.

Pero si los niveles de melatonina son bajos, la actividad de la insulina no se suprime por la noche. Esto significa que el páncreas no obtiene descanso nocturno para producir insulina. Con los niveles de insulina elevados todo el día, el páncreas puede volverse ineficiente para producir suficiente insulina, o las células de tu organismo pueden volverse insensibles a demasiada insulina. Esto puede conducir a la resistencia a la insulina.

La melatonina también tiene una relación con los estrógenos. Se requieren estrógenos para producir serotonina, conocida como el «neurotransmisor de la felicidad» debido a su efecto positivo sobre el estado de ánimo. Durante la menopausia, hay una disminución de estrógenos, lo que resulta en niveles bajos de serotonina. Para empeorar las cosas, los niveles reducidos de serotonina conducen a niveles bajos de melatonina. Esto se debe a que la serotonina está implicada en la fabricación de melatonina.

Este loco desequilibrio de melatonina, estrógenos, serotonina e insulina crea la tormenta perfecta para los síntomas de la menopausia, como cambios de humor y trastornos del sueño. Afortunadamente, los niveles de serotonina y melatonina se pueden aumentar mediante cambios en la dieta y suplementos nutricionales.

La melatonina también está influenciada por el cortisol. De hecho, son antagonistas y luchan por el dominio del cuerpo. Por lo general, la melatonina toma el control por la noche, ralentiza la producción de cortisol y fomenta el descanso y la reparación adecuados durante la noche. Por la mañana, la melatonina disminuye y el cortisol y otras hormonas suprarrenales toman el control, poniéndote alerta y proporcionándote energía. Pero si luchas contra el estrés crónico, este ciclo no se cierra correctamente. El cortisol se mantiene alto durante la noche y la producción de melatonina es inadecuada. No puedes dormir y terminas sintiéndote agotada todo el tiempo.

Además, si los niveles de melatonina son bajos y la calidad de sueño es deficiente, esto afecta de manera directa a la cantidad de hormona de crecimiento que produce el organismo. ¡Y eso tampoco es bueno! Recuerda, la hormona del crecimiento combate la edad. Se libera durante el sueño, por lo que, si no duermes bien, el envejecimiento puede acelerarse.

La exposición a la luz azul de los ordenadores, los teléfonos móviles o las pantallas de televisión antes de acostarse puede interferir en la secreción de melatonina y aumentar el cortisol, lo que te mantiene despierta.

Además, no recibir suficiente luz solar, especialmente a primera hora de la mañana, puede poner en peligro aún más la secreción adecuada de melatonina y cortisol. Sólo de cinco a diez minutos de exposición a la luz por la mañana puede marcar una gran diferencia en el día a día.

Ayuno intermitente y melatonina

Nunca tuve muchos problemas de sueño hasta que cumplí en los cuarenta. Pasaba más tiempo despierta en la cama y tardaba más en conciliar el sueño. Y a veces, ni siquiera dormía toda la noche. Todo el mundo tiene una noche de insomnio ocasional, debido a la preocupación, la ansiedad, la emoción o el desfase horario. Pero eso es diferente de mi situación: el insomnio era crónico y no era capaz de conseguir el descanso que mi cuerpo necesitaba.

Entonces comencé a incorporar el ayuno intermitente en mi vida. Me quedé asombrada por lo que sucedió. Con el tiempo, comencé a dormir profundamente durante la noche, como resultado de equilibrar la melatonina, la insulina, los estrógenos y la serotonina, y no sólo a través del ayuno intermitente, sino también a través de cambios que hice en mi alimentación, en mi programa de ejercicios y en la forma en que estaba manejando el estrés. Todo funciona en conjunto de una manera bastante maravillosa para equilibrar las hormonas implicadas en promover la calidad del sueño. No puedo esperar a contarte más sobre todo esto cuando lleguemos a la Segunda parte, que abarca el estilo de vida del ayuno intermitente.

Así que ahí lo tienes: una panorámica de otras hormonas increíbles y de cómo el ayuno intermitente afecta a cada una. A medida que envejecemos, fluctúan bastante. Envejecer significa que producimos más de algunas hormonas y menos de otras. Pero con un poco de edad también viene un poco de sabiduría, y aprender a equilibrar las hormonas con el ayuno intermitente y otras estrategias mejorará la calidad de tu vida y tal vez incluso la prolongue.

Para más información sobre este capítulo, visita
https://cynthiathurlow.com/references

Capítulo 5

· · · · · · · · · · ·

El ayuno intermitente
y la etapa de tu vida

Muchos programas de ayuno ignoran cuán hermosamente únicas somos como mujeres. Nuestra singularidad se puede atribuir a muchas cosas, pero definitivamente se ve afectada por la forma en que nuestras hormonas cambian día a día y hora a hora durante la mayor parte de nuestras vidas. Influyen en cómo pensamos, cómo nos comunicamos y cómo navegamos por nuestra forma de estar en el mundo.

Además, nuestros organismos son muy diferentes a los de los hombres en otros aspectos: en nuestra capacidad para concebir un hijo y dar a luz, y en la naturaleza distinta de nuestra transición a través de varias etapas de la vida.

Como mujer, es probable que vivas cinco años más que un hombre. Pero también corres el riesgo de sufrir varios problemas de salud: cáncer de mama, abuso de alcohol, enfermedades cardíacas y derrames cerebrales, osteoporosis, osteoartritis, depresión y ansiedad, estrés, enfermedades de transmisión sexual e infecciones del tracto urinario. Muchas de estas dolencias se vuelven más comunes después de que dejas de menstruar y comienzas tu viaje hacia la menopausia, cuando hay cambios en tus hormonas.

El cerebro femenino es más pequeño que el masculino, pero en el lado positivo, nuestros cerebros son más o menos cuatro años más jóvenes que los de los hombres, al menos en la forma en que queman combustible, según los escáneres realizados por investigadores de la Facultad de Medicina de la Universidad de Washington en St. Louis.

Esto puede ayudar a explicar por qué tendemos a mantener la agudeza mental durante más tiempo.

Sentimos el conflicto más profundamente, reportamos más estrés laboral, tensión y frustración que los hombres y, a menudo, respondemos trabajando más duro. Sentimos más empatía, podemos sentir lo que sienten los demás y somos muy cariñosas y protectoras con nuestros seres queridos. Somos bastante asombrosas. Todas estas características nos hacen más sensibles que los hombres a los cambios y señales ambientales, nutricionales y de estilo de vida. Y todos dictan qué dieta, plan de ayuno, programa de ejercicios, suplementos y más funcionan mejor para nuestros cuerpos. Simplemente no existe un plan único para todas las mujeres, por lo que te mostraré cómo establecer un plan de ayuno intermitente basado, en primer lugar, en si tienes la menstruación, en la perimenopausia o en la menopausia (y más allá). Cada etapa requiere un enfoque único para el ayuno y la alimentación.

El ritmo infradiano y el ciclo

Cuando tienes la menstruación, tu organismo pasa por ajustes a medida que los niveles hormonales fluctúan a lo largo del mes. El metabolismo cambia, al igual que los niveles de cortisol, lo que puede afectar a tu respuesta al estrés. Necesitas una cantidad diferente de horas de sueño, puedes sentirte más cansada a lo largo del día y tal vez sufrir el síndrome premenstrual (SPM) de vez en cuando.

Cada una de estas cosas se debe a tu «ritmo infradiano» único, también conocido como «reloj menstrual interno». Similar al ritmo circadiano, que abarca veinticuatro horas, nuestro ritmo infradiano ocurre durante nuestro ciclo menstrual de veintiocho días. Toda mujer que está menstruando tiene un ritmo infradiano, y ayuda a regular su ciclo.

En el transcurso de un ritmo infradiano de veintiocho días, pasas por tres fases distintas, que terminan en la menstruación:

Fase 1: folicular.
Fase 2: ovulativa.
Fase 3: lútea.

Durante cada fase, tu organismo cambia sus niveles de energía, temperatura, metabolismo, subidas y bajadas de glucosa, niveles de cortisol, calidad del sueño, etc. Puedes notar, por ejemplo, que duermes mejor durante ciertas fases de tu ciclo menstrual frente otras, o que tu piel brilla más.

Además, el metabolismo se acelera y se ralentiza de manera predecible a lo largo del mes. Por eso necesitas modificar lo que comes, hacer ayuno intermitente y aumentar la intensidad de tus entrenamientos cada semana. Todas estas acciones optimizan tu metabolismo.

Necesitas dormir más que los hombres porque, como mujer, tienes un cerebro más complejo y éste necesita más tiempo para restaurarse y restablecerse cognitivamente para el día siguiente.

Si todavía tienes la menstruación, es importante apoyar el ritmo infradiano para que te sientas lo mejor posible y rindas al máximo, incluso cuando las hormonas actúan de manera descontrolada. El apoyo viene en forma de ayuno intermitente, alimentación, movimiento y otros factores de estilo de vida.

Las fases del ciclo

Desde el momento de tu primera regla, alrededor de los doce años, hasta la menopausia, alrededor de los cincuenta y uno o cincuenta y dos años, puedes contar con tres a siete días de sangrado cada mes más o menos, lo que se conoce como menstruación. Con el paso de los años, la duración del sangrado se reduce, con períodos más prolongados entre períodos. Tú puedes ser una de las muchas mujeres que tiene reglas menstruales, como el síndrome premenstrual, toda una colección de síntomas: hinchazón, calambres dolorosos, sensibilidad en las mamas, dolores de cabeza, mal humor, irritabilidad, aumento de peso, antojos, etc.

El ciclo es más que un período. Es la culminación de un ciclo hormonal que involucra las fases folicular, ovulatoria y lútea. El resultado final es la menstruación, en la que sangras a medida que el útero se deshace de su revestimiento. Ocurre en los días 1 a 5 del ciclo. Aquí hay una mirada más cercana a cada fase.

Fase folicular

Al comenzar tu ciclo menstrual, tu organismo se prepara para recibir un óvulo fertilizado para su implantación en el útero. En esta fase, los niveles de estrógenos son bajos, pero aumentan de manera progresiva para prepararse para la ovulación (la liberación de un óvulo) y el posible embarazo.

El aumento de estrógenos incrementa los niveles de la hormona luteinizante (LH por sus siglas en inglés), que controla la función de los ovarios. Una disminución en los estrógenos desencadena la liberación de la hormona estimulante del folículo (FSH por sus siglas en inglés). Esta hormona alienta a los ovarios a crear varios sacos pequeños llamados folículos, a partir de los cuales se produce en los estrógenos. Cada folículo contiene un óvulo inmaduro. El óvulo más sano madura mientras que el resto de los folículos se reabsorben en el cuerpo. En este punto, el organismo comienza a liberar estrógenos adicionales. La fase folicular generalmente cubre los días 6 a 14 del ciclo. Termina cuando ovulas.

Durante la fase folicular, existe un delicado equilibrio entre demasiado y muy pocos estrógenos, un desequilibrio que puede ser bueno o malo. Esto puede causar, por ejemplo:

- Un metabolismo más lento.
- Reducción del cortisol.
- Mayores niveles de energía.
- Buen humor.

Si los estrógenos són más altos y más dominantes, los niveles de glucosa tienden a ser más bajos durante la fase folicular. Por lo tanto, las células suelen a ser más sensibles a la insulina en ese momento, porque los estrógenos en realidad ayudan al organismo a utilizar la insulina con más normalidad.

En los siguientes capítulos, mostraré alimentos específicos para comer, así como también cómo hacer ejercicio, pero quiero explicar aquí cómo comer en sincronía con el ciclo, y también cómo hacer ejercicio.

Para apoyarte nutricionalmente durante la fase folicular:

- Come alimentos con un alto contenido en zinc, a saber, mariscos y, sobre todo, ostras. El zinc tiene muchas funciones en el organismo, pero principalmente apoya y reactiva la función inmunológica. También es un mineral antioxidante, capaz de combatir las moléculas llamadas «radicales libres», que deambulan por tu cuerpo, atacando las células y promoviendo el envejecimiento.
- Concéntrate en alimentos que contengan fitoestrógenos que respalden niveles saludables de estrógenos en el organismo. Éstos incluyen garbanzos, cacahuetes, semillas de lino, uvas, bayas, ciruelas, té verde y negro, y otros.
- Come alimentos fermentados como *kimchi* y verduras fermentadas de alta calidad, como repollo, zanahorias, coliflor, ajo, pepinos o incluso *kombucha* baja en azúcar (5 gramos de azúcar o menos por ración). Estos alimentos pueden ayudar a construir un microbioma diverso.
- Asegúrate de obtener suficientes ácidos grasos omega-3, principalmente del pescado graso. Entre muchos otros beneficios, estas grasas combaten la inflamación en el cuerpo y ayudan a equilibrar los ácidos grasos omega-6 inflamatorios que están tan extendidos en las dietas de la mayoría de los adultos occidentalizados.
- Disfruta de comidas más ligeras, con verduras sin almidón, como vegetales para ensalada, brócoli, coliflor, coles de Bruselas, verduras de hoja verde, entre otras; y almidones no procesados, como boniatos, calabazas de invierno o legumbres. No tengo espacio suficiente para hablar de las verduras. Contienen nutrientes que fortalecen la salud, previenen enfermedades y prácticamente retrasan el envejecimiento.

En cuanto a la actividad física, concéntrate en:

- Ejercicio cardiovascular y entrenamiento de intervalos de alta intensidad (HIIT).
- Caminar, correr o trotar.
- Entrenamiento de fuerza con pesas más pesadas.
- Entrenamiento cruzado.

Fase ovulatoria

Esta fase comienza cuando el ovario libera un óvulo maduro para un posible embarazo. Abarca los días 15 a 17 del ciclo y la ovulación está marcada por picos de estrógenos, progesterona y testosterona.

Durante la ovulación, el óvulo sale del ovario, desciende por la trompa de Falopio y llega al útero. En cualquier momento durante este viaje, el esperma puede fertilizar el óvulo. Puede sobrevivir durante unas veinticuatro horas antes de que necesite ser fertilizado.

Durante la fase de ovulación, espera sentir:

- Mayor deseo sexual.
- Más confianza.
- Mayores niveles de energía.

Para apoyarte nutricionalmente durante la fase ovulatoria:

- Concéntrate en alimentos ricos en vitamina C (frutas, brócoli y verduras de hoja verde). La vitamina C te ayuda a lidiar con el estrés físico y emocional, lo que a su vez reduce los niveles de hormonas del estrés. Esta vitamina también evita que la piel se cuartee al aumentar el colágeno. El colágeno es una de las proteínas estructurales del organismo que sostiene la piel, los tejidos blandos y las articulaciones.
- Incluye alimentos ricos en vitamina B (proteínas animales orgánicas y cereales integrales sin gluten). La vitamina B juega un papel importante en la producción de energía y ayuda a calmar y mantener un sistema nervioso saludable.
- Come frutas y verduras ricas en fitonutrientes, incluidas hierbas y especias frescas. Los fitonutrientes ayudan a prevenir enfermedades y tienen una influencia positiva en el equilibrio hormonal.
- Llena el plato con crucíferas (brócoli, repollo, coliflor, coles de Bruselas, etc.). Contienen sustancias químicas naturales que aceleran la eliminación del exceso de estrógenos dañinos del organismo.
- Consume grasas saludables (aceite de oliva, aceite de coco, aguacates, nueces y semillas, entre otras). La ovulación es una fase

que demanda energía, por lo que necesitamos estas grasas, así como los ácidos grasos omega-3 para el embarazo, la lactancia, la energía, la producción de hormonas y la salud del cerebro.

- Enfatiza la proteína de calidad, de animales alimentados con pasto y orgánica en las comidas. La proteína adecuada asegura que el organismo pueda construir, reparar y mantener los músculos, el tejido conectivo, la piel y los órganos. También es importante para la saciedad.
- Incluye alimentos que apoyen la salud de tu hígado. Para una desintoxicación adecuada, al hígado le encanta el ajo, las remolachas, frutas como uvas, ciruelas y pomelos, comidas fermentadas, crucíferas, dientes de león, espárragos, alcachofas y té verde.

En cuanto a la actividad física, concéntrate en actividades que respalden tus niveles de energía más altos:

- Carreras de velocidad y entrenamiento de intervalos de alta intensidad (HIIT).
- Correr o trotar.
- *Spinning*.
- Circuito de entrenamiento.

Fase lútea

Desencadenada por caídas repentinas de estrógenos, FSH y LH, la fase lútea abarca los días 18 a 28 del ciclo. El folículo se transforma en una masa de células llamada «cuerpo lúteo». El cuerpo lúteo secreta grandes cantidades de progesterona.

La hormona es responsable de engrosar el revestimiento uterino en un lecho nutritivo en el que un óvulo fertilizado puede implantarse y convertirse en un embrión.

Si el óvulo no es fertilizado, el cuerpo lúteo se disuelve en el organismo. Tanto los niveles de estrógenos como los de progesterona caen abruptamente. El óvulo también se disolverá y el revestimiento del útero se desprenderá en forma de flujo menstrual. Este resultado final se conoce como menstruación: esos días de uno a cinco de tu ciclo, se conocen como «período».

Si los estrógenos y la progesterona se desequilibran durante esta fase, se pueden desarrollar los síntomas del síndrome premenstrual.

Durante la fase de ovulación, espera:

- Sentir más hambre a medida que aumenta tu consumo de energía.
- Tener más antojos de comida.
- Tener niveles de energía más bajos.
- Estar de mal humor.

Los niveles de glucosa tienden a aumentar durante la fase lútea. Esta elevación puede reducir la sensibilidad a la insulina, lo que significa que la insulina está haciendo un mal trabajo al mover la glucosa a las células para obtener energía, que a su vez lleva a una mayor circulación de la glucosa. Por lo tanto, se da mayor propensión a la resistencia a la insulina durante la fase lútea.

Para apoyarte nutricionalmente y evitar el síndrome premenstrual durante la fase lútea:

- Como tu organismo es más resistente a la insulina durante la fase lútea, evita los alimentos azucarados o con un alto contenido en carbohidratos y prioriza los alimentos bajos en carbohidratos, como las verduras de hoja verde, las crucíferas y las verduras para ensalada, para lograr una salud metabólica óptima. Además, mantente alejada del alcohol, los azúcares añadidos, los productos lácteos y los alimentos procesados (que promueven la resistencia a la insulina y los antojos de azúcar).
- Concéntrate en los minerales: alimentos ricos en magnesio (chocolate negro, nueces, semillas y espinacas) y alimentos ricos en selenio (nueces de Brasil). Pero ten cuidado con el consumo excesivo de sodio (sal) para evitar la hinchazón.
- Incluye ácidos grasos omega-3 del pescado graso y otras grasas saludables.
- Concéntrate en alimentos ricos en vitamina B.
- Apoya la digestión con verduras ricas en fibra, como verduras de hojas verdes oscuras y almidones sin gluten y sin procesar.

Tu resistencia puede ser baja durante esta fase, así que concéntrate en las siguientes actividades:

- Ejercicio ligero a moderado.
- Entrenamiento de fuerza.
- Pilates.
- Yoga.
- Cardio de baja intensidad (como caminar).

Menstruación

Éste es el momento en el que el revestimiento del útero se desprende, generando sangrado. Tanto los estrógenos como la progesterona son bajos, y tus niveles de energía y estado de ánimo también pueden ser bajos.

Para apoyarte nutricionalmente durante la fase de la menstruación:

- Concéntrate en alimentos ricos en vitamina B.
- Concéntrate en alimentos ricos en magnesio (chocolate negro, nueces, semillas y espinacas).
- Incluye ácidos grasos omega-3 del pescado graso.
- Come frutas y verduras de color. Estos alimentos tienen un alto contenido en fitonutrientes y antioxidantes, que son nutrientes que ayudan a proteger el organismo del daño provocado por los radicales libres. Los alimentos vegetales coloridos son ricos en pigmentos analgésicos y reductores de la inflamación, y debido a que cada color de una verdura proporciona un pigmento diferente, cuanta más variedad comas, más beneficios para la salud obtendrás.
- Agrega remolacha y hongos medicinales a tus comidas. Las remolachas son buenas para el sistema circulatorio, que respalda los niveles de energía al oxigenar el cuerpo y transportar nutrientes a través de la sangre a los tejidos y órganos. También protegen la vesícula biliar, ayudándola a descomponer y emulsionar las grasas. Los hongos como la variedad *shiitake* merecen más crédito nutricional del que han recibido. Son poderosos combatientes de la inflamación.

- Toma caldo de huesos e infusiones. El caldo de huesos proporciona colágeno, una proteína importante para la salud de la piel y las articulaciones, así como minerales. Ciertas infusiones ayudan a aliviar los síntomas del síndrome premenstrual: sauzgatillo, diente de león, hoja de frambuesa roja y manzanilla, entre otras.
- Ingiere almidones sin gluten y sin procesar, como arroz integral, boniatos y legumbres.
- Enfatiza la proteína de calidad, de animales alimentados con pasto y orgánica en las comidas.
- Mantente alejada del alcohol, la cafeína, el exceso de sal y los alimentos grasos.

En cuanto a la actividad física, concéntrate en actividades suaves, puntuadas por el descanso, que respalden tus niveles de energía más bajos:

- Movimiento ligero y de baja intensidad.
- Yoga restaurativo.
- Estiramientos.
- Meditación.
- Conexión con la naturaleza.

Ayuno intermitente durante la menstruación

Si tienes la menstruación, es posible que te preguntes cómo puedes apoyar y optimizar tu ciclo menstrual de manera natural. Quizá tengas curiosidad por saber si el ayuno es saludable para ti. También puedes querer saber, a través de medios naturales, cómo reducir los síntomas del síndrome premenstrual y otras molestias relacionadas con el ciclo menstrual.

La mayoría de las mujeres con las que trabajo se plantean la misma pregunta. La respuesta es sí. Puedes hacer ayuno intermitente siempre y cuando prestes atención a las fluctuaciones hormonales que ocurren durante tu ciclo de veintiocho días y te concentres en los mejores alimentos que pueden apoyar tu ciclo menstrual.

Aquí tienes una serie de pautas clave:

1. Si tienes treinta y cinco años o menos, adopta un período de ayuno flexible, como cada dos días o algunos días a la semana, para que no corras el riesgo de interrumpir tu ciclo menstrual. Este enfoque contrasta con un período de ayuno más regular que puede ser seguido por una mujer de más de cuarenta años y más cerca de la perimenopausia y la menopausia.

2. Generalmente aconsejo a las mujeres que no ayunen si desean quedarse embarazadas. Las mujeres necesitan un buen suministro de energía y nutrientes, que son obtenidos de los alimentos y almacenados como grasa, para mantener un embarazo sano. Cuando el cuerpo femenino no recibe suficientes alimentos de calidad y sufre otros factores estresantes como la falta de sueño, la reproducción y la fertilidad pueden verse afectadas. También podrías perder la regla temporalmente, una condición llamada «amenorrea».

3. Con el ayuno intermitente, las primeras tres semanas de tu ciclo son el mejor momento para ayunar si tienes un ciclo de veintiocho días. Es cuando tus hormonas están más estables y es una gran ocasión para disminuir la insulina, reducir la inflamación y activar la autofagia. Sin embargo, el ayuno durante los cinco a siete días anteriores al ciclo menstrual puede conducir, sin que tú te des cuenta, al agotamiento de los nutrientes y las hormonas necesarias en la fase lútea.

4. El ayuno es beneficioso en circunstancias específicas. Por ejemplo, las mujeres con PCOS probablemente se beneficiarían de una estrategia de ayuno, especialmente si tienen peso que perder. Una pauta de ayuno de 12 a 16 horas, dependiendo de cada persona, puede ayudar a equilibrar las hormonas, incluida la insulina, y apoyar la pérdida de peso. Sin embargo, debes tener cuidado y no continuar si estás tratando de quedarte embarazada.

5. Sintoniza tus niveles de estrés. Si estás bajo mucho estrés, pospón el ayuno hasta que tu situación se vuelva más manejable. Recuerda, cuando ayunas, el cortisol aumenta, lo que puede provocar desequilibrios tanto en los estrógenos como en la progesterona.

Incluso puede conducir a una pérdida de la regla. ¡No tener la menstruación es una señal de que tu cuerpo está bajo demasiado estrés para ayunar! Para manejar el estrés de manera proactiva, consulta mis recomendaciones en las páginas 177-178.

6. Obtén muchos nutrientes durante tu ventana de alimentación y en otros momentos cuando no estés ayunando. No te centres en la restricción calórica.

Además, si el ayuno intermitente crea deficiencias de nutrientes o provoca un nivel bajo de azúcar en sangre (hipoglucemia) prolongado, esto probablemente afectará el eje hipotálamo-hipófisis-suprarrenal e interrumpirá la producción de hormonas reproductivas. En general, si no puedes regular de manera adecuad el nivel de azúcar en sangre, es una señal de que el ayuno puede no ser la estrategia adecuada para ti. Con muchas mujeres, comienzo asegurándome de que cada comida se concentre en proteínas y grasas saludables. Una vez que tu nivel de azúcar en sangre esté mejor estabilizado, puedes comenzar el ayuno intermitente.

Consulta los planes de comidas en las páginas 255-264. Te facilitarán ayunar de manera segura y con beneficios muy positivos para el equilibrio hormonal.

Perimenopausia

La perimenopausia es un momento único en nuestras vidas, en el que nuestras hormonas sexuales comienzan a pasar por períodos de aumento y disminución. Este período ha sido prácticamente ignorado en la mayoría de las investigaciones médicas; sin embargo, es una época de cambios hormonales y fisiológicos profundos. Nuestros cuerpos ya no liberan un óvulo cada mes durante la ovulación, y nuestros ciclos se vuelven más irregulares debido a la disminución de la progesterona.

Otras hormonas van y vienen. Los niveles de cortisol tienden a aumentar, lo que empeora nuestra respuesta al estrés y altera otras hormonas. También somos más propensas a la resistencia a la insulina. Se secreta menos melatonina, por lo que dormir bien por la noche es un desafío.

Los estrógenos son una hormona muy afectada durante la perimenopausia. Por un lado, los niveles de estrógenos, en particular el estradiol, tienden a aumentar al comienzo de la perimenopausia, y esto es una respuesta directa a la disminución de los niveles de progesterona circulante. Durante esta etapa de la vida, hay una especie de vaivén entre los estrógenos y la progesterona: cuando una hormona aumenta, la otra disminuye.

Una revisión estadística de estudios encontró que, durante la fase folicular, los niveles de estradiol eran un 30 % más altos en mujeres perimenopáusicas que en mujeres que tenían la menstruación. Pero hacia el final de la perimenopausia, el estradiol comenzaba a disminuir.

Las principales características de la perimenopausia son la creciente variabilidad en la duración del ciclo menstrual, la frecuencia de la ovulación y los niveles de hormonas reproductivas. No se sabe mucho acerca de por qué ocurre esta variabilidad. Pero alguna evidencia sugiere que el grupo cada vez más reducido de folículos es el responsable. Otra hipótesis es que el hipotálamo pierde su capacidad de regular los ciclos menstruales.

Para algunas mujeres, los síntomas de la perimenopausia pueden ser más complicados que los de la menopausia. ¡Pero no tiene por qué ser así! El ayuno intermitente definitivamente puede ayudar.

Los síntomas perimenopáusicos comunes incluyen menstruación y ciclos de ovulación irregulares, sofocos, sudores nocturnos y problemas para dormir, cambios de humor, problemas vaginales y de la vejiga, cambios en la libido, pérdida de masa ósea, y factores cardiovasculares.

Ciclos irregulares de menstruación y ovulación

A medida que envejeces, también lo hacen tus ovarios. Nacemos con un número finito de óvulos, a diferencia de los hombres, que producen y reponen nuevos espermatozoides cada tres días. El envejecimiento conduce a la liberación errática de óvulos durante la fase de ovulación. Esta interrupción agota los niveles de progesterona e interfiere con la regularidad del ciclo.

El sangrado puede ser intenso, y una de las razones está relacionada con el dominio de los estrógenos. El sangrado abundante puede provocar anemia, mareos o empeoramiento del síndrome premenstrual, entre otros síntomas. A medida que la ovulación se vuelve más impredecible, el tiempo entre las reglas puede ser más largo o más corto, el flujo puede incluso volverse más ligero y es posible que se salten algunos períodos.

Sofocos, sudores nocturnos y problemas para dormir

Los sofocos y los sudores nocturnos son comunes durante la perimenopausia, generalmente porque el hipotálamo no está acostumbrado a la caída de los niveles de estrógenos. La intensidad, la duración y la frecuencia de los sofocos y los sudores nocturnos varían. Pueden ser causados por niveles bajos de estradiol, fluctuaciones de azúcar en sangre, sensibilidad a los alimentos y problemas intestinales. Los sudores nocturnos y los sofocos ocurren en hasta el 60 % de las mujeres perimenopáusicas.

Los sofocos y los sudores nocturnos interrumpen el sueño. Pero incluso si no los tienes, la perimenopausia aún puede ser una época de noches de insomnio. Una de las razones tiene que ver con la variabilidad en la secreción de melatonina, que ayuda a dormir. En las páginas 174-177, proporciono pautas para apoyar la producción adecuada de melatonina durante la noche.

Cambios de humor

Si te encuentras en la perimenopausia y tus cambios de humor son más intensos, no estás sola. Por diversas razones, las mujeres en esta etapa de la vida se sienten más irritables, ansiosas y deprimidas que cuando eran más jóvenes.

Las causas son en gran parte hormonales, pero la falta de sueño y el estrés de la vida, como las demandas laborales, el cuidado de padres mayores, los cambios en el estado de salud, etc., pueden empeorar su ánimo. Si estás preocupada, incluso si estás pasando por un momento difícil, debes buscar ayuda y asesoramiento profesional. Lo que estás sintiendo es muy real.

Problemas vaginales y de la vejiga

Cuando los niveles de estrógeno disminuyen (generalmente hacia el final de la perimenopausia), los tejidos vaginales se secan y pierden lubricación. Esto hace que el coito sea potencialmente doloroso. Los niveles bajos de estrógenos pueden hacerte más susceptible a las infecciones vaginales o del tracto urinario. La pérdida del tono del tejido de la vejiga puede provocar incontinencia urinaria, que, aunque no es divertida, es tratable y reversible.

Cambios en la libido

Durante la perimenopausia, puedes perder el deseo sexual y sentirte menos excitada. Pero si tuviste una intimidad sexual satisfactoria antes de la perimenopausia, es posible que tu libido no se vea afectada.

Pérdida de hueso

El riesgo de osteoporosis, una enfermedad que causa huesos frágiles, aumenta después de la perimenopausia, debido principalmente a la disminución de los estrógenos. De manera gradual, pierdes hueso más rápido de lo que tu cuerpo puede reemplazarlo. Los hábitos nutricionales y de estilo de vida ayudan a prevenir la osteoporosis: comer alimentos ricos en calcio (brócoli, col rizada, pescados grasos como el salmón y las sardinas), limitar el consumo de alcohol, no fumar, realizar entrenamiento de fuerza y mantener niveles adecuados de vitamina D.

Factores cardiovasculares

Los estrógenos son importantes para el sistema cardiovascular porque mantienen las arterias flexibles. Pero durante la perimenopausia, el riesgo de desarrollar una enfermedad cardíaca aumenta. Un factor es la disminución de estrógenos hacia el final de la perimenopausia y durante la menopausia.

Se ha demostrado que el ayuno intermitente alivia los principales factores de riesgo de enfermedades cardíacas, incluida la resistencia a la insulina, la rigidez metabólica, la inflamación y la presión arterial alta. También activa las células para combatir la inflamación, y la inflamación puede conducir a la acumulación de placas arteriales que causan infartos y accidentes cerebrovasculares. Las personas que incorporan el ayuno a su estilo de vida tenían un 70 % menos de probabilidades de sufrir insuficiencia cardíaca que aquellas que nunca han ayunado, según un estudio de 2019 publicado en la revista *Circulation*.

Cronología perimenopáusica

Afortunadamente, ¡estos cambios no vienen todos a la vez! Tampoco afectan a todas las mujeres. La perimenopausia tampoco es un proceso continuo, como se pensaba antes. Ahora se ha propuesto que tiene cinco fases distintas, cada una con sus propios síntomas. En las primeras fases de la perimenopausia, es posible que ni siquiera percibas los signos sutiles. Sin embargo, a medida que avanza cada fase, los síntomas se vuelven más notorios. Uno de ellos es el aumento de peso, causado por la fluctuación de los estrógenos, que ocurre en la primera parte de la perimenopausia. Tu organismo comienza a buscar estrógenos adicionales y los encuentra en tus reservas de grasa, lo que produce estrona. El resultado de encontrar este «reemplazo» de estrógenos es que tu organismo comienza a depositar más grasa, especialmente alrededor del abdomen.

Cuando conoces los signos, puede brindarle a tu cuerpo un cuidado aún más inteligente, incluida una dieta inteligente y un programa de ejercicios, y puedes superar muchos de estos síntomas. El siguiente cuadro te guía a través de cada fase y enumera los síntomas y los cambios hormonales que ocurren con el tiempo.

Ten en cuenta que la perimenopausia termina cuando ha transcurrido un año completo sin menstruación. La edad promedio de la perimenopausia es de cuarenta y siete años y medio, aunque ninguna mujer es promedio. Si eres fumadora o nunca has tenido hijos, puede comenzar a una edad más temprana.

Las cinco fases de la perimenopausia y sus síntomas

	FASE A	FASE B	FASE C	FASE D	FASE E
Duración	2-6 meses	2-6 meses	1-2 años	1-2 años	1 año
Ciclos menstruales	Ciclos regulares y ovulatorios	Ciclos regulares, pero una fase lútea más breve; no se libera óvulo	Alternancia de ciclos cortos y salteados	Los períodos menstruales son poco frecuentes; la ovulación ocurre el 50 % del tiempo	El ciclo menstrual cesa
Flujo	Flujo anormalmente denso	Flujo anormalmente denso	Flujo impredecible	Flujo ligero e impredecible; las manchas pueden alternar con mucha cantidad	Ninguno
Síntomas	Sensibilidad en las mamas, cambios de humor, retención de líquidos síntomas del síndrome premenstrual, sudores nocturnos, aumento de peso, migrañas	Los síntomas del síndrome premenstrual	Aumento de sudores nocturnos; sofocos más comunes	Sofocos y aumento de sudores nocturnos; algunas mujeres pueden experimentar calambres	Pueden persistir los sofocos y sudores nocturnos, pero otros síntomas disminuyen: no más síndrome premenstrual, no más calambres, menos dolores en las mamas, y menos humor cambiante

Cambios hormonales	Los estrógenos son fluctuante FHS y LH aún son normales; la hormona inhibina, implicada en el desarrollo reproductivo, en la fertilidad, y en el embarazo está baja	FSH es intermitente, elevado durante la fase folicular, LH es normal, y el estradiol está alto	FSH sigue siendo elevado, LH es de vez en cuando elevado, y el estradiol es alto, pero puede fluctuar	Niveles de progesterona bajos; FSH y LH están continuamente elevados; el estradiol puede ser intermitente mente alto o bajo	FS y LH siguen siendo altos; el estradiol puede disminuir o puede normalizarse

Fuente: https://academic.oup.com/edrv/article/19/4/397/2530801

Dominancia de los estrógenos durante la perimenopausia

El nivel de estrógenos en el organismo aumenta y disminuye de manera desigual durante la perimenopausia. Al comienzo de la perimenopausia, los niveles de estrógenos aumentan. Esto coincide con la disminución de la progesterona y puede conducir a la dominancia de estrógenos.

El dominio de los estrógenos puede ocurrir durante toda la vida, pero es particularmente problemático durante la perimenopausia, y es un factor subyacente importante de muchos síntomas de la perimenopausia. Para minimizar el dominio de los estrógenos:

- Reduce la exposición a xenoestrógenos tóxicos de productos para el cuidado personal, envases de plástico, alimentos no orgánicos y otras fuentes.
- Come más crucíferas. Tienen altos niveles de un compuesto natural llamado I3C (indol-3-carbinol), que ayuda a desintoxicar el exceso de estrógenos en el hígado.
- Apoya la salud de tu hígado. El hígado filtra la sangre para que pueda estar libre de exceso de hormonas y toxinas. Puedes mejorar tu hígado y su función de desintoxicación comiendo alimentos antiinflamatorios (consulta el siguiente capítulo) e in-

cluyendo los alimentos que apoyan al hígado que mencioné en la página 95.

- Evita o limita el consumo de alcohol y mantente alejado de las drogas recreativas e ilegales. Todas estas sustancias son muy dañinas para el hígado.
- Practica el ayuno intermitente para ayudar a desintoxicar el organismo del exceso de estrógenos.

Ayuno intermitente durante la perimenopausia

La perimenopausia y el ayuno intermitente pueden mantener una relación hermosa, pero el truco consiste en asegurarte de que puedas integrar con éxito el ayuno en un estilo de vida equilibrado con la calidad del sueño, el manejo efectivo del estrés, la alimentación saludable y otras modificaciones del estilo de vida. De otra manera, el ayuno intermitente no funcionará, sobre todo en esta etapa de tu vida.

Además, si todavía tienes la menstruación, sigue las mismas pautas que he enumerado para las mujeres durante la regla. Recuerda, los primeros veintiún días de tu ciclo son los mejores momentos para ayunar si tienes un ciclo de veintiocho días, por las razones mencionadas antes.

Presta atención a tus niveles de estrés. Si estás bajo mucho estrés, pospón el ayuno hasta que tu situación se vuelva más manejable. Recuerda, cuando ayunas, aumenta el cortisol, lo que reduce la progesterona y aumenta los estrógenos. Sin embargo, si estás en la fase E de la perimenopausia y ayunas bajo estrés, los estrógenos pueden agotarse.

Para reducir el estrés, consulta mis sugerencias en las páginas 177-182. Además, consulta los planes de comidas de ayuno y alimentación específicos para mujeres en las páginas 255-264.

Menopausia y más allá

La definición médica de la menopausia es el cese completo de los períodos menstruales durante doce meses consecutivos. La edad promedio es de cincuenta y un años. Alrededor del 15 % de las mujeres que experimentan la menopausia dicen que la pasaron sin ninguna molestia. Otras no son tan afortunadas, ya que, en la menopausia, la mujer sufre más trastornos hormonales. Hay una disminución drástica en los niveles de estrógenos, la progesterona y la testosterona, por ejemplo.

Esto da como resultado otros síntomas, incluidos muchos que se experimentaron durante la perimenopausia:

- Sofocos y sudores nocturnos.
- Susceptibilidad a las infecciones de la vejiga (el adelgazamiento de la pared vaginal afecta a la vejiga).
- Flatulencia e hinchazón, a menudo como resultado de la disbiosis.
- Dolores articulares y musculares.
- Osteoporosis.
- Sequedad vaginal y dolor durante las relaciones sexuales.
- Confusión mental, con disminución de la concentración y la memoria a corto plazo.
- Dolores de cabeza y migrañas.
- Depresión leve y cambios de humor.

Lo que necesitas de tu dieta como mujer menopáusica cambia con tu edad. Por ejemplo, durante y después de la menopausia:

- Incrementa tu hidratación con minerales llamados electrolitos (¡esto es apropiado para todas las edades!). Bebe agua en abundancia (unos dos litros), suplementada con electrolitos. Esto puede ayudarte a aliviar la sequedad vaginal causada por la disminución de los estrógenos y la pérdida de tejido conectivo como el colágeno y la elastina. La hidratación adecuada también alivia la hinchazón. Para obtener información sobre electrolitos, consulta el capítulo 7.
- Concéntrate en proteínas de alta calidad. La disminución de estrógenos de la menopausia está relacionada con la reducción de la masa muscular (sarcopenia) y la disminución de la fuerza ósea (osteopenia). Por esta razón, las mujeres que están en la menopausia deben comer proteínas, en particular de animales alimentados con pasto y orgánicas, para evitar las toxinas xenoestrogénicas.
- Haz hincapié en el entrenamiento de fuerza en tu rutina de ejercicios. Levantar pesas o realizar cualquier tipo de entrenamiento de resistencia, con bandas de resistencia o incluso con tu propio peso corporal, también previene la sarcopenia y la osteopenia.

- Continúa comiendo grasas saludables, como aceite de oliva, aceite de coco, aguacates, nueces y semillas, mantequilla de nueces, etc. Las grasas de estos alimentos apoyan el equilibrio hormonal. Los ácidos grasos omega-3 del pescado pueden disminuir la frecuencia de los sofocos y la severidad de los sudores nocturnos, además de proporcionar una excelente fuente de nutrición antiinflamatoria. Estas grasas son deliciosas y fáciles de comer en exceso, así que sólo cuida tus raciones, porque son un alimento rico en calorías.

- Aumenta el consumo de calcio. Un mineral muy importante para las mujeres menopáusicas es el calcio. Sus necesidades de calcio aumentan durante la menopausia porque la pérdida de estrógenos puede acelerar la pérdida ósea. Lo mejor es obtener calcio de los alimentos, pero no de los productos lácteos, porque los productos lácteos pueden ser altamente alergénicos e inflamatorios. Trata de obtener calcio de fuentes no lácteas como sardinas, col rizada, hojas de col rizada, hojas de nabo, hojas de remolacha, hojas de mostaza, espinacas, *pak choy*, almendras, semillas de chía, semillas de sésamo y otros alimentos vegetales ricos en calcio.

- Obtén suficiente vitamina D. Esta vitamina ya debería formar parte de tu rutina diaria, pero en este momento es fundamental para proteger tus huesos durante la menopausia. La vitamina D proviene del sol, pero puedes obtenerla de ciertos alimentos como el pescado graso y los champiñones. Además, es vital complementar con esta vitamina. Está en mi lista A para mujeres durante la menopausia porque la investigación la ha relacionado con la prevención de enfermedades cardíacas, osteoporosis, diabetes, cáncer y aumento de peso. Habla con tu médico sobre la cantidad adecuada para ti.

- Incrementa la cantidad de frutas y verduras. Al saciarte con estos alimentos, puedes ayudar a minimizar el aumento de peso mientras obtienes los nutrientes y la fibra que necesitas para mantenerte sana. En un estudio de intervención de un año en más de diecisiete mil mujeres menopáusicas, las que comían más verduras, frutas y fibra experimentaron una reducción del 19 % en los sofocos en comparación con el grupo de control. Las crucíferas son de suma importancia para las mujeres menopáusicas y posmenopáusicas. En otro estudio, comer brócoli disminuyó los niveles de un tipo de estrógeno relacionado con el cáncer de mama, mientras que aumentó los niveles de un tipo de estrógeno que protege contra el cáncer de mama.

- Todas las frutas están repletas de poder antioxidante y posiblemente pueden salvarte de muchas enfermedades. Las bayas en particular (arándanos, frambuesas, fresas, arándanos rojos, etc.) contienen muchas sustancias químicas que promueven la salud. Todas ellas son una buena fuente de vitamina C, que estimula la función cerebral y el estado de ánimo. Los arándanos protegen contra las infecciones del tracto urinario, que es un síntoma después de la menopausia en algunas mujeres. Aconsejo a las mujeres que consuman verduras y frutas en una proporción de 3:1, así que prioriza las verduras sin almidón sobre las frutas.

- Come algunos cereales integrales sin gluten en porciones pequeñas, si los toleras. Algunos cereales integrales antiguos, como el mijo, el amaranto, el *teff*, el trigo sarraceno o incluso la quinoa (que en realidad es una semilla) o el arroz integral proporcionan vitaminas el grupo B, que ayudan a aumentar la energía, controlar el estrés y mantener el sistema digestivo funcionando a niveles máximos. Algunas mujeres no pueden tolerar los cereales en ninguna forma, sin gluten o no, así que presta atención a los signos de fatiga, hambre excesiva, antojos o malestar digestivo después de comer cereales.

- Evita el alcohol, los azúcares procesados, el exceso de cafeína y las comidas picantes, que pueden desencadenar sofocos, agravar la incontinencia urinaria, aumentar los cambios de humor y desencadenar la pérdida ósea.

Ayuno intermitente en la menopausia y más allá

Con la menstruación y la perimenopausia ya concluidas, puedes seguir el ayuno intermitente con pocas restricciones o limitaciones de tiempo. Muchas mujeres lo practican a diario para perder peso, para mantenerlo o por sus beneficios para la salud. Éste es, a menudo, el momento ideal para el ayuno intermitente y las mujeres. Ya no estás atada a observar y esperar un ciclo menstrual cada mes, ni preocuparte por tampones o compresas y horarios. Puedes integrar el ayuno intermitente mucho más fácilmente en tu estilo de vida.

Por un lado, el ayuno intermitente ayuda a ralentizar el proceso de envejecimiento, porque regenera todo el sistema, comenzando por las células y las mitocondrias, lo cual estoy segura de que te alegrará saber. Además, el ayuno intermitente puede ayudar a reducir los sofocos y muchos otros síntomas incómodos.

El ayuno intermitente tiene muchos beneficios para ti en esta etapa de tu vida. Un resumen:

- Más energía.
- Pérdida y control de peso y menos hambre.
- Aumento de la masa muscular magra, apoyado por una dieta adecuada y entrenamiento de fuerza.
- Inmunidad más fuerte y menos inflamación.
- Protección contra algunas enfermedades debido al aumento de la renovación celular.
- Reducción del estrés.
- Mejora de la sensibilidad a la insulina en mujeres con sobrepeso.
- Menos depresión y ansiedad.
- Mayor función cognitiva.

¿No es estupendo? Mujeres de todas las edades pueden beneficiarse del ayuno intermitente. Sin embargo, es importante aprender cómo practicar el ayuno intermitente de manera correcta y segura, lo cual trataré en detalle más adelante en este libro.

Aunque cada una de nosotras experimenta la vida de manera individual, he observado que las mujeres que manejan mejor los altibajos hormonales son aquellas que abordan los cambios femeninos como una progresión natural de sus vidas en lugar de verlos como una lucha. No importa en qué etapa de la vida te encuentres, ahora es el momento perfecto para mirarte al espejo y afirmarte a ti misma: «Necesito cuidarme para poder tener la calidad de vida que estoy buscando».

Para mayor información sobre este capítulo, visita
https://cynthiathurlow.com/references

SEGUNDA PARTE

· ·

El estilo de vida del ayuno intermitente

Capítulo 6

· · · · · · · · · · ·

Entonces, ¿qué debo comer?

Evitar los alimentos durante cierto período de tiempo es parte del ayuno intermitente, pero también lo es comer. Cuando practicas el ayuno intermitente, agrupas las comidas en una ventana de alimentación, generalmente un marco de tiempo de ocho horas, pero esto puede variar (consulta el capítulo 8). Lo que eliges comer en tu ventana de alimentación adquiere gran importancia. Deseas seleccionar los alimentos mejores y más saludables posible para respaldar tus hormonas, alimentar tu microbioma, mantener un peso saludable, fomentar la flexibilidad metabólica y reducir la inflamación.

Al considerar el ayuno intermitente, mis pacientes y clientas quieren saber, sobre todo, qué pueden comer. También es una de las preguntas más importantes, porque todos los cambios en el estilo de vida comienzan con una alimentación y una nutrición adecuadas. La elección de alimentos es fundamental para tu salud y bienestar, y te ayudará a tener éxito en mi plan AI:45 y más allá.

Entonces, volvamos a la gran pregunta: ¿qué puedes comer? La respuesta breve es: macros. Este término es la abreviatura de macronutrientes, y se refiere a proteínas, carbohidratos y grasas, que deben formar parte de un plan de alimentación saludable y nutritivo. (Los micronutrientes, por otro lado, hacen referencia a vitaminas y minerales). Para comprender el cuadro completo, es una buena idea desglosar y entender cada macro.

Proteínas

Las proteínas son fundamentales para una buena salud. De hecho, el nombre proviene de la palabra griega *proteos*, que significa «primario» o «primer lugar».

Este macro se encuentra comúnmente en productos animales, aunque está presente en otras fuentes, como nueces y legumbres. Se compone de veinte compuestos llamados «aminoácidos», nueve de los cuales son esenciales, lo que significa que nuestro organismo no puede producirlos. Deben obtenerse de los alimentos.

En el organismo, las proteínas:

- Crean saciedad para que te sientas llena después de comerlas.
- Promueven el crecimiento y mantenimiento.
- Estimulan las reacciones bioquímicas que incluyen enzimas, proteínas que regulan la digestión, la coagulación de la sangre, la producción de energía y la contracción muscular.
- Son un componente básico de las hormonas.
- Forman el marco conectivo de muchas estructuras en el organismo.
- Mantienen el pH adecuado del organismo (alcalinidad y acidez).
- Regulan el equilibrio de líquidos.
- Fortalecen la salud inmunológica.
- Transportan y almacenan nutrientes.
- Suministran energía.

A los efectos del ayuno intermitente, especialmente para las mujeres, la función más importante de las proteínas es desarrollar masa muscular. Es fundamental que cuidemos nuestros músculos, porque son los que más eliminan la glucosa, la oxidación de ácidos grasos y el colesterol. A medida que envejecemos, tendemos a perder músculo (sarcopenia). Para ayudar a prevenir o retrasar la pérdida de tejido muscular, el consumo de proteínas es esencial, de modo que el cuerpo pueda utilizar los aminoácidos para construir tejido muscular, preservar el músculo que tenemos y ayudar a prevenir la sarcopenia. Un punto confuso sobre las proteínas es si obtenemos suficiente en nuestras dietas.

La verdad absoluta es que la mayoría de los occidentales, especialmente las mujeres, no comen lo suficiente para alcanzar un peso corporal ideal o para cubrir las necesidades de su tejido muscular. Por desgracia, la mayoría de las dietas de tipo occidental estándar son escasas en proteínas y ricas en aceites de semillas y cereales procesados y azúcares, y definitivamente no son la manera de apoyar un estilo de vida saludable o una composición corporal. Las mujeres necesitan más proteínas. Mis clientas se sorprenden cuando les digo cuánta proteína deben comer diariamente: la misma cantidad de gramos al día que su peso corporal ideal. Si un peso saludable para tu altura y estatura es de 68 kilos, entonces tu objetivo debe ser 68 gramos de proteína por día.

Por favor, no te dejes abrumar por este número. Puede requerir algunos ajustes en la dieta, pero no es imposible.

Prefiero que comas proteína animal. Tiene el perfil de aminoácidos más alto y apoya mejor el crecimiento y la reparación de músculos, hormonas, enzimas y anticuerpos. La carne roja, en particular, tiene mala reputación.

Pero si eliges la variedad alimentada con pasto, tiene un perfil de ácidos grasos omega-3 más saludable y contiene cantidades más altas de dos antioxidantes clave, betacaroteno y vitamina E. Además, la carne alimentada con pasto es más alta en ciertas vitaminas del grupo B, como la riboflavina y la tiamina.

Grasas saturadas y enfermedades del corazón

Pero ¿qué pasa con las grasas saturadas de la carne roja y otros alimentos? ¿Aumenta la probabilidad de enfermedad cardíaca, particularmente si estás en riesgo?

Es cierto que la enfermedad cardíaca es la principal causa de muerte de mujeres en Estados Unidos. Lo que te pone en riesgo es tener diabetes, sobrepeso u obesidad, llevar una dieta poco saludable, no hacer ejercicio, beber demasiado alcohol o fumar.

En cuanto a comer grasas saturadas y enfermedades cardíacas, éste es uno de los temas más controvertidos en toda la nutrición y las últimas investigaciones no son concluyentes. Una revisión de 2015 sobre este tema analizó quince ensayos controlados aleatorios con más de 59 000 participantes. No encontró efectos estadísticamente significativos de reducir las grasas saturadas con respecto a los infartos, los accidentes cerebrovasculares o las muertes por otras causas. Las personas que redujeron su consumo de grasas saturadas tenían las mismas probabilidades de morir o sufrir ataques cardíacos o accidentes cerebrovasculares en comparación con las que consumían más grasas saturadas.

El efecto de las grasas saturadas en la salud del corazón también depende de la fuente de esta grasa. Por ejemplo, es probable que una dieta rica en grasas saturadas en forma de comida rápida, productos fritos, productos horneados azucarados y carnes procesadas afecte a la salud de manera diferente que una dieta rica en grasas saturadas en forma de carne de animales alimentados con pasto y coco.

Mi consejo es siempre «moderación». Disfruta de carnes magras alimentadas con pasto una o dos veces por semana, si lo deseas, y habla con tu médico o cardiólogo sobre este problema si estás en riesgo. El plan AI:45 te ayudará a resolver problemas que te ponen en riesgo, como los de azúcar en sangre, de peso y patrones de alimentación poco saludables.

Ingiere una variedad de proteínas animales alimentadas con pasto, orgánicas y criadas en praderas. Si te preocupa el coste, compra alimentos que puedas pagar y que se ajusten a tu presupuesto. Algunos supermercados suelen tener proteínas animales orgánicas a precios asequibles. Las fuentes de proteína que son comunes en mi casa son la carne de vacuno, el bisonte, el pollo, las gambas y los huevos.

Para mis amigos veganos y vegetarianos, hay una variedad de proteínas de origen vegetal disponibles, que incluyen legumbres, quinoa, nueces y semillas. Sin embargo, la calidad de la proteína es diferente en las plantas y en los animales. Sí, puedes obtener los aminoácidos de las plantas, pero tendrías que comer muchos alimentos vegetales para obtener la misma cantidad de proteína de un trozo de carne de vacuno o de pollo. Por ejemplo, ¡se necesitan 9 tazas de arroz integral cocido para igualar los 40 gramos de proteína de un trozo de carne magra de 150 gramos! La carga calórica y de carbohidratos del arroz integral es enorme: 1964 calorías y 367 gramos de carbohidratos.

Tengo que mencionar la soja. Constituye una importante fuente de proteínas en las dietas basadas en plantas. Pero comprende que las plantas de soja están modificadas genéticamente en gran medida, y la exposición a largo plazo a los OGM puede ser perjudicial para la salud.

Algunos ejemplos de soja son el tofu, el *edamame* y muchos polvos y barras de proteínas veganas. Sin embargo, si tienes antecedentes familiares de cánceres influenciados por los estrógenos, como el cáncer de mama, es posible que desees evitar la soja. La soja puede imitar a los estrógenos en el cuerpo y posiblemente contribuir a su dominio. Generalmente sugiero evitar la soja por completo, a menos que elijas versiones fermentadas como el *natto* o el *miso*.

¿Qué pasa con los suplementos de proteínas? Ten cuidado con ellos. Encontré un artículo publicado por *Consumer Reports* que comparte los hallazgos de toxinas conocidas en varias soluciones y bebidas. Dentro del artículo y la investigación realizada por el Proyecto Etiqueta Limpia, «los productos elaborados a partir de fuentes de proteína vegetal como la soja o el cáñamo obtuvieron peores resultados que los elaborados con suero (leche) o huevo, que contenían en promedio el doble de plomo y cantidades medibles más altas de otros contaminantes».

El artículo continuaba: «También importante: comprar un producto con una etiqueta "orgánica" no redujo las posibilidades de obtener un producto contaminado. De hecho, los suplementos proteicos orgánicos tenían niveles más altos de metales pesados, en promedio, que los no orgánicos».

Vaya, estos hallazgos son definitivamente contrarios a lo que a los fabricantes les gustaría que creyéramos.

Finalmente, cuando comiences a ingerir cualquier alimento, te insto a que consumas proteína primero, luego una grasa saludable, seguida de vegetales y/o un carbohidrato. Comer en este orden aumenta la sensación de saciedad, ayuda a equilibrar el azúcar en sangre y la insulina, y alimenta el cerebro.

Carbohidratos

El consumo de carbohidratos es un tema candente. ¿Deberías comer carbohidratos? ¿Deberías comer pocos carbohidratos? ¿Qué pasa si suprimimos los carbohidratos?

Grandes preguntas. Pero primero, ¿qué es exactamente un «carbohidrato»? *Carb* es una expresión abreviada de carbohidrato. Los carbohidratos dietéticos se dividen en tres categorías principales:

Azúcares: están compuestos por moléculas simples o dobles de azúcar, e incluyen glucosa, fructosa, galactosa y sacarosa.

Almidones: están constituidos por múltiples cantidades de moléculas de azúcar, que eventualmente se descomponen en glucosa durante la digestión.

Fibra: es la porción no digerible de las plantas que puede reducir la absorción de glucosa y grasa, ayudar a controlar el peso y alimentar a las bacterias intestinales saludables para promover un microbioma sano.

Los carbohidratos a veces se denominan «simples» *versus* «complejos» o «integrales» *versus* «refinados». Los azúcares simples son los que se encuentran en el azúcar de mesa, las mermeladas, los dulces, los jarabes y los alimentos procesados, mientras que el «carbohidratos complejos» es simplemente otro nombre para los almidones.

Una distinción más útil es entre carbohidratos integrales y carbohidratos refinados. Los carbohidratos integrales no están procesados y no han sido refinados de ninguna manera y contienen la fibra que se encuentra de manera natural en los alimentos. Los carbohidratos refinados se han procesado, con la fibra natural y otros nutrientes eliminados o cambiados. Los ejemplos de carbohidratos integrales incluyen: verduras sin almidón y carbohidratos con almidón como la quinoa, las legumbres, las calabazas de invierno, las patatas, los boniatos y los cereales integrales. Estos carbohidratos tienen un alto contenido en nutrientes, como vitaminas y minerales, que el organismo necesita para funcionar de manera óptima. También son ricos en fibra. La fibra nos mantiene llenas, además de ayudar con el exceso de estrógenos dañinos del organismo, para un mejor equilibrio hormonal.

Los carbohidratos refinados son principalmente los alimentos azucarados que he mencionado antes, pero también incluyen el pan blanco y cualquier alimento elaborado con harina blanca. Altos en calorías y bajos en nutrientes, estos alimentos conducen a la rigidez metabólica, aumentan la inflamación, provocan antojos, alteran negativamente nuestras bacterias intestinales, elevan el azúcar en sangre y causan otros problemas.

La calidad de los alimentos es imperativa, especialmente cuando se está en ayuno intermitente. Deseas asegurarte de que, en tu ventana de alimentación, estés disfrutando de los alimentos más nutritivos posibles, incluidos los carbohidratos.

¿Quién debería centrarse en consumir alimentos bajos en carbohidratos?

Hay poca o ninguna definición clara acerca de «bajo en carbohidratos». Por ejemplo, si eres alguien que normalmente consume la dieta estadounidense estándar (SAD), podrías estar consumiendo 300 gramos al día de carbohidratos. Entonces, si reduces los carbohidratos por debajo de eso, tu ingesta personal de carbohidratos podría considerarse baja en carbohidratos. «Bajo en carbohidratos» es bastante bioindividual y, por esa razón, generalmente me mantengo alejada de esa definición.

Dicho esto, aquí hay tres ejemplos de cómo se ve a menudo la dieta baja en carbohidratos:

Cetogénica: menos de 30 gramos al día.
Baja en carbohidratos: menos de 50 gramos al día.
Liberal: 150 gramos al día (si estás en este nivel, concéntrate en comer menos carbohidratos).

Bajo ciertas condiciones, un plan de alimentación bajo en carbohidratos complementa el ayuno intermitente. Considero que una dieta baja en carbohidratos es aquella en la que comes 50 gramos de carbohidratos al día o menos. Considera optar por una dieta baja en carbohidratos si:

Tienes una cantidad significativa de peso que perder: un plan bajo en carbohidratos ayuda al organismo a quemar sus reservas de grasa para obtener energía en lugar de carbohidratos almacenados. El resultado neto es la pérdida de peso. Así como el ayuno intermitente ayuda al organismo a pasar a un modo de quema de grasa, una dieta baja en carbohidratos promueve la flexibilidad metabólica, ayudando al organismo a pasar de quemar carbohidratos a quemar grasa.

Eres resistente a la insulina: una dieta baja en carbohidratos combinada con un ayuno intermitente hace que tu organismo reduzca los niveles de insulina, lo que previene la resistencia a la insulina.

Eres resistente a la leptina: cuando comes en exceso, tus niveles de leptina son crónicamente altos y tu cerebro no reconoce la señal de «Estoy llena». Eso es la resistencia a la leptina. Sin embargo, se puede superar con una dieta baja en carbohidratos. Pierdes peso, tus niveles de leptina disminuyen en respuesta a ello y tus células ya no son resistentes a la leptina.

Eres metabólicamente inflexible: una dieta baja en carbohidratos empuja al organismo a quemar grasa como fuente de combustible y puede ayudar a corregir esta condición.

Precauciones: para algunas mujeres, las dietas bajas en carbohidratos cuando siguen a largo plazo pueden afectar potencialmente a la función tiroidea. Las hormonas femeninas, especialmente los estrógenos y la progesterona, pueden ser fundamentales para procesar los carbohidratos de manera eficiente o hacer que se almacene más grasa. Un poco de experimentación en términos de cuántos carbohidratos puedes comer diariamente es fundamental porque todas somos diferentes.

Además, como puede ser extremadamente restrictiva, la dieta baja en carbohidratos se realiza mejor durante un período corto (no más de unas pocas semanas) o de forma cíclica (intermitente). Aquí es donde entra en juego el ciclo de carbohidratos.

Ciclo de carbohidratos

El ciclo de carbohidratos es un enfoque dietético avanzado que utilizo, en el que alternas una mayor ingesta de carbohidratos con una menor ingesta de carbohidratos diaria, semanal o mensualmente. Tiene muchos beneficios. Ciclo de carbohidratos:

- Regula la leptina y la grelina para un mejor control del apetito.
- Equilibra la insulina con mayor eficacia y mejora la sensibilidad a la insulina.
- Promueve la flexibilidad metabólica.
- Ayuda en la conversión de la hormona tiroidea inactiva T4 a la forma activa T3, ayudando así a tu metabolismo.
- Potencia la quema de grasas.
- Ayuda a romper las mesetas de pérdida de peso, en las que ésta se ha estancado.
- Reabastece el glucógeno muscular, que puede agotarse con una dieta baja en carbohidratos y ejercicio.
- Potencia tu rendimiento físico y deportivo.
- Brinda flexibilidad en la selección de alimentos y te permite disfrutar de los carbohidratos y aprovecharlos para obtener sus beneficios.
- Crea variedad y le recuerda al organismo que no se está muriendo de hambre (especialmente en los días altos en carbohidratos).

Con una mayor cantidad de carbohidratos, hasta el 50 % de tu ingesta diaria sería de carbohidratos de calidad, especialmente en los días en que haces ejercicio con intensidad o levantas pesas. En mis días altos en carbohidratos, consumo más carbohidratos saludables y menos grasas, pero mantengo mi ingesta de proteínas más o menos igual.

Por el contrario, un día bajo en carbohidratos sería un día en el que no haces ejercicio tan intensamente o tal vez no haces pilates o yoga. Tu ingesta de carbohidratos sería de alrededor del 25 % de tu ingesta calórica diaria. El propósito de un ciclo bajo en carbohidratos es aumentar la pérdida de grasa mediante la reducción de los niveles de insulina y ayudar al organismo a aprovechar las reservas de grasa para obtener energía. En mis días bajos en carbohidratos, reduzco los carbohidratos y aumento las grasas saludables, pero mantengo la proteína más o menos igual.

El ciclo de carbohidratos es una parte del plan en la fase de optimización y una herramienta para utilizar a largo plazo para el mantenimiento.

Utiliza un glucómetro

No me suscribo a una «filosofía de carbohidratos de talla única» en lo que respecta al ayuno intermitente. En su lugar, recomiendo usar un dispositivo llamado monitor continuo de glucosa (MCG) o glucómetro para verificar tus niveles de glucosa y cómo responden al ayuno, a tu dieta y a tu programa de ejercicios. Utilizo el monitor y la aplicación MCG de Nutrisense. Es fácil y se aplica sin dolor. También puedes emplear un glucómetro para la sangre, pero generalmente requieren pinchazos en los dedos.

Con independencia del sistema que utilices, verifica tu nivel matutino en ayunas, que debería ser de 80 a 95 mg/dL o menos. También puedes probar antes de comer y luego treinta y sesenta minutos después. En general, deseas mantener tus niveles de glucosa en el rango de 80 a 90 mg/dL. Importante: si tu nivel de azúcar en sangre aumenta más de 30 puntos después de una comida, puede ser una señal de que esa comida tenía demasiados carbohidratos. La próxima vez comprueba y controla los carbohidratos.

Lo que estás tratando de lograr es la estabilidad general. Si constantemente ves picos de más de 100, especialmente después de una comida, puede ser una señal de que has consumido demasiados carbohidratos. Los números por encima de 100 están muy influenciados por lo que comes, el estrés, la falta de sueño y las enfermedades, entre otros factores.

Si tu número aumenta a 140 después de una comida, puede ser un signo de resistencia a la insulina, intolerancias alimentarias, etc. Reduce la cantidad de carbohidratos y agrega más grasa, como un aguacate extra o aceite de coco.

Los dispositivos MCG no sólo monitorizan el nivel de azúcar en sangre, sino también las señales de hambre. Aquí hay algunas pautas para ayudarte al respecto:

Controla tu nivel de azúcar en sangre cuando tengas hambre y realiza un seguimiento durante tres días. Registra las lecturas y promédialas. El promedio es tu «punto de activación». Después del período de seguimiento de tres días, verifica tu nivel de azúcar en sangre para comprobar si estás en su punto de activación.

Si estás en ese punto, come; eso significa que tu depósito de combustible está vacío. Si no es así, todavía tienes energía para quemar y tu depósito todavía está lleno. Evita romper tu ayuno o comer tu próxima comida.

Debido a que la glucosa es un combustible tan volátil y hasta el punto de que flota encima de toda la grasa en tu organismo, medir el nivel de azúcar en sangre cuando te despiertas o antes de comer es una excelente manera de asegurarte de que no te estás sobrecargando crónicamente (ya sea de grasa o de carbohidratos).

El nivel de glucosa en sangre antes de las comidas se correlaciona en gran medida con el nivel de glucosa en sangre al despertar. En lugar de preocuparte por el aumento de la glucosa en sangre después de comer, controlar la glucosa en sangre antes de comer es mucho más útil si deseas perder grasa y recuperar la salud.

Además, controla el nivel de azúcar en sangre después de la comida. Si sube menos de 30 puntos, tu combinación de proteínas/grasas y carbohidratos es buena. Si sube más de 30 puntos, había demasiados carbohidratos (cantidad) y necesitas ajustarlos la próxima vez. O bien evita ese carbohidrato en particular y sustitúyelo por una mejor opción, como boniato, calabaza de invierno, judías o legumbres.

Si tu nivel de azúcar en sangre aumenta regularmente en más de 1,6 mmol/L (o 30 mg/dL) después de las comidas, es probable que estés comiendo cantidades excesivas de carbohidratos refinados y procesados y necesites ajustar el límite de carbohidratos.

Si tienes la menstruación, un momento ideal para consumir más carbohidratos es durante la fase lútea, especialmente en los cinco a siete días anteriores a tu ciclo menstrual. En este momento, eres más resistente a la insulina y debes ser estratégica con respecto a los tipos de carbohidratos que consumes. Sin embargo, esto no significa porciones excesivas de carbohidratos, sólo la integración de una o dos porciones diarias adicionales que sumen hasta 30 gramos de carbohidratos de calidad en una porción. Los ejemplos que utilizo a menudo son ⅓ de taza de boniato u otro tubérculo, ⅓ de taza de calabaza de invierno o ⅓ de taza de judías o lentejas.

Considerándolo todo, los carbohidratos no son los «chicos malos» en la nutrición, y definitivamente puedes incluirlos en la dieta. Para muchas personas es difícil seguir una dieta baja en carbohidratos o sin carbohidratos a largo plazo. Es mejor aprender a disfrutar de los carbohidratos en un estilo de vida sostenible y duradero que también cumpla con tus objetivos de peso y masa corporal. Elige de manera concienzuda e investiga a fondo qué es lo mejor para tu organismo.

Grasas

Las grasas se clasifican según su «saturación», un término que se refiere al número de átomos de hidrógeno en sus cadenas de ácidos grasos. Cuando un ácido graso lleva el máximo de átomos de hidrógeno, se dice que está «saturado». Cuanto más saturada es una grasa, más sólida es a temperatura ambiente. Los ejemplos de grasas saturadas incluyen las que se encuentran en la carne de vacuno, los productos lácteos, la mantequilla y algunos vegetales como el coco.

Si hay uno o más lugares en la cadena donde faltan átomos de hidrógeno, el ácido graso está insaturado. Un ácido graso con un solo punto de insaturación se denomina «grasa monoinsaturada». Algunos ejemplos son el aceite de oliva, las aceitunas, el aguacate, las nueces y las semillas. Una «grasa poliinsaturada» es aquella que tiene dos o más puntos de insaturación, e incluye muchos aceites vegetales. Los ácidos grasos omega-3 del pescado son grasas poliinsaturadas.

Nuestros organismos necesitan grasas como combustible y para la salud de los órganos, incluidos el cerebro y el corazón. Las grasas:

- Proporcionan ácidos grasos esenciales, sustancias similares a las vitaminas que tienen un efecto protector en el organismo.
- Ayudan a transportar y distribuir las vitaminas liposolubles (A, D, E y K).
- Forman membranas celulares.

- Aíslan y protegen el organismo.
- Apoyan el crecimiento y el desarrollo.
- Proporcionan energía.
- Regulan la leptina para que pueda decirle al cerebro que estás saciada.
- Realzan el sabor de los alimentos.

Equilibrio entre grasas y hormonas

Las grasas son necesarias para la producción y regulación de hormonas. Si bien la mayoría de las hormonas son secretadas por las glándulas, algunas también se producen en el tejido graso. Los estrógenos son un ejemplo.

El colesterol también juega un papel clave cuando se trata de nuestras hormonas sexuales. El organismo no puede producir estrógeno, progesterona y testosterona sin colesterol. Una de las formas en que el organismo fabrica colesterol es a partir de la grasa de la alimentación. Sí, muchas personas temen al colesterol alto, pero el colesterol bajo puede crear muchos problemas de salud, incluido el deterioro cognitivo y los desequilibrios hormonales. Todo se reduce a comer los tipos correctos de grasa, lo que yo llamo «grasas saludables».

Los tipos de grasas más saludables que puedes consumir para el equilibrio hormonal son los ácidos grasos omega-3 del pescado graso, las semillas de lino y las semillas de chía, aguacate, aceite de coco, aceite de oliva, nueces y mantequillas de nueces. Los huevos orgánicos de gallinas criadas en libertad también son una excelente fuente de grasas saludables.

Cuento las grasas saturadas como grasas saludables, las que provienen de alimentos magros alimentados con pasto y no de alimentos procesados, porque apoyan la producción de hormonas sexuales. Es cierto que comer grasas saturadas puede aumentar el colesterol LDL no saludable, pero este incremento suele ir acompañado de aumentos en el colesterol HDL bueno y disminución de los triglicéridos. Un culpable más serio en este aspecto son los alimentos altamente procesados, como los refrescos, el arroz blanco, los productos de harina refinada, los cereales azucarados, los dulces y los *snacks*. Se ha descubierto que aumentan el colesterol LDL. Así que la moderación es la clave.

Algunas grasas saturadas, como las que se encuentran en el aceite de coco, en realidad ayudan al organismo a quemar grasa.

No te fijes en macronutrientes o micronutrientes individuales como la solución a un problema de salud o a una enfermedad. En su lugar, ten en cuenta la calidad de los nutrientes de toda tu dieta. En otras palabras, contempla la dieta de manera integral y concéntrate en desarrollar patrones de alimentación saludables.

Sin embargo, dicho esto, enfatizo que se deben evitar ciertas grasas, a saber, las grasas poliinsaturadas que se encuentran en algunos aceites vegetales, también conocidos como aceites de semillas. Se encuentran en muchos alimentos procesados y tienen un alto contenido en ácidos grasos omega-6, que aumentan los radicales libres y la inflamación en el organismo.

Entre las grasas dañinas en esta categoría se encuentran los aceites de semillas, como los aceites de soja, cacahuete, maíz, colza, semilla de algodón, girasol y cártamo. Aprendí que estos aceites pueden alterar la salud de las membranas celulares y mitocondrias y conservar el daño durante dos años.

La relación macro ideal

Encontrar la proporción correcta de macros puede llevar algún tiempo. Es diferente para todas, especialmente si todavía tienes el período y estás cambiando tu ingesta de carbohidratos según la fase de tu ciclo, o si decides hacer un ciclo de carbohidratos según tu nivel de actividad. Pero, en general, recomiendo una proporción inicial de 50/30/20 (proteínas/grasas/carbohidratos) y ajustar según sea necesario. ¿Cómo sabes si has elegido la proporción correcta para ti? Pregúntate las siguientes cuestiones:

- ¿Cómo está el apetito? Debes sentirte saciada después de cada comida y no tener ganas de picar algo. Tampoco debes tener antojos de dulces.
- ¿Cómo está tu nivel de energía? Debes sentirse estable y restaurada, no agotada, después de cada comida.

- ¿Cómo es tu bienestar mental y emocional? Deberías experimentar un mayor bienestar, buen humor y energía mental después de las comidas. Tus emociones deben ser positivas y tu mente debe estar centrada y clara.

Considera seriamente estas preguntas y escucha a tu cuerpo. Tomemos, por ejemplo, a mi clienta Andrea. Llevaba los cuarenta bastante bien hasta que comenzó a sentir sueño después de las comidas. Poco después, su sueño era interrumpido por sudores nocturnos cada noche. También estaba aumentando de peso alrededor del abdomen.

Las hormonas fluctuantes, así como las hormonas que aumentan en momentos extraños durante el mes, eran la raíz de estos cambios, pero también lo eran sus proporciones macro. Andrea no comía las proporciones correctas para corregir o apoyar estas transiciones hormonales.

Comía demasiados carbohidratos de mala calidad, muy pocas proteínas y no suficientes grasas saludables. Modifiqué su dieta reduciendo sus carbohidratos mientras agregaba algunos carbohidratos saludables y aumentaba su ingesta de proteínas y grasas para que su proporción diaria alcanzara el nivel 50/30/20.

Luego comencé con el ayuno intermitente, y *voilà*, Andrea recuperó su energía física y mental después de las comidas, perdió los molestos kilos alrededor de su cintura y comenzó a sentirse como antes. Pequeños ajustes nutricionales marcaron una gran diferencia.

Los planes de comidas del capítulo 13 te ayudarán con tus proporciones macro, además de mostrarte cómo hacer un ciclo de carbohidratos.

Sigue estos planes y, muy pronto, planificar tus propias comidas de acuerdo con mis recomendaciones será algo natural.

¿Tienes desequilibrio hormonal? ¡El ciclo de las semillas!

He mencionado las semillas en este capítulo, así que quiero hablar de una técnica nutricional fácil y fascinante que hace maravillas para el equilibrio hormonal: el ciclo de las semillas. Es algo que puedes hacer donde sea que estés en tu viaje hormonal. Todo lo que implica es comer diferentes semillas a lo largo del mes, y tiene un gran impacto en cómo te sientes, especialmente si tienes dominancia de estrógenos. Esto es lo que debes hacer en cada punto de tu ciclo:

Días 1 a 14:
Come semillas de lino y semillas de calabaza la primera mitad del ciclo. El día 1 es el primer día de tu período. Una cucharada es todo lo que necesitas (diariamente) para que funcione. Estas semillas particulares ayudan a impulsar la producción de estrógenos.

Las semillas de lino contienen fitoestrógenos, que son similares al estrógenos, y las semillas de calabaza tienen un alto contenido en zinc, que se sabe que ayuda a aliviar los dolores menstruales.

Días 15 a 28:
Disfruta de una combinación de semillas de girasol y semillas de sésamo. De nuevo, una cucharada de cada (diariamente) es todo lo que necesitas. Estas semillas ayudan al desarrollo de progesterona, lo que puede contribuir a aliviar los síntomas del síndrome premenstrual.

Simplemente agrégalas a batidos o ensaladas, o haz tus propios *snacks* energéticos y barritas con estas semillas. (Prueba mi receta de barrita de la página 338).

Ambas semillas tienen un alto contenido en vitamina E, un nutriente que ayuda con el equilibrio hormonal.

Espera sentir una mejoría notable dos o tres meses después de utilizar esta estrategia del «ciclo de las semillas». Es una manera divertida de sentirte mejor sin necesidad de una receta médica, y es un buen ejemplo de cuán saludable es la comida como medicina.

Si ya no tienes la menstruación (no menstrúas), aún puedes beneficiarte de esta estrategia. Simplemente sigue el ciclo lunar. En el primer día de una luna nueva, comenzarías el día 1 del ciclo de la semilla.

Nutrición antiinflamatoria y equilibrio hormonal

Con los macros y los alimentos que recomiendo en mis planes de comidas, seguirás un plan de nutrición antiinflamatorio. Esto es extremadamente importante para tu salud y para tus hormonas.

La inflamación, en sí misma, no es mala. De hecho, es protectora: la reacción del cuerpo a una lesión o enfermedad. Sin embargo, a veces la inflamación se produce de manera crónica y puede causar problemas como desequilibrios hormonales y mala regulación de las hormonas.

La inflamación también es la causa principal de la mayoría de las enfermedades crónicas, incluidas las enfermedades cardíacas, el cáncer, el alzhéimer, los trastornos de la tiroides, las enfermedades digestivas como la enfermedad de Crohn y el síndrome de intestino irritable. ¡Sin mencionar enfermedades autoinmunes como la tiroiditis de Hashimoto, la artritis reumatoide y la fibromialgia!

La dieta es muy responsable de la mayor parte de la inflamación del organismo. Entonces, el primer paso para mantenerte saludable y proteger tu cuerpo es una alimentación antiinflamatoria.

Antes de entrar en alimentos específicos que ayudan a reducir la inflamación, aquí hay una lista de alimentos que están científicamente probados para crear inflamación y que deben evitarse:

Gluten: es una proteína que se encuentra en el trigo, la cebada y el centeno, y que puede provocar un ataque inmunológico contra las propias células del organismo, también conocido como autoinmunidad. Esto puede causar «hiperpermeabilidad del intestino delgado», también conocida como «intestino permeable», en el que los espacios en las paredes intestinales permiten que las bacterias y otras toxinas pasen al torrente sanguíneo, lo que desencadena una cascada autoinmune adicional en otras áreas del cuerpo.

Implicado en los trastornos de la tiroides, el gluten puede agravar la enfermedad de Hashimoto al inflamar la glándula tiroides. El problema se conoce como «mimetismo molecular». Básicamente significa que el sistema inmunológico de tu organismo está atacando no sólo al gluten, sino también a tu propio tejido.

Azúcar refinado: se refiere al azúcar que ha sido despojado de fuentes vegetales y, por lo tanto, desprovisto del contexto de los nutrientes de las plantas. El azúcar de mesa y el jarabe de maíz con alto contenido en fructosa (en refrescos y otros alimentos procesados) son dos ejemplos notables, pero hay otros que se añaden a los alimentos.

Estos azúcares elevan los niveles de glucosa en sangre, lo que a su vez aumenta la respuesta de la insulina, y pueden almacenarse como grasa si tu organismo ha excedido los sitios de almacenamiento de azúcar en exceso en el hígado y los músculos esqueléticos.

Hay muchos riesgos para la salud relacionados con el consumo excesivo de azúcar: enfermedades cardíacas, diabetes, cáncer, depresión, envejecimiento tanto de las células como de la piel, inflexibilidad metabólica y aumento de peso.

Y, por supuesto, cuanto más azúcar ingieres, más debes procesar, y eso requiere más insulina, lo que posiblemente provoque resistencia a la insulina. Los problemas con la resistencia a la insulina y la regulación del azúcar en sangre pueden causar desequilibrios en las hormonas reproductivas clave, incluidas los estrógenos, la testosterona, la LH y la FSH.

Una parte significativa de la razón de este daño generalizado a la salud tiene que ver con la inflamación. El azúcar es muy inflamatorio.

Una revisión de 2018 publicada en la revista *Nutrients* vinculó el consumo de más azúcar en la dieta, especialmente de bebidas azucaradas, a la inflamación crónica. Las personas con dietas altas en azúcar tenían más marcadores inflamatorios en la sangre, incluido un marcador llamado «proteína C reactiva».

Nombres que recibe el azúcar en las etiquetas de los alimentos

- Azúcar de Barbados (también llamado azúcar mascabado).
- Azúcar turbinado.
- Malta de cebada y jarabe de malta de cebada.
- Azúcar de remolacha.
- Azúcar moreno.
- Jugo de caña y cristales de jugo de caña (a veces llamado «jugo de caña deshidratado» o «evaporado»).
- Azúcar de caña.
- Caramelo.
- Jarabe de algarroba.
- Azúcar de coco (o azúcar de coco/palma).
- Azúcar de repostería (o azúcar en polvo/glas).
- Edulcorante/jarabe de maíz y sólidos de jarabe de maíz.
- D-ribosa.
- Azúcar de dátiles.
- Azúcar demerara.
- Dextrina.
- Dextrosa.
- Fructosa y fructosa cristalina.
- Jugo de frutas y concentrado de jugo de frutas.
- Galactosa.
- Glucosa y sólidos de glucosa.
- Azúcar blanquilla.
- Azúcar de uva.
- Jarabe de maíz de alta fructosa (JMAF).
- Miel.
- Almidón hidrolizado.
- Azúcar invertido (o azúcar invertido líquido).
- Jarabe de malta.
- Maltodextrina.
- Maltol.

- Maltosa.
- Manosa.
- Néctar de agave.
- Jarabe de arce.
- Melaza.
- Azúcar crudo.
- Sirope de refinadores.
- Sirope de arroz (o sirope de arroz integral).
- Sacarosa.
- Jarabe de sorgo.
- Sirope de boniato.
- Sorgo dulce.
- Jarabe de tapioca.
- Melaza.

Lácteos: el propósito de la leche es hacer que los terneros aumenten de peso rápidamente. Y como no somos vacas bebés, ni siquiera bebés, nuestros cuerpos no requieren leche. Contrariamente a la creencia y a los anuncios populares, no necesariamente se fortalecen los huesos a partir del calcio que contienen la leche y otros productos lácteos. Puedes obtener calcio de muchos alimentos vegetales. De hecho, la leche de vaca es un alimento altamente inflamatorio para la mayoría de las personas. El procesamiento por el que pasa, en especial para obtener leche desnatada, no la hace más nutritiva, sólo más inflamatoria. Además, muchos productos lácteos contienen una proteína llamada proteína de caseína A1, que ahora se cree que crea varios problemas digestivos y de salud.

Aceites de semillas: en promedio, los estadounidenses, por ejemplo, obtienen el 80 % de sus calorías de grasa de los aceites de semillas. Estos incluyen los aceites de colza, maíz, semilla de algodón, semilla de uva, salvado de arroz, cártamo, soja y girasol. El aceite de soja, en particular, es el aceite más consumido en Estados Unidos. Todos estos aceites tienen un alto contenido en ácidos grasos omega-6 inestables que se descomponen en toxinas cuando se cocina con ellos.

En la antigüedad, los humanos obtenían ácidos grasos omega-3 y omega-6 en una cierta proporción que se ha estimado que era de aproximadamente 1:1. Sin embargo, en el último siglo más o menos, esta proporción ha cambiado drásticamente debido a la dieta occidental, y puede ser tan alta como 20:1 (ácidos grasos omega-6 a ácidos grasos omega-3). Demasiados ácidos grasos omega-6 en relación con los omega-3 contribuyen a la inflamación crónica, que daña el revestimiento de los vasos sanguíneos, lo que afecta a la circulación general, al flujo sanguíneo al cerebro y aumenta el riesgo de enfermedades cardíacas y diabetes. Los ácidos grasos en los aceites de semillas también generan una gran cantidad de radicales libres, moléculas caóticas que dañan las células.

Hay otros problemas con los aceites de semillas. Su consumo excesivo interrumpe el metabolismo y crea trastornos metabólicos como la diabetes tipo 2. A una cierta concentración, estos ácidos grasos cierran la capacidad de las mitocondrias para generar energía. Para sobrevivir, se ven obligadas a extraer más azúcar del torrente sanguíneo, lo que reduce en gran medida el nivel de azúcar en sangre. Cuando el nivel de azúcar en sangre baja, se tiene hipoglucemia (bajo nivel de azúcar en sangre) y fuertes antojos de azúcar. ¡Así que una dieta rica en aceites de semillas puede hacer que te enganches al azúcar y a los carbohidratos procesados!

La manera más fácil de evitar estos problemas es no consumir aceites de semillas. Además, lee bien las etiquetas, porque los aceites de semillas aparecen en muchos alimentos procesados. Limítate a las grasas saludables de las que hablo a lo largo de este libro y contribuirás en gran medida a prevenir los problemas de salud causados por los aceites de semillas.

Aditivos químicos para alimentos: la mayoría de los alimentos procesados están mezclados con productos químicos, «aditivos», diseñados para preservar la vida útil, agregar color o sabor artificial, espesar los alimentos, manipular el sabor o alterar los alimentos de alguna manera. Muchos de estos aditivos alteran las bacterias del intestino, creando un entorno favorable para las enfermedades graves. Nuestros organismos tienen defensas incorporadas contra las bacterias dañinas, pero los aditivos alimentarios creados químicamente superan estas salvaguardias. Normalmente, la mucosa que reviste el intestino protege a los intestinos contra las bacterias dañinas, pero los aditivos transportan sigilosamente bacterias dañinas a través del revestimiento intestinal, alterando de manera negativa el ambiente intestinal. Si estos cambios son severos, puede aparecer la inflamación. Puede crear intestino permeable, trastorno del intestino irritable (EII) e incluso cáncer colorrectal.

Así que, naturalmente, querrás evitar los alimentos que tienen propiedades que producen inflamación, ya que pueden causar un daño generalizado al organismo.

Seleccionar alimentos antiinflamatorios

Por suerte, hay más alimentos antiinflamatorios entre los que elegir que los que crean inflamación.

Frutas y verduras

Es difícil decir lo suficiente sobre los poderes antiinflamatorios de este amplio grupo de alimentos. Cualquiera que comas seguramente tendrá un impacto en la prevención de la inflamación, aunque, según la investigación, queremos esforzarnos por obtener opciones de pigmentación brillante. Algunos con potencial conocido incluyen verduras de hojas verdes oscuras como las espinacas, la col rizada, las cuales son bajas en carbohidratos y contienen una variedad de vitaminas y minerales que protegen contra el daño celular. Las verduras verdes también contienen compuestos vegetales naturales llamados «isoflavonoides», que ayudan al hígado a excretar rápidamente el exceso de estrógeno nocivo. Además, todas las crucíferas tienen una importante actividad antioxidante para combatir la inflamación. Las bayas son las superestrellas del mundo de las frutas debido a su alta concentración en antioxidantes, especialmente vitamina C, un combatiente general de la inflamación. Las bayas también pueden ayudar al organismo a producir más serotonina.

Cereales integrales

Ciertos cereales integrales se consideran antiinflamatorios porque en realidad reducen los niveles de proteína C reactiva en sangre (un marcador de inflamación). Lo mejor es elegir variedades sin gluten, como el arroz integral, la quinoa, el amaranto, el trigo sarraceno, el mijo, el *teff*, el sorgo y la avena certificada sin gluten, pero ingiérelos en pequeñas cantidades, en especial si tienes más de cuarenta años. Con la edad, el organismo no procesa bien los cereales.

Yo, personalmente, como sin cereales tanto como sea posible. Los cereales y mi sistema digestivo no son muy amigos. Creo que tiene mucho que ver con las generaciones de cereales genéticamente modificados que tenemos disponibles en el mercado estadounidense. La mayor parte de mi ingesta de carbohidratos proviene de verduras y frutas.

Grasas saludables

Por favor, no tengas miedo de todas las grasas. El miedo a las grasas es un viejo dogma que necesita ser erradicado. Las grasas saludables son esenciales para la función celular adecuada y la absorción de vitaminas. Se pueden encontrar en semillas, especialmente en las nueces, que están repletas de omega-3 y de nutrientes como manganeso, cobre y magnesio, que ayudan a reparar el daño causado por la inflamación.

El aceite de oliva es una grasa saludable fantástica, y muchas investigaciones muestran que las personas que consumen aceite de oliva con regularidad tienen menos cáncer y enfermedades cardíacas. Los científicos de Harvard descubrieron que las mujeres en Grecia que consumían aceite de oliva más de una vez al día tenían tasas de cáncer de mama un 25 % más bajas que las mujeres que consumían ese aceite con menos frecuencia. Se cree que el poder curativo del aceite de oliva proviene de su contenido en grasas monoinsaturadas. Ayuda a reducir la inflamación. Compra aceite de oliva virgen extra orgánico prensado en frío para obtener mejores resultados.

Los aguacates también protegen contra la inflamación. Gran parte de la grasa de los aguacates también es monoinsaturada y, por lo tanto, protege la salud. Este alimento es muy rico en glutatión, el «maestro antioxidante» con un formidable poder para destruir los radicales libres. También evita que las toxinas dañen.

El aceite de coco también es una excelente opción. Sustituir 2 cucharadas de este aceite por otras grasas que normalmente comes puede ayudarte a reducir un 60 % más de grasa abdominal cada mes, informó el *American Journal of Clinical Nutrition*.

Muchos tipos de aceite de coco contienen triglicéridos de cadena media, un tipo de ácido graso que estimula al hígado a quemar la grasa abdominal almacenada para obtener energía. La mejor forma de aceite coco es la que contiene «C-8», un ácido graso que quema grasa, aumenta la energía, mejora la función cerebral, mejora el microbioma, regula el apetito y apoya el metabolismo.

Otro ácido graso en el aceite de coco, el ácido láurico, tiene propiedades antiinflamatorias.

Pescados grasos y mariscos

Ingiere salmón salvaje de Alaska, sardinas, atún y caballa ricos en omega-3 varias veces a la semana por sus beneficios antiinflamatorios y saludables para el corazón. Incluir alrededor de 350 gramos de mariscos en tu dieta semanal puede ayudar a reducir la rigidez y los dolores (causados por la inflamación) en las articulaciones y en los tendones hasta en un 55 %, según muestran las investigaciones. Estas grasas no deben confundirse con los ácidos grasos omega-6, como he descrito antes. La proporción de grasas omega-6 a grasas omega-3 en la dieta debe ser de 1:1, si se observa a los cazadores-recolectores tradicionales. La mayoría de los estadounidenses, por ejemplo, consumen demasiadas grasas omega-6 y no consumen suficientes grasas omega-3. La relación estándar de la dieta americana es 20:1 (omega-6/omega-3). Incluye más grasas omega-3 en la dieta y contribuirás a mantener las grasas omega-6 en un mejor equilibrio.

Hongos asiáticos cocinados

Los hongos asiáticos, especialmente los *shiitake*, contienen sustancias que aumentan la inmunidad y desalientan la inflamación. Una revisión de 2018 de las propiedades antiinflamatorias de los hongos comestibles concluyó: «Informes recientes indican que los extractos de hongos comestibles exhiben beneficios terapéuticos favorables y que promueven la salud, particularmente en relación con las enfermedades asociadas a la inflamación. Con toda certeza, los hongos comestibles pueden denominarse "superalimentos" y se recomiendan como un componente valioso de la dieta diaria».

Hierbas y especias

La cúrcuma, en particular, es conocida por sus propiedades antiinflamatorias. Esta especia de color naranja intenso es popular en la cocina india y del sudeste asiático, y contiene un poderoso compuesto llamado curcumina, cuyo efecto antiinflamatorio se dice que rivaliza con el de Motrin y otros medicamentos antiinflamatorios. El ajo, el jengibre y la canela son otras especias poderosas que entran en esta categoría. Bloquean la formación de inflamación dañina en las arterias.

Individualiza tus elecciones

En cualquier plan de alimentación saludable, incluido uno diseñado para tratar la inflamación, apunta a la variedad. Incluye tantos alimentos integrales como sea posible y come siempre una gran cantidad de frutas y verduras.

No todos estos alimentos pueden ser adecuados para ti. Yo soy un buen ejemplo, y he tenido experiencia de primera mano con este problema. Después de un viaje a Hawái con mi esposo en 2019, volví a casa retorciéndome por culpa del peor dolor abdominal de mi vida. Sufrí una apendicitis, inflamación en todo el colon, obstrucción del intestino delgado, abscesos en el peritoneo (cavidad abdominal) y una fístula (un túnel anormal entre el apéndice y el ciego). Un verdadero desastre. Tuve que esperar seis semanas para someterme a una cirugía para extirparme el apéndice porque había estado gravemente enferma.

Después de salir del hospital, el médico me recomendó una dieta «baja en residuos». Por lo general, esta dieta implica comer alimentos altamente procesados, el tipo de alimentos que realmente no como y que no recomiendo a mis clientas. Los únicos alimentos saludables incluidos en esta forma sugerida de comer eran las carnes bien cocidas (piensa en la carne guisada y asada) y las verduras hervidas. Así que en eso me enfoqué. Comer de esta manera le dio tiempo a mi sistema digestivo para sanar y me permitió consumir alimentos ricos en nutrientes sin mucha dificultad. Echaba de menos otros alimentos, pero lentamente me adapté. Adopté un estilo de vida de tipo carnívoro (sobre todo carnes) durante los primeros nueve meses fuera del hospital, pero estaba agradecida de comenzar a aumentar poco a poco otros alimentos durante el siguiente año.

Lo que descubrí fue que mi intestino era muy sensible a los alimentos que antes me encantaba comer: nueces, semillas y frutas. También advertí que era muy sensible a las verduras de hoja verde, así que tuve que eliminarlas. Estos alimentos, junto con las nueces, contienen oxalatos, que pueden unirse a los minerales en el intestino y evitar que el organismo los absorba. Los alimentos ricos en oxalato también pueden aumentar el riesgo de cálculos renales en personas susceptibles. Pero no todo el mundo tiene un problema con los oxalatos.

En el futuro, pude apegarme a mi práctica previa a la cirugía de evitar el gluten, los cereales y los productos lácteos. Y todavía podía comer huevos, carne de vacuno, cerdo, bisonte, pescado y aves. Todas estas estrategias funcionaron, y así es como era mi alimentación día a día. Después de un año, logré recuperar la mayor parte del peso que perdí durante mi hospitalización de trece días. También duermo bien y tengo mucha energía. La cuestión es que es posible que debas modificar algunas de estas recomendaciones en función de tu propia bioindividualidad única.

Aunque todos los alimentos enumerados con anterioridad son técnicamente antiinflamatorios, si padeces de un intestino permeable u otros problemas y no te han realizado una prueba de sensibilidad a los alimentos, es posible que experimentes inflamación incluso por algo tan sublime como un aguacate. Te insto a que hagas tu propia investigación personal, mantén un diario de alimentos y prueba una dieta de eliminación si tienes síntomas de inflamación crónica que no parecen disminuir.

Creo en las pruebas sustanciales y uso el análisis de sangre de la prueba de liberación de mediadores (MRT) para mis clientas para determinar la sensibilidad a los alimentos. Compruebo la respuesta (o falta de respuesta) de su sistema inmunitario a 150 alimentos y productos químicos. También utilizo la GI-MAP (prueba de heces basada en ADN) y la DUTCH (prueba de hormonas en saliva y orina seca).

La cuestión importante acerca de la dieta también es obtener los macronutrientes adecuados (proteínas, grasas y carbohidratos) en el tiempo de tus ventanas de ayuno y alimentación. Aprenderás cómo hacerlo cuando lleguemos a mi plan AI:45 en la tercera parte de este libro.

Para más información acerca de capítulo, visita
https://cynthiathurlow.com/references

Capítulo 7

Cómo complementar durante el ayuno

Mientras realizas el ayuno intermitente, le estás proporcionando a tu cuerpo un descanso de la comida y todos los beneficios que conlleva: quemas grasas, equilibras tus hormonas, contrarrestas el envejecimiento y obtienes otros grandes beneficios.

Pero ¿qué pasa con los suplementos? ¿Se pueden tomar en ayunas y siguiendo el plan AI:45? La respuesta es sí, pero hay que entender:

¿Qué suplementos se pueden tomar con el estómago vacío?

¿Qué suplementos se deben tomar con la comida?

¿Qué suplementos provocarán un pico de insulina?

¿Qué sustancias pueden acabar con tu ayuno?

¿Cómo encaja la hidratación en el ayuno intermitente?

Comprender cada uno de estos problemas es esencial para obtener los mejores resultados y aprovechar los beneficios intrínsecos del ayuno intermitente.

Toma a mi paciente Sally, por ejemplo. Había utilizado el ayuno intermitente como estrategia durante unos seis meses, pero no veía resultados. Hasta que echamos un vistazo cuidadoso a sus hábitos de ayuno, no descubrimos por qué.

Por un lado, Sally tomaba cafés grasos y azucarados todos los días durante su período de ayuno. «Introducía» chicles, dulces e incluso ciertos suplementos en los períodos de ayuno, lo cual engañaba a su sistema para que creyera que la comida iba a llegar. En consecuencia, su organismo no quemaba grasas. Y durante su ventana de alimentación, confesó que picaba entre comidas.

Una vez que entendió cómo estas cosas estaban afectando negativamente a sus resultados, cambió sus hábitos y su éxito con el ayuno intermitente se disparó. Su confusión mental desapareció, tenía más energía y pudo volver a ponerse sus vaqueros «ajustados». Aquellos arreglos pequeños y sutiles marcaron una gran diferencia.

Los suplementos tomados correctamente en el plan AI:45 en realidad pueden mejorar los resultados. Entonces, hablemos sobre qué suplementos incluir y cuándo, y también de hidratación y un poco sobre la ciencia que se halla detrás del ayuno y la suplementación.

¡Bebe agua! (con electrolitos)

Mantenerse hidratada durante el ayuno (y durante la alimentación) es absolutamente fundamental. Cada célula de tu organismo necesita agua y cada proceso metabólico la utiliza. Debes hidratarte siempre, porque no hay almacenamiento de respaldo en el organismo para el agua como lo hay para los alimentos.

Además, durante la fase de inducción de mi plan AI:45, reducirás el consumo de carbohidratos. Debido a la diuresis, esto libera mucho líquido de las células, que necesita ser reemplazado. Mantenerte hidratada también ayuda a controlar cualquier posible hambre, mejora la claridad mental y promueve la salud intestinal.

Además, nuestra sensación de sed disminuye con la edad, aumentando el riesgo de deshidratación. Con la deshidratación viene la pérdida de elasticidad en la piel (lo que contribuye a las arrugas y a la flacidez), así que bebe, tengas sed o no.

Trata de consumir hasta litro y medio o dos de agua al día, complementada con electrolitos (consulta la página 108), que, entre otras funciones, te ayudan a mantenerte hidratada.

Entonces, ¡hidrátate siempre, durante el ayuno o no!

Disfruta de otros líquidos beneficiosos

También puedes tomar café e infusiones. Si te gusta el café, es una bebida muy beneficiosa para tomarla en ayunas, especialmente por la mañana. Induce la autofagia y beneficia el metabolismo celular. También puede estimular tu metabolismo, mejorar la quema de grasa y proteger tus células cerebrales.

Además, el café es un supresor del apetito. Contiene antioxidantes vegetales llamados «ácidos clorogénicos» que pueden ayudar a reducir el hambre. La cafeína del café hará lo mismo debido al impulso del metabolismo que proporciona. El café también contiene PYY (péptido tirosina tirosina), una hormona que puede suprimir el hambre. Se libera en las células sanguíneas en el revestimiento del intestino delgado y el colon y, en esencia, te ayuda a sentirte llena y saciada. Pero ¿y si eres sensible a la cafeína? También puedes controlar el hambre y suprimir el apetito con café descafeinado. De hecho, para controlar el apetito, un estudio encontró que el café descafeinado era más eficaz que el que contiene cafeína porque provocaba un aumento más pronunciado del PYY. Sin embargo, ten cuidado con la cantidad. Algunas personas, debido a la bioindividualidad, son sensibles a él.

El exceso de café puede aumentar tanto el cortisol como el azúcar en sangre, por ejemplo. Además, también podrías ingerir micotoxinas, toxinas producidas por hongos que se encuentran en la mayoría del café comercial y otros alimentos, en particular los cereales. Afortunadamente, las micotoxinas son neutralizadas por el hígado siempre que su exposición se mantenga baja. Y aunque sus niveles están muy por debajo de los límites de seguridad y son demasiado bajos para tener una importancia práctica, una sobredosis de café podría ser un problema. La exposición excesiva a las micotoxinas puede ser dañina para el cerebro y los riñones al causar inflamación y suprimir el sistema inmunológico.

En cuanto al té verde o negro, también estimulan la autofagia, especialmente en el hígado, por su contenido en EGCG (epigallocatequina-3-galato). Se cree que el EGCG, un potente polifenol, reduce la inflamación, ayuda a perder peso y desempeña un papel importante en la prevención de enfermedades cardíacas y cerebrales.

El té en general también es un agente potencial para la longevidad, principalmente porque tiene un alto contenido en antioxidantes, que desactivan los ataques de los radicales libres, frustrando el envejecimiento. En un estudio realizado por el Instituto Nacional de Nutrición de Roma, los participantes bebieron un poco más de una taza de té fuerte preparado durante dos minutos con tres cucharaditas de hojas de té negro o verde. Las pruebas revelaron que la actividad antioxidante en la sangre de los bebedores de té se disparó entre un 41 y un 48 % en sólo treinta minutos después de haber bebido el té verde y cincuenta minutos después del té negro.

El poder antioxidante del té ha sido bien documentado en muchos otros estudios de investigación, especialmente cuando se trata de enfermedades cardiovasculares. Los experimentos muestran que el té bloquea la acumulación de placa, reduce el riesgo de accidente cerebrovascular y previene la coagulación sanguínea anormal.

Beber té verde o negro puede incluso detener la propagación del cáncer. Los investigadores de Rutgers descubrieron que las sustancias químicas naturales del té bloqueaban la capacidad de las células de leucemia y tumor hepático para producir ADN, necesario para reproducirse. Por lo tanto, las células cancerosas no podían proliferar y propagar tumores.

El té verde, específicamente, tiene una gran reputación como quemador de grasas, por una buena razón. El EGCG en el té puede mejorar el metabolismo, por un lado. Además, los estudios en animales sugieren que el EGCG puede potenciar los efectos de algunas hormonas que queman grasas, como la norepinefrina. El EGCG bloquea una enzima que descompone la norepinefrina. Cuando se inhibe esta enzima, se secreta más norepinefrina y, por lo tanto, promueve la descomposición de la grasa. De hecho, la cafeína y el EGCG, que se encuentran naturalmente en el té verde, pueden tener un efecto sinérgico para quemar grasas. Las células grasas pueden descomponer más grasa, que se libera en el torrente sanguíneo para quemarla y obtener energía.

Así que sí, ¡disfruta de todo el té que quieras con el plan AI:45!

Otras buenas infusiones para elegir son el té de bergamota, las infusiones de hierbas sin azúcar y la infusión de jengibre. También tienen polifenoles y otros compuestos que estimulan la autofagia. Al igual que con el café, estas infusiones pueden ayudar a estimular el metabolismo y la pérdida de peso. Disfrútalas como parte de tu ayuno intermitente y asegúrate de comprar variedades orgánicas para ayudar a evitar la exposición a toxinas. Pero disfrútalos solos, sin leche, ni crema, ni nata, ni azúcar, ni tampoco edulcorantes artificiales, mientras ayunas.

Durante tu ventana de alimentación, está bien que tomes un poco de leche, crema o azúcar, si así es como prefieres tu bebida y puedes tolerar los lácteos. Pero, en general, es una buena idea evitarlos, especialmente el azúcar y los edulcorantes artificiales.

Ayunos limpios versus ayunos sucios

«Ayuno limpio» y «ayuno sucio» son términos que describen lo que rompe un ayuno intermitente. Con el ayuno limpio, realizas un ayuno intermitente y tomas sólo agua, agua con electrolitos, café solo o té, sin leche, ni crema, ni nata, azúcar o edulcorantes artificiales. Sin embargo, puedes añadir champiñones en polvo. Éstos no romperán tu ayuno. De hecho, ayudan a estimular la autofagia.

Generalmente, el ayuno sucio es cuando consumes alimentos o bebidas, como nata, mantequilla, edulcorantes sin nutrientes o alimentos bajos en calorías durante el período de ayuno y asumes que son beneficiosos. En general, se acepta que consumir alimentos durante la ventana de ayuno romperá un ayuno limpio y potencialmente provocará una respuesta de insulina e interrumpirá la autofagia.

¿Recuerdas a Sally? Había hecho un ayuno sucio y eso detuvo por completo su progreso.

El problema con los edulcorantes artificiales

Una pensaría que los edulcorantes artificiales como la estevia, la sucralosa, el aspartamo y otros estarían bien en ayunas porque no contienen calorías. Pero no, no están bien, especialmente durante el ayuno.

Los edulcorantes artificiales son sustancias químicas sintéticas que estimulan los receptores del sabor dulce en la lengua. La estevia proviene de la planta de estevia, que no es artificial. Sin embargo, debes tener cuidado. Muchas empresas agregan otros edulcorantes, como sacarosa y alcoholes de azúcar, a sus productos de estevia.

Los edulcorantes artificiales se encuentran en todas partes, desde refrescos dietéticos y postres hasta comidas industriales y postres bajos en calorías. Incluso se hallan en artículos que no son alimentos, como la goma de mascar y los dentríficos.

La gran pregunta con los edulcorantes artificiales es: ¿provocarán una respuesta de insulina y, por lo tanto, interrumpirán el ayuno?

A veces, la insulina se libera incluso antes de que el azúcar o los carbohidratos entren en el torrente sanguíneo. Esta respuesta se conoce como «liberación de insulina en fase cefálica». Se desencadena por la vista, el olfato y el sabor de los alimentos, así como por la masticación y la deglución. Entonces, cuando escuchas a alguien decir: «Subo de peso con sólo mirar la comida», ¡hay algo de verdad detrás de esta afirmación!

Recuerda que, si los niveles de azúcar en sangre bajan demasiado, nuestro hígado libera el glucógeno almacenado para estabilizarlo. Esto sucede cuando ayunamos, incluso durante la noche. Hay un par de teorías sobre cómo los edulcorantes artificiales pueden interferir en este proceso:

1. El sabor dulce de los edulcorantes artificiales desencadena la liberación de insulina en fase cefálica, provocando un pequeño aumento en los niveles de insulina.

2. El uso regular de edulcorantes artificiales altera negativamente el equilibrio entre las bacterias intestinales buenas y
las bacterias malas. Esto puede crear resistencia a la insulina,
lo que lleva tanto a un aumento del azúcar en sangre como a
niveles más altos de insulina.

Solo se han realizado unos pocos estudios sobre los edulcorantes artificiales y la respuesta a la insulina. Según lo que se
sabe, probablemente el mayor culpable sea la sucralosa. En un
estudio, diecisiete personas recibieron sucralosa o agua. Poste-
riormente, se sometieron a una prueba de tolerancia a la glucosa. Los que recibieron sucralosa tenían niveles de insulina en la
sangre un 20 % más altos. También eliminaron la insulina de sus
organismos más poco a poco. Se cree que la sucralosa aumenta
los niveles de insulina al activar los receptores en la boca: la liberación de insulina en fase cefálica.

La sacarina puede hacer lo mismo, aunque existen pocos
ensayos en humanos de alta calidad sobre este edulcorante. El
acesulfame-K aumenta la insulina en ratas, pero hasta la fecha
no se han realizado estudios en humanos sobre este efecto. El aspartamo no produce ningún efecto sobre la insulina, pero tiene
muchos otros efectos adversos en el organismo, como dolores
de cabeza, mareos, cambios de humor inexplicables, vómitos y
náuseas y calambres abdominales.

En cuanto a la estevia, no contiene nada que pueda causar una
respuesta de insulina y, técnicamente hablando, no rompe el ayuno. Sin embargo, esto no significa que debas consumirla. Se sabe
que todos los edulcorantes, incluida la estevia, provocan hambre
y antojos de azúcar, dos factores que tratamos de eliminar con el
ayuno intermitente. Su sabor dulce engaña al organismo hacién-
dole creer que obtendrá algunos alimentos azucarados y ricos
en calorías, pero no conseguirá ninguno. Esto impulsa tu apetito,
instiga los antojos y hace que sea más difícil satisfacer tu hambre.

Así que, si estás tratando de controlar el hambre, curar tu
adicción al azúcar y perder peso, una de las estrategias más efectivas es eliminar por completo los edulcorantes artificiales.

¿Quién no debería practicar el ayuno intermitente?

Muchas personas prueban el ayuno intermitente para perder peso, y otras siguen el método para tratar afecciones crónicas, como problemas hormonales, problemas intestinales, claridad mental o problemas en las articulaciones. Pero el ayuno intermitente no es para todas. Algunas personas deberían evitarlo:

- Niños y adolescentes menores de dieciocho años.
- Las personas ancianas.
- Mujeres que están embarazadas o amamantando o tratando de concebir.
- Las personas con una forma grave de diabetes llamada diabetes frágil. O cualquier diabético que no sepa cuándo su nivel de azúcar en sangre es bajo (hipoglucemia).
- Aquellas personas que reciben tratamiento por problemas graves de hígado, riñón, cardiovasculares o pulmonares.
- Personas con antecedentes de trastornos alimentarios (anorexia, bulimia, atracones o una combinación de todos ellos).
- Personas con bajo peso corporal, generalmente diagnosticadas con un índice de masa corporal inferior a 18,5. El IMC se calcula a partir de nuestra altura y peso para darnos una medida general de nuestra grasa corporal. Los Centros para el Control y la Prevención de Enfermedades (CDC) consideran de 18,5 es un peso bajo.
- Atletas femeninas que entrenan para una competición.
- Cualquier persona que haya sido hospitalizada recientemente.
- Cualquiera que esté luchando contra el alcoholismo.
- Cualquier persona que esté sometida a un estrés importante o prolongado, que debe resolverse antes del ayuno.

Electrolitos

Un grupo de sustancias que eliminas de tu cuerpo cuando ayunas, junto con el líquido, son los electrolitos, es decir, minerales como el sodio, el potasio, el magnesio y el cloruro. Al afectar a cada célula de tu organismo, transportan impulsos eléctricos que permiten que las células se comuniquen y realicen funciones básicas. Todos ellos trabajan también juntos. Si no obtienes suficiente sodio, por ejemplo, no puede absorber magnesio. ¡Así que equilibrar los electrolitos es esencial!

Cuando comienzas a ayunar, puedes experimentar efectos secundarios como dolores de cabeza, náuseas, dolores corporales, insomnio y una serie de síntomas comúnmente conocidos como «gripe cetogénica», que generalmente están relacionados con un desequilibrio electrolítico leve y se pueden corregir mediante la suplementación con electrolitos. A continuación te ofrezco una mirada más cercana a estos importantes minerales.

Sodio y potasio

Uno de los electrolitos más importantes es el sodio. En ayunas o con una dieta baja en carbohidratos, puedes perder sodio en la orina. Esto es iniciado por el sistema renina-angiotensina-aldosterona (RAAS), un sistema hormonal que regula la presión arterial y el equilibrio de líquidos.

El RAAC se compone principalmente de tres hormonas: renina, angiotensina II y aldosterona. La renina es una hormona producida en los riñones. Eleva la presión arterial y retiene el sodio. La angiotensina II es una proteína que aumenta la presión arterial, el líquido corporal y el contenido en sodio.

La aldosterona es responsable de mantener el equilibrio sodio-potasio-líquido en sangre. Esta hormona funciona sobre todo preservando el contenido en sodio. Cuando el organismo cree que necesita más sodio, libera aldosterona y pone al cuerpo en modo de «conservación de sodio». Esto obliga a tu organismo a retener más sodio y reduce la cantidad de sodio que pierdes con el sudor.

Cuando tienes demasiada aldosterona, puedes terminar con un exceso de sodio y niveles más bajos de potasio. El exceso termina en el torrente sanguíneo, lo que obliga al corazón a bombear con más fuerza, lo que, a su vez, puede provocar presión arterial alta. Estudios recientes han señalado que aquellas personas que producen aldosterona en exceso también tienen resistencia a la insulina.

Los niveles bajos de aldosterona se pueden relacionar con niveles bajos de sodio, y el antojo de sal que tenemos es una señal de que nuestro organismo necesita sodio. Así que, en cierto modo, la aldosterona actúa como un mensajero, diciéndole a los riñones que mantengan suficiente sal para los procesos internos del organismo.

Cuando ayunas, no sólo pierdes líquido, sino que también agotas el sodio. Si pierdes demasiado sodio, pueden suceder varias cosas. El bajo nivel de sodio puede aumentar el cortisol y la epinefrina, causando insomnio y otras respuestas al estrés. Otros síntomas de niveles bajos de sodio incluyen:

- Debilidad.
- Dolores de cabeza.
- Náuseas.
- Inquietud.
- Resistencia a la insulina.

Magnesio

El magnesio interviene en más de trescientas reacciones en el organismo. Pero lo más probable es que no obtengas suficiente magnesio de la alimentación, a pesar de que este mineral se distribuye ampliamente en nueces, semillas, legumbres y otros alimentos. Un estudio encontró que diez de cada once mujeres en principio sanas tenían deficiencia de magnesio según una prueba especial de magnesio oral. Los autores concluyeron: «Los resultados mostraron que hay deficiencias de magnesio en los organismos más frecuentes de lo que generalmente se supone».

Las deficiencias por lo general son causadas por enfermedades crónicas, medicamentos como antibióticos y otros para la diabetes, alimentos procesados, un consumo excesivo de alcohol, estrés y suelos de cultivo sin magnesio (aunque se cultive orgánicamente). Otra razón por la que no recibimos suficiente es por nuestro suministro de agua.

Nuestros ancestros antiguos solían obtener magnesio del agua, pero nuestro suministro de agua está completamente desprovisto de magnesio. Además, mucha gente ahora bebe agua embotellada, que no contiene magnesio.

Un déficit continuo de magnesio puede causar espasmos musculares y dolor, insomnio y fatiga. Las consecuencias más graves incluyen presión arterial alta; calcificaciones en el corazón, el hígado y los músculos esqueléticos; nefropatía; y enfermedades del corazón.

En cuanto al ayuno intermitente, ¿por qué es importante el magnesio?

Por un lado, las mitocondrias pueden dañarse en ausencia del magnesio adecuado. No queremos interrumpir estas fábricas celulares, o de lo contrario interrumpiremos su capacidad para crear energía y abriremos la puerta a los trastornos mitocondriales.

Además, un déficit de magnesio puede hacerte más vulnerable a la resistencia a la insulina, una condición que tratamos de prevenir y corregir con el ayuno. En un estudio estadístico de trece ensayos clínicos publicado en 2017 en *Nutrients*, la suplementación con magnesio redujo la resistencia a la insulina en pacientes resistentes a la insulina que tenían deficiencia de este importante mineral. Muchos expertos médicos creen que el magnesio puede ayudar a intervenir en el curso de la diabetes, que está precedida por una resistencia a la insulina no tratada.

El magnesio también se considera una forma natural de frenar los antojos de alimentos. Se ha descubierto en la investigación que, si tienes deficiencia de este mineral, puedes experimentar más antojos de alimentos. Se ha demostrado que una dosis sugerida de 600 miligramos de magnesio al día reduce de manera significativa los antojos de alimentos.

El magnesio también es importante para la fortaleza de los huesos, una preocupación para las mujeres que se encuentran en la perimenopausia y la menopausia. Las mujeres propensas a la osteoporosis a menudo carecen del magnesio adecuado. Junto con el calcio y la vitamina D evita que los huesos se deterioren.

El magnesio, en general, tiene un gran impacto en otras áreas de la salud. Una revisión de 2015 también publicada en *Nutrients* señaló que los niveles bajos de magnesio se han asociado con una serie de enfermedades crónicas, como la enfermedad de Alzheimer, la diabetes tipo 2, la presión arterial alta, las enfermedades cardiovasculares, las migrañas y el trastorno por déficit de atención con hiperactividad (TDAH).

Hay diez tipos de suplementos de magnesio que se dirigen a diferentes tejidos. Los más absorbibles, y por lo tanto los mejor utilizados y digeridos por el organismo, se enumeran en el cuadro a continuación. Generalmente recomiendo productos de magnesio orales y transdérmicos (a través de la piel) para una mejor absorción. Sugiero utilizar magnesio transdérmico dos o tres veces por semana; las formulaciones orales se pueden tomar cada día, y la dosis se basa en gran medida en las necesidades. Por ejemplo, ¿puedes tolerar la dosis recomendada por el fabricante? ¿O estás estreñido y necesitas una dosis más alta? Éstos son temas para discutir con tu profesional de la salud.

Las formas más biodisponibles de magnesio y cómo usarlas

FORMAS DE MAGNESIO	USOS Y BENEFICIOS
Cloruro de magnesio	• Trata el estreñimiento. • Alivia la acidez estomacal.
Citrato de magnesio	• Trata el estreñimiento. • Apoya la producción de energía en el cuerpo.
Glicinato de magnesio	• Actúa como agente antiinflamatorio. • Trata el estreñimiento. • Puede ayudar a reducir la ansiedad, la depresión, el estrés y el insomnio.
Lactato de magnesio	• Es más suave para el sistema digestivo que otras formas de magnesio.
Malato de magnesio	• Es más suave para el sistema digestivo que otras formas de magnesio. • Puede ayudar a resolver la fatiga crónica.
Orotato de magnesio	• Puede promover la salud del corazón.
L - treonato de magnesio	• Puede ayudar a controlar ciertos trastornos cerebrales, como la depresión y la pérdida de memoria relacionada con la edad.

Cloruro

Este miembro de la familia de los electrolitos no es un mineral del que se haya leído mucho, pero, no obstante, es importante para la salud. Funciona en asociación con el sodio y el potasio para ayudar a controlar los fluidos dentro del organismo y mantener el equilibrio electrolítico. Al igual que el sodio, el cloruro influye en la función muscular y ayuda a mantener una presión arterial adecuada.

El cloruro generalmente se combina con el sodio en la sal de mesa común, también conocido como cloruro de sodio. Debido a que se encuentra en la mayoría de los alimentos, las deficiencias de cloruro son raras. En forma de ácido clorhídrico, el cloruro forma parte del jugo gástrico en el estómago y ayuda al cuerpo a digerir y absorber los nutrientes esenciales de los alimentos.

Suplementación con electrolitos

Debido a esta intrincada interacción de RAAS y electrolitos, es fundamental suplementar con estos minerales. Los electrolitos bien equilibrados te ayudarán a lograr un mejor estado de ayuno y a mantener un ayuno exitoso. Recomiendo productos con electrolitos que se disuelven en agua, y yo tomo los míos a primera hora de la mañana. Durante el ayuno, asegúrate de consumir electrolitos insípidos que se puedan disolver en agua. Un producto con sabor romperá el ayuno.

Y, durante tu ventana de alimentación, pon sal a los alimentos. ¡Sí, has oído bien! También necesitamos sal en nuestras dietas para ayudar a mantener el equilibrio de electrolitos.

Otros suplementos para un ayuno exitoso

Según la evidencia científica más reciente, existen varios suplementos específicos que puedes tomar durante el ayuno que mejorarán tu experiencia de ayuno. Algunos son productos alimenticios reales que no romperán tu ayuno, sino que lo apoyarán. Aunque recomiendo suplementos y promueven un ayuno exitoso, son completamente opcionales.

Espermidina

La espermidina es un suplemento que protege el cerebro y el corazón e imita los mismos efectos sobre las células humanas que el ayuno.

Originalmente descubierto en el semen, que le da su nombre a este suplemento, es una poliamina, un compuesto químico con moléculas compuestas de al menos dos grupos amino. Hay más de doscientos artículos de investigación en la Biblioteca Nacional de Medicina (Pub-Med) que informan sobre los beneficios para la salud y la longevidad de la espermidina. Específicamente, la espermidina:

- Mejora la vía oxidativa de la energía.
- Ayuda a la autofagia.
- Reduce la metionina, que en niveles altos puede alterar el ADN.
- Combate los radicales libres, que pueden dañar las células y generar estrés oxidativo.
- Aumenta las mitocondrias en el corazón.
- Aumenta los macrófagos, un tipo de glóbulo blanco del sistema inmunitario que engulle y digiere desechos celulares, gérmenes, células cancerosas y otras sustancias extrañas dañinas.
- Reduce las citoquinas inflamatorias, moléculas que promueven la inflamación.
- Aumenta la actividad de las células madre para ayudar a los procesos regenerativos del organismo.
- Brinda más protección celular.
- Reduce el tejido graso blanco.
- Reduce la sarcopenia.
- Protege contra las enfermedades cardiovasculares y el cáncer cuando se aumentan los niveles.

Para que todos estos maravillosos beneficios surtan efecto, tu microbioma debe estar sano y con una buena población de bacterias intestinales amigables, y tu digestión debe funcionar bien. Además, los niveles en el organismo disminuyen a medida que envejecemos. La espermidina se encuentra de manera natural en varios alimentos: *natto*, *miso*, carne de vacuno, champiñones, salmón, huevas y pollo.

Recomiendo y consumo un producto llamado Spermidina Life de Longevity Labs. La dosis es de dos cápsulas al día.

Berberina

Probada en cientos de estudios diferentes, la berberina ayuda a reducir el azúcar en sangre, estimula la pérdida de peso y mejora la salud del corazón, por nombrar algunos beneficios. Es uno de los pocos suplementos que ha demostrado que es tan eficaz como un fármaco, a saber, la metformina (Glucophage), recetada para reducir el azúcar en sangre en personas con diabetes tipo 2.

La berberina es un compuesto que se encuentra principalmente en la planta de agracejo y ofrece muchos beneficios medicinales. Así:

- Disminuye la resistencia a la insulina, haciendo que la insulina sea más efectiva.
- Ayuda al organismo a descomponer los azúcares dentro de las células.
- Disminuye la producción de azúcar en el hígado.
- Reduce la descomposición de los carbohidratos en el intestino.
- Aumenta el número de bacterias beneficiosas en el intestino.
- Ayuda al organismo a entrar en autofagia con anteriodidad.
- Puede ser efectivo como suplemento para bajar de peso.

Es común tomar 500 miligramos tres veces al día (total 1 500 miligramos por día). Aunque este suplemento tiene muchos beneficios, asegúrate de consultar con un miembro de tu equipo de atención médica antes de comenzar a tomarlo, en especial si tomas a diario Fármacos con receta médica o tienes antecedentes de diabetes o hipoglucemia.

Cromo GTF

El cromo GTF se conoce a nivel técnico como «polinicotinato de cromo». Es cromo que se une químicamente a la vitamina B3 natural (niacina).

Es un suplemento mineral simple y económico que puede funcionar para perder peso, reducir el apetito y la grasa corporal, aumentar la masa corporal magra, estimular el funcionamiento inmunológico y ayudar a controlar el azúcar en sangre. De vez en cuando recomiendo el cromo GTF porque induce muchos cambios corporales deseables que se alinean con el ayuno intermitente, como la reducción de la insulina y el azúcar en sangre, tal como lo hace la restricción calórica (ayuno). Este suplemento es sólo una opción más que puede ayudar a respaldar la flexibilidad metabólica.

Si optas por probar cualquiera de estos suplementos, te animo a que lo consultes con tu médico. Aunque son suplementos, tienen un poderoso impacto neto en el azúcar en sangre, la autofagia, etc.

Hongos medicinales

Utilizados con fines medicinales y alimenticios durante más de mil años, los hongos medicinales tienen efectos documentados contra diferentes enfermedades, incluidas las infecciones y los trastornos inflamatorios. Una revisión de 2017 en el *International Journal of Molecular Sciences* señaló que: «Se ha demostrado que los hongos poseen propiedades antialérgicas, anticolesterol, antitumorales y anticancerígenas».

Basándome en mi estudio de los hongos medicinales, creo que sus beneficios para la salud son asombrosos, por lo que los recomiendo como complemento del ayuno intermitente. Los hongos medicinales son ricos en antioxidantes, fortalecen la inmunidad y estimulan la autofagia. Entre los hongos medicinales más poderosos se encuentran: los hongos *chaga, cordyceps, reishi*, cola de pavo, melena de león y *shiitake*.

Una de las formas más efectivas de utilizar hongos durante un estado de ayuno es agregar formas en polvo al café o al té verde. Como ya he señalado, no rompen el ayuno. En cambio, puedes aprovechar sus poderes de salud y apoyar la curación que el ayuno intermitente está realizando en tu cuerpo. Al mismo tiempo, ayudan a prevenir los efectos sobreestimulantes de la cafeína.

Hierbas adaptogénicas

Son compuestos vegetales naturales que pueden apoyar al cerebro y ayudar a reducir el estrés, promover la relajación y equilibrar el cortisol. Estas funciones son muy importantes mientras ayunas, ya que el ayuno es un factor estresante.

Hay muchos adaptógenos a base de hierbas, pero mis favoritos para consumir durante el ayuno, y los mejor estudiados, son *Rhodiola rosea* y la *ashwagandha*.

La hierba *Rhodiola rosea* tiene una larga historia de uso medicinal en Rusia, Escandinavia y otras partes de Europa. Se toma para aumentar la energía, la resistencia, la fuerza y la capacidad mental; mejorar el rendimiento atlético; contrarrestar los efectos del estrés; y ayudar a controlar la depresión y la ansiedad.

Las dosis clínicas se sitúan comúnmente de 200 a 600 miligramos diarios.

Elaborada a base de la raíz y las bayas de un pequeño arbusto de hoja perenne que crece en la India, Oriente Medio y partes de África, la *ashwagandha* contiene sustancias químicas que pueden ayudar a calmar el cerebro, reducir la inflamación, disminuir la presión arterial y mejorar el sistema inmunológico.

Para el estrés, la dosis sugerida es de 300 miligramos dos veces al día del extracto de raíz.

Vinagre de sidra de manzana (ACV)

El vinagre de sidra de manzana, también conocido como ACV, es un vinagre elaborado de sidra de manzana fermentada que ofrece una serie de beneficios para la salud. Por ejemplo, el ACV puede reducir el azúcar en sangre y crear más sensibilidad a la insulina, lo cual ayuda indirectamente a promover la quema de grasa y respalda las razones clave para ayunar. El ACV también puede aumentar la sensación de saciedad.

Mientras ayunas, toma ACV filtrado. Si no estás en ayunas, puedes consumir ACV crudo sin filtrar. Contiene proteínas y bacterias que técnicamente pueden inhibir la autofagia mientras ayunas.

A algunas personas les gusta diluir el ACV en agua y beberlo. Las dosis comunes varían de 1 a 2 cucharaditas a 1 a 2 cucharadas diarias mezcladas en un vaso grande de agua filtrada.

Aglutinantes de desintoxicación

Estos productos complementarios ayudan al organismo a reducir sus niveles de toxinas al unirse y eliminar del cuerpo varias toxinas. Aunque tu organismo puede hacerlo por sí solo, a veces la carga de toxinas es demasiado alta y se requiere ayuda para la desintoxicación. Ahí es donde entran los aglutinantes de desintoxicación. Funcionan de la siguiente manera:

- Eliminan acumulaciones tóxicas.
- Mejoran el revestimiento del intestino.
- Alivian los gases y la hinchazón.
- Absorben venenos y previenen intoxicaciones.

Si la sobrecarga tóxica no se corrige, las toxinas vuelven a circular a través de los órganos, particularmente del hígado. Este proceso ejerce una presión indebida sobre tu organismo mientras tratas de desintoxicarte.

Para apoyar las vías de desintoxicación del cuerpo, recomiendo un producto llamado GI Detox. Contiene varios principios activos:

- Arcilla de zeolita: una arcilla formada a partir de la lava, que se une a las toxinas y las neutraliza, y es útil para restaurar el equilibrio microbiano intestinal.
- Monometilsilanotriol sílice: está elaborado con sílice, una sustancia natural que se encuentra en la corteza terrestre, las plantas y algunos vegetales. Desintoxica el aluminio del organismo y cura el revestimiento intestinal.
- Ácido húmico y ácido fúlvico: ambos son compuestos orgánicos de la tierra que desintoxican el organismo de herbicidas y pesticidas.
- Pectina de manzana: es un tipo de fibra que se encuentra naturalmente en las manzanas y que puede mejorar la salud intestinal y ayudar a prevenir o tratar trastornos gastrointestinales y metabólicos.
- Carbón de bambú activado: este fino polvo negro elaborado conbambú absorbe los venenos del cuerpo, incluidos los metales pesados. También reduce los gases intestinales y la hinchazón.

Toma una o dos cápsulas varias veces a la semana con el estómago vacío. Todos los aglutinantes deben tomarse una hora antes o dos horas después de los medicamentos y suplementos. De ese modo se evita la unión con la medicación y los suplementos.

Suplementos que rompen tu ayuno

Algunos suplementos dañarán tu ayuno, en particular cualquier cosa que contenga glucosa o azúcar, algo que tenga más de 20 calorías o un suplemento que deba tomarse con las comidas. Algunos pueden causar un aumento de la insulina, y eso rompe el ayuno. Aquí te ofrezco una lista de suplementos que no debes tomar durante tu período de ayuno:

Cualquier suplemento que normalmente tomarías con las comidas, como enzimas digestivas, productos de apoyo para el ácido estomacal y la bilis, aceites de pescado, zinc, hierro y multivitaminas/minerales (que no sean electrolitos). Otros incluyen:

- Aminoácidos de cadena ramificada (BCAA).
- Proteína en polvo.
- Creatina.
- Vitaminas liposolubles (A, D, E y K).
- Cualquier hierba que deba tomarse con alimentos.

Complementar adecuadamente, además de mantener un ayuno limpio, es muy beneficioso para ayudarte a obtener todos los beneficios del ayuno. Te animo a que mantengas tu tiempo de ayuno lo más puro posible. Despeja la mente, medita, practica yoga, mantente hidratada y aprecia todos los efectos positivos que tienen lugar dentro de tu cuerpo y de tu mente a lo largo de los próximos cuarenta y cinco días.

Para más información sobre este capítulo, visita
https://cynthiathurlow.com/references

Capítulo 8

• • • • • • • • • • •

Prepararte para un ayuno exitoso

Ahora que ya te has hecho una idea de qué comer, qué suplementos necesitas y cómo es una ventana de ayuno, estás a punto de comenzar un nuevo estilo de vida de ayuno intermitente. Lo conseguirás con mi plan AI:45. Su ritmo gradual, adaptado a la etapa de tu vida, ayuda a tu organismo a adaptarse con una transición más suave y te lleva a un estilo de vida de ayuno intermitente que mejorará tu salud a largo plazo.

Existen diferentes variantes de ayuno intermitente, pero mi plan se centra sobre todo en el modelo 16:8 (dieciséis horas en ayunas, ocho horas con alimentación), también conocido como «alimentación con restricción de tiempo». Si eres nueva en el ayuno intermitente, te recomiendo este modelo. Es un punto de entrada fácil al estilo de vida del ayuno intermitente y se puede ajustar fácilmente a tu horario y hábitos cotidianos. En mi trabajo, he descubierto que el modelo 16:8 promueve mejor la pérdida de peso y mejora el azúcar en sangre, el equilibrio hormonal, la función cerebral y la longevidad.

El ayuno intermitente continúa siendo bien investigado. Un estudio publicado en 2020 en la revista *Cell Metabolism* encontró que este método de ayuno «dio como resultado la pérdida de peso, la reducción de la grasa abdominal, y la disminución de la presión arterial y del colesterol». Y, curiosamente, la ventana de alimentación utilizada en el estudio fue de 14:10 (catorce horas de ayuno y diez horas de alimentación), lo que sugiere que una ventana de ayuno más corta también funciona de manera efectiva.

Naturalmente, deseas la mejor experiencia de ayuno posible, y espero que después de leer lo beneficioso que puede ser para tu organismo, ¡estés ansiosa por probarlo! Sí, el ayuno intermitente es más fácil de lo que muchas personas piensan en un principio, pero aun así es un gran cambio y algunas cosas deben ponerse en orden antes de comenzar. Avanzar demasiado rápido puede sabotear toda la experiencia y dejarte con una actitud negativa hacia el ayuno.

Para asegurarte de que eso no suceda, primero deben entrar en juego factores importantes. Veo seis criterios necesarios en la preparación para un ayuno exitoso.

1. Planifica tu horario de ayuno

Parte de por qué el modelo 16:8 es tan atractivo y efectivo es por su flexibilidad. Cualquiera, ocupada o no, puede incorporar este modelo a su rutina diaria. Se adapta prácticamente a todos los estilos de vida y da resultados concretos, incluso con el mínimo esfuerzo. La clave es planificar el horario de ayuno que funcione mejor en tu casa.

Para empezar, decide dónde colocar tu ventana de alimentación de ocho horas. Fuera de esa ventana, no consumirás alimentos durante las otras dieciséis horas de cada día.

En términos prácticos, esto es bastante fácil, ya que pasarás siete u ocho de esas horas durmiendo durante la noche. ¡Si estás durmiendo, estás ayunando! Solo hay unas pocas horas de tus días de vigilia en las que no comerás y puede que sientas un poco de hambre (aunque tendrás menos hambre cuanta más experiencia tengas con el ayuno intermitente).

Ésta es una imagen diaria típica del modelo 16:8. Supongamos que estableces tu ventana de alimentación entre el mediodía y las 20:00 h. Te levantarás por la mañana, beberás agua filtrada y té (té verde o infusión de hierbas) o café (pero sin leche ni azúcar) para tener algo en el estómago.

Después de despertarte, no deberías sentir hambre. Nuestros ritmos circadianos dictan que la grelina, la hormona que aumenta el hambre, está en su punto más bajo por la mañana, por lo que probablemente no tengas hambre al menos durante las primeras horas después de despertarte.

Luego, alrededor del mediodía, harás una comida. Aproximadamente a las 19:30 h, cenarás y luego dejarás de comer hasta que comiences todo el programa de nuevo al día siguiente.

En mi ventana de alimentación típica, sigo un horario similar al anterior, lo que me da una ventana de alimentación de ocho horas. Debes hacer lo que funcione para ti. Algunas personas prefieren una comida abundante y un refrigerio; otras quieren dos comidas. Sugiero un poco de experimentación basada en tu propio trabajo y horario personal. Es difícil prescribir exactamente cuándo comer y qué tipo de comida, porque todas somos bioindividuales.

Por lo general, rompo mi ayuno alrededor del mediodía, aunque esto varía según el día. A veces es antes, a veces es más tarde. Mi almuerzo favorito es tocino con huevos salteados con verduras o rúcula con aceitunas, aceite de oliva virgen extra o aceite de aguacate. La cena tiende a ser principalmente proteínas y vegetales sin almidón. Mis comidas pueden no ser siempre glamurosas, ¡pero cumplen con mis objetivos nutricionales!

También puedes pasar poco a poco al modelo 16:8 comenzando con una ventana de alimentación más grande y luego reduciéndola con el tiempo. Por ejemplo, puedes empezar con la primera comida del día a las 9:00 h y terminar la cena a las 21:00 h, una ventana de alimentación de doce horas con un ayuno de doce horas. O: toma tu primera comida a las 10:00 h y termina tu cena a las 20:00 h con un ayuno de catorce horas. Luego haz la transición al modelo 16:8.

Si eres una persona madrugadora y sigues la rutina 16:8, por ejemplo, quizá prefieras un horario más temprano, rompiendo el ayuno con la primera comida a las 10:00 h y cerrando la ventana a las 18:00 h Si te encanta dormir, prueba con una ventana de 1:00 h a 9:00 h.

Algunas mujeres prefieren comer entre las 9:00 h y las 17:00 h. Esto es genial si eres una persona a la que le gusta desayunar mucho. Te da tiempo para un desayuno sólido por la mañana, el almuerzo regular al mediodía y una cena temprana a las 17:00 h, cuando comienza tu ayuno.

O tal vez trabaje por turnos y esté en el trabajo durante la noche. Está bien. Todavía puedes ayunar cuando duermes durante el día y en las horas próximas. Alimenta tu cuerpo según lo que funcione mejor para ti. Puedes ajustar sin problema tus ventanas de alimentación y ayuno en turnos largos.

A medida que avances más como ayunadora, te mostraré cómo acortar aún más la ventana de alimentación y aumentar las horas de ayuno.

No hay un horario fijo que sea adecuado para todas, por lo que puedes probar el marco de tiempo que mejor se adapte a ti y a tu rutina. El ayuno intermitente funciona sea cual sea tu horario, e independientemente de cuándo abras tu ventana para comer. Recuerda que un aspecto clave del ayuno intermitente es la flexibilidad.

2. Establece objetivos motivadores

Una vez que hayas decidido tu horario de ayuno, es importante tener claro cuáles son tus objetivos de ayuno y lo que quieres lograr: ¿mejorar la composición corporal?, ¿perder peso?, ¿mantener el peso?, ¿mejorar la flexibilidad metabólica?, ¿reducir la resistencia a la insulina o a la leptina?, ¿aumentar la claridad mental?, ¿una desintoxicación física y emocional? ,¿un restablecimiento de buenos hábitos alimenticios y de estilo de vida?, ¿el antienvejecimiento?

En otras palabras, ¿por qué quieres hacer el ayuno intermitente? Ser muy clara acerca de tus objetivos te ancla mientras estableces este estilo de vida.

Las metas nos dan propósito y dirección y, como una brújula, nos mantienen en la dirección correcta. Cuanto más claras sean tus motivaciones, más fácil te resultará. Este principio se aplica no sólo al ayuno, sino también a todo lo demás en tu vida.

Sugiero que escribas tus objetivos en un diario, en tu teléfono o en tu ordenador, en algún lugar donde puedas verlos o acceder a ellos a diario. Registrar los objetivos ayuda a aumentar la motivación para lograrlos, los hace más concretos y define claramente lo que significa para ti conseguir esas metas. Los estudios han demostrado que las personas que escriben sus objetivos tienen un 42 % más de probabilidades de alcanzarlos.

También creo firmemente en la manifestación, que es imaginar que todo lo que podrías desear se haga realidad al simular la experiencia en tu mente. Haces esto visualizando lo que quieres (tu objetivo) y sintiendo lo que es tenerlo.

Cuando visualizas activamente tu realidad ideal, sucede algo más asombroso. Aumentas la neuroplasticidad de tu cerebro. La neuroplasticidad es la capacidad del cerebro para seguir creciendo y evolucionando en respuesta a las experiencias de la vida, tanto reales como imaginarias. Visualizar y manifestar tiene un efecto rejuvenecedor en el cerebro.

Cuando visualizamos nuestro resultado deseado, comenzamos a «ver» la posibilidad de lograrlo y obtenerlo. Entonces, visualízate ya en tu meta. Para hacerlo, crea una imagen mental detallada del resultado deseado utilizando todos tus sentidos. Imagina cómo se siente en tu cuerpo físicamente, emocional, cognitiva, energética y espiritualmente.

Por ejemplo, si tu objetivo es perder siete kilos mediante el ayuno intermitente, visualízate con ese peso, llevando un lindo vestido más pequeño o un bikini, moviéndote con más confianza, sintiendo mucha energía, etc. Imagina la emoción y la satisfacción que experimentarás mientras caminas por la vida con un peso nuevo y mucho más saludable.

Sigue visualizando y manifestando todo el camino hasta el logro de tus objetivos.

3. Cambia tus creencias limitantes

Las creencias limitantes son pensamientos arraigados que nos frenan y se convierten en barreras para el éxito. A veces son de nuestra propia creación. En otras ocasiones, son implantadas en nuestro cerebro por otros. Un buen ejemplo es cuando me dijeron: «Simplemente acepta tu aumento de peso, te estás haciendo mayor y ésta es tu vida ahora». Debido a tales creencias, evitamos hacer ciertas cosas que de otro modo podrían ayudarnos, lo que pone límites a nuestras vidas.

Éstos son algunos ejemplos de creencias limitantes comunes sobre el ayuno intermitente y los problemas relacionados con ello:

Para mí es imposible pasar dieciséis horas sin comer.
El ayuno no es para mí, ¡no puedo pasar ni medio día sin comer!
No tengo la disciplina para hacer ayuno intermitente.
Me siento débil si paso tiempo sin comer.
Vaya, yo nunca podría hacer eso.
La vida termina después de la menopausia.
No puedo hacer nada con mis hormonas. Sólo tengo que aceptar que estoy envejeciendo.

Aunque estas creencias parecen atascadas en nuestra materia gris, son bastante fáciles de soltar. El primer paso es identificar tus propias creencias autolimitantes, en particular sobre el ayuno y el logro de tus objetivos en torno a él. Revisa la lista superior. ¿Puedes relacionarte con alguna de esas ideas? ¿cuáles? ¿Tienes otras? Anótalas y sé sincera al enumerar tus creencias.

Una vez que hayas terminado, clasifica las creencias por orden, comenzando por la que más te frena. ¿Cuál de tus creencias, si fuera eliminada, te beneficiaría más? ¿Cómo? Sé específica al responder a estas preguntas.

A continuación, trabaja para reemplazar tus creencias limitantes por otras que te empoderen. Esto se llama «reencuadre», e implica hacerse algunas preguntas. Mira cada creencia y pregúntate: ¿esto es realmente cierto?, ¿qué evidencia tengo para apoyar esta creencia?

Por ejemplo, supongamos que crees en la primera entrada de la lista: *Para mí es imposible pasar dieciséis horas sin comer.* Con un poco de autoeducación y un poco de investigación, aprenderás que una persona promedio de peso corporal normal puede subsistir sin comer durante cuarenta días (más si tiene más peso) y con todos los nutrientes y la energía necesarios para sobrevivir. Por lo tanto, el ayuno debe ser seguro en general, a menos que te encuentres en una de las categorías de personas que no deben ayunar.

Tampoco estoy hablando de cuarenta días, sólo de doce a dieciséis horas, la mayoría de las cuales transcurren durante la noche. Una vez que descubras las falsedades detrás de tu creencia limitada, simplemente la has refutado y ya no necesitas aferrarte a ella. Puf, se ha evaporado.

A continuación, pregúntate: ¿cuáles son las consecuencias de esta creencia? Usemos el ejemplo de: *La vida termina después de la menopausia*. Considera el impacto en tu vida si te aferras a esta creencia. Por ejemplo, es probable que no persigas objetivos positivos en la vida, como viajar, iniciar un nuevo negocio, postularte para un cargo o escribir una novela. Así no mejorarás tu salud para tus últimos años.

Estadísticamente hablando, las mujeres pasan el 40 % de su vida en la menopausia, según datos de *Simply Insurance*. Piénsalo bien, ¡eso es casi la mitad de la vida! ¡Después de la menopausia, la verdad es que te quedan décadas de increíbles años de gran vida! Empieza a manifestar y visualizar cómo lo utilizarás, para que esta creencia no se convierta en una profecía autocumplida.

Por último, reemplaza tus creencias limitantes sobre el ayuno intermitente por otras que respalden tu búsqueda para mejorar tu salud y tu vida. Por ejemplo, piensa para ti misma:

Me resulta fácil pasar dieciséis horas sin comer porque la mayor parte será durante la noche mientras duermo, y me siento tan bien mientras ayuno que refuerza los beneficios para la salud de este estilo de vida.

El ayuno intermitente funcionará para mí porque ha funcionado para muchas otras, y las investigaciones respaldan sus beneficios.

Tengo la disciplina para hacer ayuno intermitente. Voy a hacerlo, paso a paso.

No me sentiré débil si paso unas horas sin comer porque emplearé las estrategias de este libro.

Vaya, puedo hacerlo.

La vida comienza después de la perimenopausia y la menopausia. Tengo la libertad y el tiempo para lograr lo que quiero.

Puedo equilibrar mis hormonas con estrategias naturales y poner mi organismo en envejecimiento reverso.

Sigue trabajando en tu lista de creencias limitantes reemplazando cada una por una afirmación positiva. Encuentra cualquier creencia que no te sea útil y trabaja para eliminarla utilizando los pasos que he presentado aquí. Hazlo con regularidad, en especial si te sientes frustrada en cualquier área del ayuno intermitente.

Desacreditando los cinco mitos principales sobre el ayuno intermitente

Circulan muchos mitos sobre el ayuno intermitente y, sinceramente, alimentan muchas de nuestras creencias autolimitantes sobre el ayuno. Estos mitos son engañosos y crean confusión sobre esta importante estrategia que cambia la vida, razón por la cual quiero eliminar los principales. Con la verdad en la mano, es más probable que ayunes de manera adecuada. Y cuando ayunas de este modo, es más probable que experimentes todos los beneficios que ofrece el ayuno intermitente.

Mito 1: el ayuno intermitente pone a tu organismo en modo de inanición

Realidad: este mito es probablemente uno de los argumentos más comunes en contra del ayuno intermitente. Es falso. El ayuno altera las hormonas que le permiten a tu organismo aprovechar las reservas de alimentos y nutrición para obtener energía, es decir, la grasa corporal y el glucógeno en el hígado y los músculos. Después de comer, tu cuerpo almacena energía. Si no comes (como en ayunas), tu organismo utiliza esa energía.

No hay forma de que el ayuno intermitente pueda conducir a la inanición debido a este acceso natural de energía que continúa día tras día.

El otro lado de este mito tiene que ver con la idea de que el hambre posiblemente cause un metabolismo más lento. Esta parte del mito lleva a la gente a creer que el ayuno intermitente apagará el metabolismo y evitará la quema de grasa. Es del todo falso. De hecho, los ayunos intermitentes pueden aumentar la tasa metabólica al incrementar drásticamente los niveles en sangre de hormonas contrarreguladoras y estimulantes del metabolismo como la norepinefrina. De hecho, la investigación revela que ayunar hasta cuarenta y ocho horas puede aumentar el metabolismo entre un 3,6 y un 14 %. El metabolismo es sobre todo el proceso de convertir los alimentos en combustible. Entonces, en efecto, el ayuno conduce a una mayor energía, lo que me lleva al siguiente mito.

Mito 2: el ayuno intermitente agota tu energía
Realidad: no sentirás una pérdida de energía cuando hagas un ayuno intermitente, y he aquí por qué. Cuando ayunas de manera intermitente, tus niveles de insulina y glucosa disminuyen, lo que hace que tu organismo recurra a una fuente de energía alternativa como combustible: la grasa corporal. De hecho, muchas mujeres reportan mayor energía cuando están en ayunas. Asimismo te sentirás con más energía mental. Esto se debe a que el ayuno intermitente produce cuerpos cetónicos, que son subproductos de la quema de grasa. Y sabemos que algunos tipos específicos de cetonas, como el beta-hidroxibutirato (BHB), cruzan la barrera hematoencefálica para ser utilizadas como energía. Recuerda: al cerebro le encanta funcionar con cetonas, y en realidad las prefiere a la glucosa, así que espera que tu concentración se agudice y que tu confusión mental desaparezca con el ayuno intermitente. Si tiene menos energía mientras ayunas, puede ser una señal de que no estás ayunando correctamente o que no es la estrategia adecuada para ti.

Mito 3: el ayuno intermitente te hace perder músculo
Realidad: el tejido muscular es importante para el control del peso y la salud porque aumenta el metabolismo. Pero algunas personas creen que cuando ayunas, el cuerpo comienza a quemar músculo como combustible. Lo contrario es cierto: los estu-

dios indican que el ayuno intermitente es mejor para mantener la masa muscular magra. En una revisión, el ayuno intermitente provocó una pérdida de peso similar a la de una dieta restringida en calorías, pero con una reducción mucho menor de la masa muscular.

Recuerda, también, que el ayuno intermitente inicia aumentos repentinos de la hormona del crecimiento, que apoya la masa muscular, así que no te preocupes demasiado por perderla cuando ayunes. Aquellas de nosotras mayores de 40 años puede que tengamos que trabajar un poco más para ganar músculo, pero no es imposible.

Mito 4: el ayuno intermitente provoca antojos de comida

Realidad: cuanto más tiempo practiques el ayuno intermitente, menos hambre sentirás. Antes, cuando mi vida incluía tres comidas y además picaba entre horas, siempre tenía hambre y fantaseaba con mi próxima comida. El deseo de comer todo el día desapareció, junto con la preocupación constante por comer, después de que el ayuno intermitente se convirtiera en parte de mi estilo de vida. Entonces, al contrario de lo que dice este mito, el ayuno intermitente te libera de los antojos de alimentos, siempre que consumas las macros adecuadas durante tu ventana de alimentación.

Los estudios respaldan de un modo consistente la pérdida de antojos en los protocolos de ayuno.

Uno se llevó a cabo en 2010 en la Universidad de Illinois e implicó a personas que seguían un plan de ayuno en días alternos. Resultó que el ayuno no aumentó su apetito. De hecho, comieron de un 5 a un 10 % menos que su nivel de energía «requerido» en sus días de comida. Además, los investigadores concluyeron que las personas se adaptan rápidamente al ayuno y éste alivia el hambre, aumenta la satisfacción y mantiene la pérdida de peso. No tienes que preocuparte por los antojos o por un apetito fuera de control mientras ayunas cuando lo haces de la manera correcta. Consejo: si sientes que tu apetito está fuera de control o tienes muchos antojos, es posible que debas romper el ayuno antes, aunque una ventana para comer más corta es algo menos efectiva.

Mito 5: el ayuno intermitente no es seguro para las mujeres
Hecho: ¡Realmente me llevo las manos a la cabeza cuando escucho esto! En 2016, un equipo de investigación publicó una reseña en el *Journal of Mid-Life Health* y enumeró una lista muy larga de los beneficios del ayuno intermitente para las mujeres. La lista me impactó. El ayuno intermitente en las mujeres reduce el peso corporal, controla el azúcar en sangre, retarda el crecimiento de tumores y reduce el riesgo de cáncer, mejora la salud de los huesos y de las articulaciones, protege el corazón, mejora la salud mental y alivia los síntomas de la menopausia. Todos estos sorprendentes beneficios son directamente atribuibles a los procesos fisiológicos, metabólicos y hormonales que he explicado con anterioridad. El ayuno intermitente es una herramienta muy poderosa para las mujeres.

4. Obtén apoyo social

El apoyo social consiste en tener amigas y familia a las que acudir en momentos de necesidad o de ánimo. En general, el apoyo social mejora la calidad de vida y facilita el logro de los objetivos. Solicitar apoyo social también ayuda a mejorar la salud. Los investigadores que escribieron en el *European Journal of Clinical Nutrition*, después de revisar los datos sobre este tema, concluyeron: «El apoyo social es importante para lograr cambios beneficiosos en los factores de riesgo de enfermedades, como el sobrepeso y la obesidad».

Por lo tanto, es muy importante contar con el sistema de apoyo adecuado al comenzar una nueva dieta o estilo de vida. Necesitas personas que te ayuden, te alienten y promuevan tu nuevo viaje para que puedas alcanzar el éxito.

Idealmente, es bueno informar a tus seres queridos y comentarles que empiezas un programa de ayuno intermitente. Es posible que algunas personas no lo entiendan, hasta que les expliques que la mayor parte ocurre de la noche a la mañana. También es importante comunicar por qué lo haces, cuáles son tus metas y lo bueno que es para ti alcanzarlas. En estos días, por suerte, muchas amigas y parientes conocen bastante bien los métodos de curación, como la desintoxicación y el ayuno, por lo que dudo que te enfrentes a alguna resistencia. Además, por lo general, las cenas suelen compartirse con la familia. Por lo tanto, tu nuevo programa no debería generar grandes interrupciones en el ámbito familiar. Puede haber una persona ocasional que se muestre negativa con respecto a tu nuevo viaje. Si es así, es mejor no incluirla en tu círculo de apoyo.

Si vives sola, busca apoyo social «informativo». Esto implica encontrar la mayor cantidad de información positiva posible sobre el ayuno intermitente, en libros, artículos, fuentes en línea y estudios, así como hablar con otras personas que han practicado con éxito el ayuno intermitente.

Mi familia está acostumbrada a mi estilo de vida de ayuno intermitente, y tus amigas y seres queridos también se acostumbrarán. De hecho, tengo la suerte de tener un esposo que me ayuda a cocinar proteínas y vegetales para la semana, lo que ahorra mucho tiempo. ¡Con nuestros dos niños en crecimiento, pasamos por la comida rápidamente! Así que, si puedes, implica a los miembros de la familia para que te apoyen. Es útil contar con la ayuda de un ser querido que pueda cuidarte y apoyarte mientras ayunas, y tal vez incluso hacerlo contigo.

5. Consigue un sueño saludable

A medida que envejecemos, nuestra necesidad diaria de un sueño de calidad se vuelve más importante que nunca. Así como la comida es combustible para el organismo, también lo es el sueño. Es compatible con un cerebro y un sistema endocrino saludables y equilibra todas las hormonas principales. Tienes que dormir más profundamente, sobre todo si quieres tener éxito en el ayuno intermitente. Uno de mis mantras estándar es: si no puedes dormir toda la noche, no apliques el ayuno intermitente como estrategia diaria.

Por lo tanto, debes trabajar en la calidad del sueño antes de comenzar mi plan AI:45. El ayuno puede ser estresante para el cuerpo y anulará cualquier beneficio si no duermes de manera adecuada.

Además, si duermes menos de seis horas por noche, tu probabilidad de volverte metabólicamente inflexible y resistente a la insulina aumenta en gran medida, y se vuelve casi imposible perder peso sin dormir lo suficiente. Lucharás contra los antojos y también contra la saciedad. Tener ambos bajo control es vital para el éxito del ayuno intermitente.

Recuerda también que la hormona del crecimiento se secreta durante la noche mientras duermes, y es la hormona que ayudará a tu organismo a sanar y es clave en términos de desarrollar masa muscular magra. Esta secreción no va a ocurrir a menos que duermas profundamente. Si te despiertas entre las 2:00 y las 4:00, no logras el sueño profundo que necesitas para perder peso, equilibrar tus hormonas y obtener lo mejor del ayuno intermitente. Despertarte con este patrón es potencialmente indicativo de niveles bajos de azúcar en sangre y desregulación hormonal.

Aquí están mis pautas para mejorar el sueño.

Duerme en una habitación fría y oscura (17 a 20 °C). Este leve descenso de la temperatura induce el sueño e influye en la calidad del sueño REM (siglas en ingles de *rapid eye movement*, «movimiento rápido de los ojos»), la etapa en la que sueñas. Además, las temperaturas más bajas favorecen la regeneración hormonal durante la noche. Tu dormitorio también debe estar lo más oscuro posible para estimular la secreción de melatonina. Compra cortinas opacas si es necesario. A mí me gusta mucho dormir también con un antifaz de seda.

Apaga los aparatos electrónicos por lo menos de sesenta a noventa minutos antes de acostarte. Ordenadores, tabletas, teléfonos móviles: todos emiten luz azul que interfiere con la producción de melatonina. Si no puedes evitarlo, utiliza gafas que bloqueen la luz azul. Puede que no sean las gafas más sexis que existen, pero definitivamente te ayudan a dormir mejor.

No duermas con la televisión encendida. Los televisores también emiten luz azul. Además, la televisión no aquieta la mente, sólo la excita. Trata de irte a dormir leyendo un libro, de esos antiguos con páginas de papel. Eso siempre funciona. Aún mejor, no tengas un televisor en el dormitorio. El dormitorio debe ser para dormir y practicar sexo, eso es todo.

Toma un suplemento con magnesio antes de acostarte. Nuestros cuerpos utilizan ese nutriente rápidamente como una manera de combatir el estrés. Tener niveles adecuados de magnesio ayuda al organismo a deslizarse con suavidad hacia un estado restaurador. Para no interrumpir el ayuno, emplea un espray de aceite de magnesio puro que actúa de forma transdérmica. Otra opción es reponer las reservas de magnesio con un remojo de pies antes de acostarte o un baño con sales de Epsom. Añade algunos aceites esenciales de lavanda para relajarte y calmarte aún más antes de acostarte.

Medita. La meditación calma tu cerebro para dormir mejor. Por definición, es un ejercicio mental que consiste en vaciar la mente y concentrarse en la respiración. Intenta tan sólo respirar profundamente y concentrarte en tu respiración para alcanzar una meditación nocturna fácil y sencilla. Te sorprenderás de lo rápido que esta técnica puede hacerte conciliar el sueño. Si eres nueva en la meditación, prueba con una meditación guiada. *Headspace* ofrece una serie de meditaciones guiadas a las que puedes acceder a través de una aplicación. Otra actividad consciente es llevar un diario de gratitud, en el que registres eventos y personas de tu vida a las que estás agradecida. Vuelve a leer cada punto y medita sobre lo que has escrito.

Come lo suficiente. Una vez que comiences el ayuno intermitente, no reduzcas de manera drástica las calorías durante tu ventana de alimentación. El peligro es que realmente tengas hambre, y el hambre interrumpe el sueño. Los alimentos que elijas durante la ventana de alimentación deben centrarse en las proteínas y en las grasas saludables. Agregar carbohidratos de vegetales ricos en almidón y frutas de bajo índice glucémico en los días altos en carbohidratos también promueve un sueño reparador. Además, asegúrate de que tu ventana de alimentación se cierre de tres a cuatro horas antes de acostarte para apoyar adecuadamente tu ritmo circadiano.

Crea un ritual nocturno. Ésta es una de mis maneras favoritas de engañar a mi cerebro para que duerma porque ayuda a mantener un ritmo circadiano saludable. Determina qué rituales funcionan mejor y son más acordes con tu estilo de vida. Algunas ideas: toma un baño caliente antes de acostarte, acuéstate a la misma hora todos los días, apaga los aparatos electrónicos, lee un libro, etc. Cumple con tus rituales todas las noches para que tu organismo se acostumbre a esta rutina y automáticamente comienza a relajarte para prepararte para dormir.

Haz un volcado de cerebro. ¿Te cuesta dormirte porque tienes muchos pensamientos dándote vueltas en la cabeza? Los budistas describen esto como nuestra «mente de mono», refiriéndose a cómo nuestras mentes saltan de un pensamiento a otro como monos que se balancean de rama en rama o de árbol en árbol. Si este proceso te describe, intenta realizar un «volcado de cerebro». Toma algunas hojas de papel en blanco y anota todo lo que tengas en mente. Luego dobla los papeles y déjalos a un lado. Acabas de liberarte de tus preocupaciones, al menos por el momento.

No tomes alcohol antes de acostarte. Consumir una copa de vino u otra bebida alcohólica para conciliar el sueño no es lo ideal. El alcohol interrumpe el sueño, en particular el sueño REM, más que casi cualquier otra cosa. Interfiere con el equilibrio del cortisol, aumentándolo por la noche, cuando debería disminuir, y suprime la producción de melatonina. Si bebes alcohol por la noche, sigue con idénticas cantidades de agua y cumple con tu ritual nocturno habitual.

6. Establece un plan de gestión del estrés

Nadie vive una existencia libre de estrés. Soy realista y entiendo que todos debemos encontrar formas de abordar esto de manera proactiva, especialmente las mujeres.

177

Estamos lidiando con un gran número de factores estresantes, según el «Estudio de salud de mujeres de mediana edad» de Seattle, un estudio que abarca hasta veintitrés años. Como parte del estudio, ochenta y una mujeres respondieron a la pregunta: «Desde que ha estado en nuestro estudio (desde 1990 o 1991), ¿cuál ha sido la parte más desafiante de su vida?».

Los siguientes aspectos de la mediana edad se enumeraron como factores estresantes:

Cambio de las relaciones familiares.
Reequilibrio de la vida laboral y personal.
Redescubrimiento de una misma.
Consecución de suficientes recursos.
Enfrentamiento a múltiples factores estresantes concurrentes.
Divorcio o ruptura con la pareja.
Problemas personales de salud.
Muerte de padres.

La enorme cantidad de factores estresantes a los que nos enfrentamos puede mantenernos en una situación perpetua de lucha o huida con nuestro sistema nervioso simpático continuamente activado. Con el tiempo, esto puede desgastar nuestros organismos, elevar el cortisol e impactar de manera negativa en nuestra salud. Como he mencionado, el cortisol puede hacer que aumentemos de peso, desregular la insulina (otra hormona de almacenamiento de grasa), afectar a nuestra función inmunológica y poner en marcha muchos otros problemas.

Recuerda que el ayuno intermitente es un factor estresante, por lo que, si estás una y otra vez bajo estrés, no es el momento ideal para ayunar. Trabaja para reducir el estrés antes de comenzar el plan AI:45. Tu manera de enfrentarte al estrés es diferente a la mía, pero aquí tienes algunas estrategias sostenibles que han demostrado ser útiles.

Encuentra ejercicios con los que disfrutes

El ejercicio es un maravilloso reductor del estrés, ya que cuando haces ejercicio, el organismo libera sustancias químicas para sentirte bien llamadas «endorfinas», también conocidas como «euforia del corredor».

Elige los ejercicios con los que disfrutes. Esforzarte por hacer ejercicio sólo crea más estrés. Intenta caminar, hacer senderismo, yoga, barra, núcleo sólido, clases de cardio *dance*, natación, remo, entrenamiento de fuerza, etc., lo que más te atraiga y sientas que puedes hacer toda la vida. (Para obtener más información sobre el ejercicio en ayunas, consulta el capítulo 9).

Priorizo mover mi cuerpo todos los días. Trato de cambiar las cosas, ya que es importante incorporar ejercicios de recuperación activa y de mayor intensidad en la rutina. Alterno entre entrenamiento de intervalos de alta intensidad (HIIT) y ejercicios de peso corporal si hago ejercicio en casa o levanto pesas en el gimnasio. Cambiar las cosas también evita que me aburra con el ejercicio.

Practica la respiración en la caja

Es una forma de meditación que alivia enormemente el estrés. Para ello, espira mientras cuentas hasta cuatro y mantén los pulmones vacíos mientras cuentas hasta cuatro. Inspira al mismo ritmo y mantén el aire en los pulmones mientras cuentas hasta cuatro antes de espirar y comenzar de nuevo el patrón.

Enraízate

¿Cuándo fue la última vez que hundiste los dedos de los pies en la arena o caminaste descalza sobre la hierba? Supongo que ha pasado un tiempo. Si es así, te sugiero que te quites los zapatos y simplemente muevas los dedos de los pies en el césped. Eso te conecta con la energía natural de la Tierra y restaura inmediatamente tu sistema. Puedes reducir el cortisol y aumentar las hormonas de la felicidad, como la serotonina y la dopamina, después de unos minutos de dejar que tu piel toque la tierra.

Una veintena de estudios hasta la fecha han informado de que el contacto corporal con la carga eléctrica natural de la Tierra estabiliza nuestra fisiología en los niveles más profundos; reduce la inflamación, el dolor y el estrés; mejora el flujo sanguíneo, la energía y el sueño; y genera mayor bienestar, según una revisión de 2020 publicada en la revista *Explore*.

Tómate un descanso tecnológico

La tecnología es un arma de doble filo. Por un lado, mejora nuestras vidas de muchas maneras. Si alguna vez has perdido el teléfono móvil o Internet se cayó durante unas horas, sabes a qué me refiero. Por otro lado, puede ponernos en un estado de distracción constante, en el que siempre estamos revisando nuestro correo electrónico, mensajes de texto y cuentas de redes sociales.

Las redes sociales, especialmente, están diseñadas para ser adictivas. Las investigaciones muestran que cuando los usuarios de las redes sociales reciben comentarios positivos (me gusta), sus cerebros activan receptores de dopamina, los mismos receptores implicados en la adicción a la comida, las drogas y el alcohol. La dopamina es una sustancia química de recompensa, que se libera cuando comemos alimentos que anhelamos o mientras tenemos relaciones sexuales, o cuando revisamos nuestras redes sociales, lo que contribuye a los sentimientos de placer y satisfacción como parte del sistema de recompensa. No obtener ese aumento de dopamina de las redes sociales puede incrementar el estrés personal.

Mi sugerencia es que empieces a incorporar pausas tecnológicas en tu rutina normal. Sin teléfono, sin Apple Watch, sin televisión, sin tableta. ¡Nada! Luego observa los muchos pensamientos independientes y creativos que tienes cuando no estás una y otra vez distraída por la tecnología. Es liberador y sentirás que tus niveles de estrés se disipan.

Quédate en el ahora

La vida se desarrolla en el presente. Pero muy a menudo dejamos que el presente se escape, mientras nos preocupamos por lo que puede suceder o no en el futuro y nos arrepentimos de lo que ocurrió en el pasado.

Una de las mejores habilidades de la vida es la capacidad de prestar atención al presente, permanecer en el ahora. Se trata de la atención plena: ver las cosas como son en este segundo, minuto u hora. Se trata de aprender a disfrutar, relajarse y saber la verdad de dónde están las cosas en tu vida. En lugar de apresurarte durante el día, presta atención a las pequeñas cosas: flores que florecen, animales de granja con sus crías, música en el aire, etc. Toma conciencia de tus acciones y de tu espacio. Eso te llevará a una mayor sensación de asombro y alegría. La atención plena también reduce el estrés, estimula el funcionamiento inmunológico, reduce el dolor crónico y la presión arterial y, en general, nos ayuda a enfrentarnos a los problemas difíciles de nuestras vidas.

Toma el sol un poco

Disfruta de quince a veinte minutos de sol al día (preferiblemente por la mañana) para que tu piel pueda producir adecuadamente la vitamina D. No te apliques protector solar durante este breve período. Bloquea la reacción entre la piel y la luz solar, y evita que se produzca vitamina D. No ponerse gafas de sol también es importante. ¡Expone nuestra retina y nuestros relojes internos para apoyar ritmos circadianos saludables y le dice a nuestro cuerpo que se levante y se mueva!

Una cantidad adecuada de vitamina D del sol es un calmante para el estrés porque ayuda al organismo a producir serotonina. La serotonina se asocia con mejorar el estado de ánimo y ayudarte a sentirte tranquila y concentrada.

La vitamina D también te mantiene en equilibrio al prevenir otros tipos de déficits hormonales, incluido el de estrógenos. La vitamina D, asimismo, apoya la sensibilidad a la insulina y un sistema inmunológico más fuerte.

Mientras estás al aire libre permitiendo que la vitamina D mantenga tus niveles hormonales, realiza otras actividades para aliviar el estrés, como jugar con tus mascotas, arrancar maleza, practicar jardinería o dar un paseo por el barrio.

Aprende el poder del no

Para aliviar el estrés al instante, di «no» a las solicitudes cuando tengas un exceso en tu vida o si quieres reducir compromisos. Extenderse demasiado es un factor estresante enorme. «No» es una oración completa, y no tienes que explicar tus razones a nadie. Libérate diciendo «no» con más frecuencia y observa cómo mejoran tus niveles de estrés.

El ayuno intermitente puede ser un período de ajuste desafiante para tu organismo, especialmente durante los primeros días. Pero si te preparas adecuadamente, será menos probable que abandones y más probable que crees una base sólida y duradera para este maravilloso estilo de vida.

Para más información sobre este capítulo, visita
https://cynthiathurlow.com/references

TERCERA PARTE

· · · · · · · · · · · · · · · · · · · ·

Cuarenta y cinco días para la transformación

Capítulo 9

· · · · · · · · · · ·

Fase 1: inducción – días 1 a 7

¡**B**ienvenida a la fase de inducción!

Realizada correctamente, esta fase pone en marcha el plan AI:45. Los primeros siete días ayudarán a que tu organismo entre en un estado de cetosis en el que quema grasa en lugar de glucosa para obtener energía. Tu cuerpo comenzará a sentir el cambio con la pérdida de peso inicial, menos antojos y una mayor claridad mental a medida que se aclimata al ayuno intermitente. Estos primeros resultados positivos también te motivarán y te inspirarán a mantenerte encaminada durante todo el plan y más allá. Pueden pasar muchas cosas en sólo siete días. Catherine es un gran ejemplo de lo que me cuentan las mujeres que se inscriben en mi clase magistral AI:45: «El cambio más grande que noté la primera semana fue que tenía más energía y una mayor claridad mental. Además, no tenía hambre, lo cual fue una agradable sorpresa, y no tenía tantos antojos de alimentos azucarados como solía tener. ¡Incluso adelgacé dos kilos y medio la primera semana! Todos estos beneficios me hicieron darme cuenta de que podía hacer del ayuno intermitente una parte sostenible de mi estilo de vida».

Al detallar todo lo que necesitas para tener éxito de inmediato, esta fase está llena de consejos prácticos sobre cómo integrar el ayuno intermitente en tu estilo de vida y consejos sobre cómo hacerlo sin problemas.

Recuerda, el plan AI:45 no es restrictivo. Pero hay dos acciones esenciales en esta fase que te ayudarán a avanzar en la dirección correcta: dejar de picar entre horas y reducir la ingesta de carbohidratos.

185

El picoteo, en primer lugar, es contraproducente y tiene efectos negativos en tu salud y progreso. Picar entre horas:

- Aumenta el nivel de azúcar en sangre a lo largo del día, lo que provoca un aumento de la insulina y, en última instancia, el almacenamiento de grasa. Cuando comes continuamente, no puedes lograr la flexibilidad metabólica. También corres el riesgo de desarrollar resistencia a la insulina.
- Evita que tu organismo queme grasa como combustible. Por el contrario, con el ayuno intermitente, entrenas a tu cuerpo para aprovechar la grasa en lugar de los carbohidratos. Picar entre horas interfiere en este proceso.
- Crea inflamación. Comer activa el sistema inmunológico para producir una respuesta inflamatoria transitoria. Y así, si comes durante todo el día, a menudo puedes terminar en un estado inflamatorio casi constante. Picar entre horas también hace que las bacterias intestinales se filtren en el torrente sanguíneo, provocando en silencios la inflamación del sistema inmunitario.
- Interfiere con la función de tu complejo motor migratorio o MMC. Este mecanismo clave del sistema digestivo es el ama de llaves de tu intestino delgado y tiene un efecto protector general en tu intestino.
- Aumenta las hormonas, especialmente el cortisol y la insulina. Los altos niveles de ambas pueden causar esos impulsos intensos de azúcar.

Además, la necesidad de picar entre horas podría indicar que tus comidas están mal estructuradas. Pero una vez que comiences a organizar tus comidas en torno a proteínas, grasas y fibra, te sentirás saciada, llena de energía y será menos probable que piques entre horas. Esta mezcla de nutrientes ayuda a entrenar tu mente y tu cuerpo para que no quieran picar entre horas.

Recuerda también que uno de los principios clave del ayuno intermitente es que comes con menos frecuencia. Tu nivel de azúcar sangre se mantiene mejor equilibrado, lo que reduce la insulina, y quema grasa, induce la autofagia y obtiene otros beneficios. Se deduce entonces que mientras ayunas, no quieres picar. Los refrigerios frecuentes interrumpen estos beneficios.

El segundo principio clave de la inducción es seguir un plan de alimentación bajo en carbohidratos, combinado con ayuno intermitente. Juntos, ambos ayudan a que tu organismo entre en cetosis un poco más rápido. La cetosis es el estado metabólico al que se llega cuando el cuerpo descompone la grasa como principal fuente de combustible y consume cetonas como energía. Las cetonas son el método preferido de combustible para el cuerpo. En el plan AI:45, seguirás una dieta de alimentos integrales rica en nutrientes centrada en proteínas, grasas saludables y menos carbohidratos. Durante la inducción, los planes de comidas mantienen los carbohidratos diarios en alrededor de 50 gramos o menos.

Al principio, esto es un desafío para muchas personas, especialmente si has estado consumiendo de 200 a 300 gramos de carbohidratos al día. Reducirlos en dos tercios te parecerá abrumador al principio. Así que permito un pequeño margen de maniobra: apunta a un rango de 50 a 100 gramos de carbohidratos por día. Una vez que te acostumbres a reducir los carbohidratos, puedes bajarlos a 50 gramos o menos. Muy importante: asegúrate de controlar tus señales de glucosa y hambre como expliqué en la página 124. Cada persona es diferente en lo que respecta a la ingesta de carbohidratos, por lo que no me gusta dar recomendaciones generales.

Además de impulsar la cetosis, la alimentación baja en carbohidratos y el ayuno intermitente reducen la inflamación, mejoran muchos marcadores de salud e inducen la autofagia, ese proceso maravilloso en el que las células disfuncionales y moribundas son reemplazadas por células nuevas y saludables. Además, obtienes otros beneficios duales: niveles de insulina reducidos, glucógeno limitado, saciedad, mayor energía, pérdida de grasa y salud mitocondrial mejorada.

Por otro lado, reducir la ingesta de carbohidratos hace que sea más fácil superar la ventana de ayuno. Cuando comes una dieta centrada en proteínas y fibra con grasas saludables y carbohidratos bajos, se vuelve más fácil ayunar sin sentir hambre. Tu organismo se alimenta de su propia grasa almacenada, así como de cetonas. Todo esto ayuda a crear saciedad.

Un estudio en *PLOS ONE* sugiere una razón adicional por la que tienes menos hambre con menos carbohidratos: las hormonas. Los investigadores compararon los análisis de sangre de las personas que habían ingerido una comida rica en carbohidratos con los que habían comido una comida rica en grasas o proteínas. Descubrieron que los consumidores de carbohidratos tenían niveles más bajos de las hormonas de la saciedad PYY y GLP-1 que los consumidores de grasas y proteínas. Por el contrario, las personas que hacían dieta con grasas y proteínas tenían niveles más bajos de la hormona grelina, que estimula el apetito. Entonces, al reducir el consumo de carbohidratos, las hormonas del hambre te ayudan activamente a mantenerte satisfecha durante más tiempo.

Otra investigación muestra que una dieta baja en carbohidratos es quizá la manera más efectiva de perder o mantener el peso si tienes resistencia a la insulina o diabetes.

Adaptación a las grasas

Reducir los carbohidratos junto con el ayuno intermitente también lleva a tu organismo a una «adaptación a las grasas», en la que utilizas grasas como combustible y no carbohidratos. Permíteme retroceder y hablar un poco del metabolismo. Puedes pensar en tu metabolismo como en una fogata. Si los carbohidratos se queman de manera rápida como hojarasca, las grasas se queman lenta y consistentemente como leños gruesos. Los carbohidratos son excelentes para obtener energía rápida, pero no querrás quedarte atrapada en un modo de quema de carbohidratos. En un modo de quema de carbohidratos, tendrías que comer todo el día (y convertirte en una esclava de tu reserva de picoteo) para mantener altos tus niveles de energía (del mismo modo que tienes que seguir alimentando el fuego con ramitas). Idealmente, deseas que tu organismo pueda cambiar a un modo de quema de grasa cuando sea necesario, eso es adaptación a las grasas. Luego, puedes pasar con facilidad largos períodos de tiempo sin necesitar alimentos (porque puedes aprovechar la energía almacenada, también conocida como grasa corporal). Así como el ayuno intermitente ayuda a tu organismo a pasar a un modo de quema de grasas, también lo hace una dieta baja en carbohidratos.

Este cambio a la adaptación a las grasas por lo general comienza después de dos a cuatro días tras comer 50 gramos o menos de carbohidratos por día. Pero si estás pasando poco a poco de una dieta estadounidense estándar con más carbohidratos, este proceso puede llevar mucho más tiempo, sobre todo si estás atrapada en un modo de quema de carbohidratos. Es posible que tu organismo tarde un poco de tiempo en «quemar» todas las reservas de carbohidratos en el hígado. Piensa en esto como si estuvieras entrenando para una maratón. Tienes que empezar lentamente y trabajar hasta quemar mayores cantidades de grasa. Todas somos diferentes y bioindividuales.

A medida que te adaptas más a la grasa, puedes notar un beneficio emocionante: la pérdida de centímetros de tu cuerpo. Alison compartió una foto de sí misma con los miembros de nuestras clases magistrales recientes en la que llevaba un vestido ajustado que no se había puesto desde hacía dos años. ¡Incluso en ese entonces, tenía que ponerse fajas para poder cerrar la cremallera!

Después de hacer el plan AI:45, Alison informó de que, aunque no había adelgazado muchos kilos, podía subirse el cierre del vestido fácilmente y le sobraba espacio. Como descubrió Alison, es muy posible perder la mayor parte de la grasa corporal, que se traduce en centímetros, y no ver mucha diferencia en la báscula. Perder centímetros puede ser una señal de que tu organismo está quemando grasa y que estás más adaptada a ella.

Calidad de la dieta

Si bien son más bajos en carbohidratos, los planes de comidas del AI:45, incluida la fase de inducción, se enfocan en la calidad de la dieta, reemplazando los carbohidratos refinados por vegetales sin almidón, grasas saludables y proteínas de calidad. Un editorial de noviembre de 2018 en *Science* sugiere que, para la mayoría de las personas, centrarse en la calidad de la dieta permite un control de peso efectivo y otros beneficios.

Una clave importante para la calidad de la dieta es centrarse en comer «limpio». Esto significa obtener la mayor parte de tu energía de proteínas y grasas saludables de alimentos integrales como nueces y semillas, coco, aceites de pescado y grasas animales, aguacates y aceitunas y su aceite.

Aunque la mayoría de las calorías provendrán de grasas y proteínas, gran parte del plato debe incluir vegetales sin almidón, como verduras de hoja verde, brócoli, coliflor, espárragos, calabacines y pepinos.

Por el contrario, mantente alejada de los aceites de semillas procesados y tóxicos. En su lugar, concentra la atención en las verduras ricas en nutrientes y grasas y aceites de calidad.

Apoyar al organismo para que dependa menos de los carbohidratos como combustible y más de las grasas y proteínas te ayudará a ser más experta en el ayuno.

Qué esperar durante la inducción

Durante la fase de inducción, tu metabolismo cambiará como resultado del ayuno, reduciendo el consumo de carbohidratos y aumentando el de grasas. En lugar de utilizar principalmente carbohidratos para obtener energía, el organismo cambiará a la grasa almacenada como combustible y la convertirá en cetonas.

Durante este proceso, muchas personas notan una pérdida de peso inicial, pero se debe sobre todo a la pérdida del líquido almacenado en las moléculas de glucógeno en el hígado. Por cada gramo de carbohidrato almacenado en el cuerpo como glucógeno, se conservan aproximadamente de 2 a 3 gramos de líquido. Entonces, cuando comienzas una dieta baja en carbohidratos por primera vez, se libera el glucógeno almacenado, junto con el líquido que lo acompaña.

Otros resultados que puedes esperar de la fase de inducción:

- Una pérdida de medio a un kilo de peso o más esa semana.
- Menos antojos de comida al final de la semana.
- Digestión mejorada con menos hinchazón y deposiciones consistentes.

- Más energía.
- Menos confusión mental.

Cada día, asegúrate de seguir los planes de comidas que acompañan a la fase de inducción. Consulta las páginas 256-258.

Día 1: confirma tus intervalos de alimentación/ayuno y deja de picar entre horas

Para comenzar, es una buena idea que te comprometas con tu horario de alimentación/ayuno y, además, con tu rutina matutina. Hemos hablado un poco de este tema en el capítulo 7, pero ahora es el momento de ponerse seria. Para la mayoría de las personas, el modelo 16:8 funciona mejor, o puedes comenzar con una ventana de ayuno de doce horas y luego extenderla a dieciséis horas.

Haz que sea simple. Piénsalo de esta manera, el día tiene dos partes: la del ayuno y la de la comida. Así que hoy, decide a qué hora vas a dejar de comer. Luego te acostarás, te despertarás y comerás de doce a dieciséis horas. Parte del atractivo del plan AI:45 es que es muy fácil y puedes ajustarlo a tu estilo de vida.

Además, establece tu rutina matutina. Esto puede implicar tomar una taza de café o té, junto con un vaso de agua diluida con electrolitos insípida. Yo, después de vestirme, me dirijo a la cocina y preparo una taza de té verde para mí y para mi esposo. Preparo nuestros suplementos para el día. Luego tomo mi primer vaso de agua con electrolitos (que disfruto durante todo el día).

El día 1, deja también de comer refrigerios entre horas. ¿Pasarás hambre si no lo haces? Depende de tu bioindividualidad (algunas personas inicialmente pueden sentir más hambre que otras) y de tus hábitos. El hambre puede ser un hábito psicológico. Si tu organismo está acostumbrado a comer refrigerios en ciertos momentos, entonces es cuando enciende la señal de hambre, porque trata de mantener tu ritmo diario ordinario. Esto puede ser una señal de que necesitas ajustar los macros, sobre todo proteínas o grasas o una combinación de ambas para llegar al punto en el que no tengas hambre entre comidas.

Pero la buena noticia es que cuando alteras ese ritmo, cuando rompes con tus hábitos de picoteo, tu cuerpo se adapta con rapidez al nuevo ciclo diario. Para la mayoría de las mujeres, el organismo tarda sólo dos o tres días en adaptarse a la nueva rutina, y luego apaga esas señales de alarma.

Entonces, ¿qué puedes hacer mientras tanto? A continuación indico unas cuantas sugerencias:

Mantente hidratada: bebe agua con electrolitos durante los momentos en que no comas mientras te adaptas a la rutina. Eso puede ayudarte a mantenerte llena. De todos modos, la mayoría de nosotras no bebemos suficiente agua. Las señales de hambre en realidad pueden ser de sed. Bebe hasta un litro medio o dos de agua diariamente, complementada con electrolitos.

Incluye otros líquidos: cafés e infusiones, sin edulcorantes, leche, crema o nata. Los sabores de estos últimos alimentos le dicen al cuerpo que está entrando comida, y entonces éste se prepara hormonalmente para el proceso de digestión. Esto sólo hace que el ayuno sea más difícil.

Aumenta la cantidad de grasas saludables a la hora de comer: juegan un papel muy importante en la creación de una sensación de saciedad que dura hasta la siguiente comida. Consulta la página 127 para más información sobre las grasas saludables.

Sala tu comida: me encantan los productos de Redmond para este propósito. Otra buena sal es la sal roja. Menos procesada que la mayoría de las sales, la sal roja contiene oligoelementos puros y se obtiene de orígenes naturales. Otras buenas opciones son la sal marina celta y la sal rosa del Himalaya, las cuales proporcionan minerales y oligoelementos. ¡Es sorprendente lo saciante que es agregar la sal adecuada a las comidas, y además también ayuda con los electrolitos!

Por el contrario, la sal procesada contiene yodo sintético, sustancias antiaglomerantes, agentes blanqueadores, residuos y otros aditivos artificiales. Del mismo modo que debes evitar la harina refinada o el azúcar refinado, mantente alejada de la sal procesada.

Día 2: limpia la cocina

La acción de hoy es limpiar la despensa. Tener éxito con el ayuno va de la mano de una buena nutrición, así que busca en la despensa, el frigorífico y congelador, y deshazte de todos los productos azucarados con alto contenido en carbohidratos que podrías consumir en un momento de debilidad. Elimina cualquier tentación. Regala estos alimentos, tíralos o dónalos.

Aquí hay una lista de muestra de alimentos a eliminar:

Despensa
Dulces.
Mezclas para pasteles, incluidas mezclas para panqueques.
Galletas.
Galletas saladas.
Panes.
Bagels.
Azúcar en todas sus formas, incluidos los jarabes y la miel.
Harinas blancas y de trigo integral.
Carbohidratos que contengan gluten, incluidos los cereales.
Magdalenas.
Cereales para el desayuno.
Pasta.
Arroz.
Patatas fritas y otros refrigerios procesados.
Palomitas.
Frutos secos.
Sopas enlatadas.
Fruta enlatada.
Aceites de semillas.

Frigorífico
Refrescos y zumos de frutas.
Puré de manzanas.
Frutas, excepto bayas.

Mermeladas.

Margarina.

Todo lo que en la etiqueta ponga «bajo en grasas «o «sin grasas».

Condimentos que enumeran «azúcar» entre los cuatro ingredientes principales.

Lácteos (quesos, leche, etc.).

Patatas y otras verduras con almidón.

Congelador

Helado.

Postres helados.

Productos de pan congelado.

Tortas.

Panqueques preparados o tostados.

Frutas congeladas, excepto bayas sin azúcar.

Pizza.

Una vez que hayas limpiado la cocina, a continuación mostramos cómo reabastecerla para el plan AI:45. Los siguientes alimentos optimizarán tus resultados manteniendo la glucosa y la insulina estables y llevándote a la cetosis. Familiarízate con los alimentos de la lista e inclúyelos en tu estilo de vida.

Huevos: orgánicos y de gallinas camperas.

Carnes y aves: selecciona carnes orgánicas alimentadas con pasto y no te excedas con las carnes procesadas como el tocino y el salami.

Pescados y mariscos: compra pescado capturado en la naturaleza, como salmón, atún, sardinas, gambas, vieiras, *mahi machi* y bacalao. (Evita comer pescados depredadores como el tiburón, el pez espada, la caballa gigante o el blanquillo porque contienen altos niveles de mercurio).

Verduras bajas en carbohidratos: consume verduras como espárragos, alcachofas, verduras de hoja verde, calabacín, judías verdes, pimientos, cebolla, ajo, champiñones, calabaza y especialmente crucíferas desintoxicantes como brócoli, coliflor, coles de Bruselas, *pak choy*, etc. Además, busca verduras ricas en pigmentación intensa.

Hierbas frescas: perejil, cilantro, romero, tomillo, eneldo, cebollino y cebolleta.

Fruta con bajo contenido en azúcar: abastécete de bayas en pequeñas cantidades (fresas, arándanos, frambuesas, moras y arándanos); limones y limas; albaricoques, cerezas, nectarinas, melocotones y ciruelas; y manzanas golden.

Condimentos: aminoácidos de coco (un sustitutivo de la salsa de soja sin soja), salsa de pescado, salsa picante de Cholula, *tajine* orgánico y cualquier condimento en el que el azúcar no se encuentre entre los cuatro ingredientes principales.

Grasas saludables: aceite de oliva virgen extra, aceitunas, aceite de coco, crema de coco, aceite C8 MCT, aceite de aguacate, aguacates, nueces, semillas, mantequilla de animales alimentados con pasto, *ghee*, manteca de cerdo, grasa de pato y sebo; bebidas de frutos secos sin aditivos, como las de la marca Malk. Las nueces y las semillas son densas en calorías y fáciles de comer en exceso, así que consume porciones pequeñas.

Otros alimentos: harina de almendras, leche de coco enlatada, caldo de huesos, café y té (opta por lo orgánico).

Suplementos: decide qué suplementos deseas tomar según la información del capítulo 7.

Alimentos, hierbas y especias que desencadenan la autofagia

La autofagia se estimula cuando ayunas. Se activa más rápidamente si ya te encuentras en un estado de cetosis y, a veces, comienza a funcionar en tan solo doce horas, sobre todo cuando combinas una dieta alta en grasas y baja en carbohidratos con ayuno intermitente.

Los potenciadores de la autofagia incluyen:

- Cacao.
- Canela.
- Café.

- Curcumina (que se encuentra en la especia cúrcuma).
- Jengibre.
- Té verde.
- Aceite MCT, formulado predominantemente con ácidos grasos C8.
- Hongos.
- Aceite de oliva ecológico.
- Resveratrol: un poderoso compuesto vegetal que se puede encontrar en el vino tinto, las uvas, las bayas y los cacahuates.

Día 3: desarrolla un hábito de preparación de comidas

La preparación de comidas es un gran hábito para desarrollar en el plan AI:45. Ahorra tiempo al preparar las cosas con antelación. De hecho, un estudio publicado en el *American Journal of Preventive Medicine* sugiere que dedicar tiempo a preparar y cocinar comidas en casa está relacionado con mejores hábitos alimenticios.

Siempre me gusta tener carne picada preparada, pollo desmenuzado y huevos duros en mi frigorífico en caso de que necesite preparar una comida rápida. También me gusta comer verduras precortadas y asadas. Preparo mi comida los domingos y miércoles. Es cuando elaboro un gran número de comidas que mi familia y yo podemos calentar durante la semana. Y preparo grandes cantidades, porque tengo hijos adolescentes y comen mucho.

Hay muchas maneras de preparar tu propia comida, pero aquí tienes algunas ideas para comenzar:

Elige uno o dos días a la semana para hacer todo el trabajo: selecciona el día o días de preparación en los que dedicarás tiempo a elaborar las comidas. ¡Después, tendrás la mayor parte del trabajo hecho durante toda la semana!

Doble: prepara cantidades dobles de algunas de tus recetas favoritas cada vez que las elabores. Guarda y congela las sobras para otras comidas.

Haz huevos duros y consérvalos en la nevera: los huevos son una excelente fuente de proteínas, vitaminas A y B y grasas saludables, todo ello perfecto para una dieta baja en carbohidratos.

Pica o corta en juliana las verduras crudas con antelación: luego introdúcelas en bolsas o recipientes en la nevera. Cortar verduras a granel ahorra mucho tiempo valioso.

Asa diferentes verduras que requieran el mismo tiempo de cocina: me encantan las verduras asadas porque al asarlas se realza su dulzor natural. Pero esperar a que se cocinen puede necesitar mucho tiempo a la hora de la cena. Prepara una tanda grande de vegetales, ásalos juntos, según su tiempo de asado. Hornea vegetales de cocción más rápida como espárragos, champiñones y tomates *cherry* en el mismo recipiente; y verduras de cocción lenta como zanahorias, coliflor y cebollas juntas.

Empaqueta los ingredientes de los batidos: si te gustan los batidos, ahorra tiempo envasando y congelando los ingredientes. Mide las cantidades de bayas y vegetales, luego empaquétalos y mételos en el congelador.

Prepara tarros de ensalada para el almuerzo: pon el aderezo en el fondo de una fiambrera, coloca una capa de verduras más resistentes como pepinos y pimientos a continuación, seguida de verduras de hoja verde. Pon un cuadrado de papel absorbente encima (esto mantiene las hojas verdes frescas y crujientes) y coloca la tapa. No más ensaladas empapadas para el almuerzo.

Proteínas precocinadas: las aves, el pescado y las carnes (prácticamente cualquier proteína) se pueden cocinar con antelación y luego calentar cuando estés lista para disfrutarlas.

Día 4: haz ejercicio todos los días

Si aún no lo has hecho, establece una actividad de ejercicio diario. Sí, puedes hacer ejercicio mientras ayunas, y deberías hacerlo, porque puede ayudarte a acelerar tu transformación.

Muchos ayunadores, incluyéndome a mí, hacen ejercicio por la mañana. Si sigues el modelo 16:8, los entrenamientos caen dentro del marco de tiempo en ayunas, y eso es muy efectivo. Hacer ejercicio durante el período de ayuno significa que utilizarás más grasa almacenada para obtener energía.

Además, tus músculos se prepararán con el entrenamiento para que puedan absorber mejor las proteínas y los nutrientes después de romper el ayuno con la primera comida del día.

También hay otros beneficios. Se sabe que cualquier tipo de ejercicio aumenta la sensibilidad a la insulina, lo que significa que tu organismo utilizará la insulina de manera más eficiente. La investigación también ha demostrado que hacer ejercicio en ayunas puede aumentar la hormona del crecimiento, ese químico antienvejecimiento que es tan crucial para mantener y desarrollar los músculos.

Para mantener el ayuno con éxito mientras haces ejercicio, aquí tienes algunas tácticas importantes a considerar.

Mantente hidratada: el agua purificada y las infusiones de hierbas durante el día anterior y temprano por la mañana son esenciales para un entrenamiento exitoso, rápido y productivo. Además, si deseas preparar adecuadamente tus músculos, bebe un poco de agua de cuarenta y cinco a sesenta minutos antes de hacer ejercicio. ¡No te olvides de los electrolitos!

No te saltes la cena: cuando crees tu programa de ejercicios matutinos, asegúrate de haber cenado la noche anterior. Si tienes tendencia a saltarte la cena, no tendrás el suficiente combustible o la energía que necesitas. Cuando comas, que el plato tenga equilibrados proteínas, grasas saludables y vegetales.

Escucha a tu cuerpo: incluso una vez que te hayas adaptado a combinar el ayuno intermitente y el ejercicio, estate atenta a cómo responde tu organismo día a día. Si te parece demasiado o sientes que te estás quedando sin combustible, es mejor reducir la velocidad. Haz algunos ejercicios más suaves, como yoga o caminar.

Hora de las comidas y del ejercicio: ya no tienes que preocuparte por comer antes de un entrenamiento una vez que te hayas adaptado a la grasa; puedes ir al gimnasio, levantar pesas y luego romper el ayuno a tu hora habitual. De hecho, la mayoría de las mujeres afirmarán que se sienten cien por cien mejor haciendo ejercicio en ayunas que lidiando con la comida chapoteando en su tracto digestivo.

No te preocupes por los suplementos o las comidas posteriores al entrenamiento: circula mucha información errónea sobre este tema. La verdad es que no necesitas suplementos después de un entrenamiento, especialmente BCAA o batidos de proteínas, a menos que seas una culturista de competición que se prepara para un concurso. Si haces ejercicio a las 6:00 h, tu nivel de azúcar en sangre y la reparación del tejido muscular estarán bien a las 10:00 h, cuando estés lista para romper el ayuno. Desarrollar músculo, perder grasa corporal y mantener un nivel de azúcar en sangre equilibrado se trata más de macros consistentes y de calidad a lo largo del tiempo. Si sigues mis consejos de ayuno intermitente y ya comes alimentos integrales, tu cuerpo obtendrá los beneficios de una buena sesión de sudor. La mejor bebida antes del entrenamiento puede ser el café o la infusión de hierbas.

Mastica la comida: masticar bien los alimentos le permite a tu organismo absorber tantos nutrientes como sea posible. La comida entera y masticable siempre es mejor que beber un batido de proteínas. No me importa lo limpia que esté tu proteína en polvo, todavía está procesada. Además, el cerebro registra saciedad cuando masticas. Ten en cuenta que el proceso digestivo comienza en el cerebro. No puedes estar estresada y digerir adecuadamente la comida al mismo tiempo. ¡Estar en un estado mental relajado ayuda a la digestión!

Observa en qué punto de tu ciclo menstrual te encuentras: si todavía tienes menstruación, evita el ejercicio extenuante y el ayuno de cinco a siete días antes del ciclo menstrual.

Con estas tácticas en mente, hay algunas situaciones en las que no deberías hacer ejercicio en ayunas. Si eres una quemadora de azúcar (lo que significa que principalmente quemas carbohidratos, azúcar, para obtener energía) y tienes hipoglucemia, probablemente no te sentirás bien haciendo ejercicio en ayunas.

Las personas que queman azúcar sienten que necesitan varios refrigerios durante todo el día, tienen problemas para sentirse satisfechas después de las comidas y tienen antojo de dulces y alimentos ricos en carbohidratos. (Consulta a continuación para obtener más información sobre las quemadoras de azúcar).

De lo contrario, la mayoría de las personas pueden hacer ejercicio mientras ayunan porque se han adaptado a las grasas: sus organismos queman grasa y no azúcar. Mientras haces ejercicio en ayunas, debes sentirte así: tu energía es estable, tu mente está clara, te sientes bien y no tienes hambre, náuseas ni temblores.

Día 5: adáptate a las grasas más rápidamente

Si en el pasado solías ingerir una gran cantidad de carbohidratos procesados, es probable que seas una quemadora de azúcar. Metabólicamente, tus niveles de glucosa e insulina están desregulados. Cuando comienzas el ayuno intermitente, hay un lapso de tiempo a medida que el organismo pasa, de mala gana, de quemar la energía rápida de la glucosa a tomar combustible de sus reservas de grasa. Entonces, de manera natural, deseas hacer todo lo posible para adaptarte más a la grasa. De ese modo, podrás quemar mejor la grasa corporal almacenada para obtener energía. También reduce los antojos de carbohidratos. Asimismo puedes sentirte más llena después de las comidas, lo que resulta en comer menos calorías a lo largo del día y en la pérdida de peso.

Éstas son mis estrategias para ayudarte a adaptarte más fácilmente a las grasas, además de ayunar y reducir la ingesta diaria de carbohidratos.

Come más grasa: a medida que disminuyas los carbohidratos, querrás aumentar la ingesta de grasas en la dieta. Comer grasa puede ayudar a entrenar a las células para que funcionen con grasa. Dicho esto, la grasa es más densa en calorías (9 calorías por gramo) que las proteínas o los carbohidratos (4 calorías por gramo), por lo que, si sigues una dieta rica en grasas, es posible que debas comer porciones más pequeñas. Los ejemplos de control adecuado de las porciones incluyen ¼ de aguacate, ¼ de taza de nueces o 1 cucharada de aceite de oliva, aceite de coco, mantequilla o *ghee*.

¿Cuánta grasa debes consumir cada día? Depende de cuánto peso estés tratando de perder o cuán metabólicamente flexible seas. Si tu objetivo es perder peso, es posible que desees limitar tu consumo de grasas a una o dos porciones por comida. Si eres metabólicamente flexible y quemas grasa de manera eficiente, es probable que puedas consumir más porciones de grasa al día. Asegúrate de elegir grasas de alta calidad.

Además, la grasa de la dieta tiene un impacto mucho menor en los niveles de insulina que los carbohidratos. Este estado bajo en insulina te ayuda a permanecer en modo de quema de grasa, no de almacenamiento de grasa. En tu búsqueda de la adaptación a las grasas, debes comer muchas grasas saludables como las que ya se han mencionado.

Incluye aceite C8 MCT: los triglicéridos de cadena media (MCT) contienen ácidos grasos que tienen una longitud de cadena de seis a doce átomos de carbono. Son importantes quemagrasas, ya que eluden la digestión habitual de las grasas. Van directamente al hígado y facilitan la producción de cetonas. El organismo comienza a utilizar cetonas para obtener energía. Luego, las células se acostumbran y se adaptan al consumo de cetonas como combustible y se vuelven más eficientes.

Hay cuatro tipos principales de ácidos grasos en los MCT: ácido caproico (C6), ácido caprílico (C8), ácido cáprico (C10) y ácido láurico (C12). Si no te importa pagar un poco más, compra un aceite C8 MCT. Sus beneficios sobre los demás son que:

- Acelera el metabolismo.
- Incrementa la adaptación de las grasas.
- Reduce el hambre al aumentar la hormona leptina y la PPY, las cuales reducen la hormona del hambre o grelina.
- Mejora la sensibilidad a la insulina.
- Alimenta el cerebro.
- Proporciona energía casi instantánea.

En algunas personas, el aceite MCT en un principio puede ser un poco irritante para el sistema digestivo, causando heces sueltas y diarrea. Así que comienza poco a poco, con 1 cucharadita cada vez, y aumenta gradualmente la dosis. Se puede poner en el café, en aderezos para ensaladas y rociar sobre vegetales. El aceite MCT que recomiendo es de la marca Simply Energy.

Controla la estabilidad de tu glucosa: utiliza tu monitor continuo de glucosa o glucómetro para controlar el azúcar en sangre, la respuesta a la ingesta de carbohidratos y las señales de hambre.

Haz ejercicio en ayunas: esto mejora el empleo de grasas y disminuye tu dependencia de fuentes externas de combustible como los carbohidratos para obtener energía. Tu adaptación a la grasa progresará y se estabilizará. El ayuno y el ejercicio son una gran combinación para la adaptación a las grasas. (Consulta mis consejos anteriores sobre cómo hacer ejercicio con éxito cuando estás ayunando).

Día 6: intenta dejar de comer cereales

Comer alimentos sin gluten y sin cereales implica evitar no sólo los productos de trigo que contienen gluten, sino también cualquier cereal sin gluten, como el arroz, el maíz, la avena, el mijo, el amaranto, etc. Hay beneficios reconocidos de dejar de consumir ese tipo de alimentos.

Por un lado, ayuda a frenar las adicciones a los carbohidratos. La mayoría de los cereales pueden desencadenar un gran aumento de la glucosa, lo que hace que desees comer aún más cereales. Cuando dejas los cereales, ayudas a evitar esta respuesta adictiva.

Además, muchos cereales son rociados con pesticidas y químicos peligrosos. Un artículo publicado en *Interdisciplinary Toxicology* sugirió que el glifosato de Monsanto (Roundup) puede causar directamente el desarrollo de la enfermedad celíaca (una enfermedad autoinmune en la que las personas no pueden comer gluten). Un problema asimismo serio es que el uso de glifosato es una de las principales razones por las que el gluten hoy en día es tan tóxico. En Estados Unidos, una práctica agrícola común con el trigo es empapar los campos de trigo con Roundup varios días antes de la cosecha para producir un mayor rendimiento. El glifosato Roundup interrumpe significativamente el funcionamiento de nuestro microbioma y contribuye a la hiperpermeabilidad de la pared intestinal (síndrome del intestino permeable), lo que resulta en posibles síntomas de enfermedades autoinmunes. Comer cereales contaminados puede hacerte susceptible a trastornos autoinmunes como la enfermedad celíaca y otros.

También hay alguna evidencia de que eliminar los cereales puede ayudar a reducir el colesterol y el LDL (colesterol malo) y tiene un gran impacto en la reducción de los niveles de triglicéridos.

Además, se ha demostrado que una dieta libre de gluten y cereales mejora la ansiedad y la depresión, que a menudo se observan en mujeres perimenopáusicas y menopáusicas.

Recomiendo a muchas de mis pacientes y clientas que eliminen el gluten y los cereales durante seis semanas. Hay otros beneficios al hacerlo, además de prevenir enfermedades autoinmunes. No comer cereales puede ayudar potencialmente a mejorar la sensibilidad a los alimentos, los problemas de tiroides, la fatiga, los dolores de cabeza, los problemas de la piel y el aumento de peso.

Confía en mí, no extrañarás tanto los cereales después de que descubras y comiences a comer algunos deliciosos sustitutivos, como:

- Arroz de coliflor.
- Fideos *shirataki* (al igual que el *tofu*, estos fideos adquieren el sabor con el que se cocinan).
- Arroz de col.
- Verduras en juliana, como calabacín.
- Espaguetis de calabacín.
- Champiñón Portobello (una gran alternativa a los panes de las hamburguesas).
- Envoltorios de lechuga.
- Base de pizza de coliflor.
- Lasaña de calabacín (calabacines cortados en tiras finas a lo largo como alternativa a la pasta de lasaña).

Día 7: inspírate

Mantente en la mentalidad correcta. Revisa tus metas y felicítate por tu progreso. Asegúrate de que las creencias limitantes no vuelvan a tus pensamientos. Piensa en ideas empoderadoras en su lugar, y hazlo simple, como: «Sé que el ayuno intermitente es bueno para mi salud. Me encantan los resultados hasta ahora. Puedo seguir. Mi cuerpo está respondiendo y es increíble».

Considera escribir tus pensamientos y metas y ponlos en un lugar destacado para mantener la mentalidad correcta durante todo el plan AI:45.

Los estudios demuestran que la motivación inicia la acción, pero los hábitos diarios asegurarán que te acerques a tus objetivos.

Siempre es una buena idea escribir también en un diario tu experiencia de ayuno. Llevar un diario te ayuda a identificar factores desencadenantes, registrar el progreso y celebrar los triunfos. También puedes anotar las comidas, recetas y planes de ejercicio favoritos. Aquí hay una entrada de diario de muestra de una de mis ayunadoras AI:45 que reflexionó sobre su experiencia:

«El ayuno intermitente me ha ayudado a simplificar mi toma de decisiones sobre la comida. Después de un ayuno de 16 horas, soy muy consciente de con qué rompo el ayuno. También disfruto de la disciplina del proceso de ayuno, justo lo que necesitaba después de tantos intentos fallidos con las dietas. Mi vida está cambiando. Pienso con más claridad. Estoy en paz con mi cuerpo. Mi cintura es más pequeña. El ayuno intermitente es mi nueva norma. Estoy muy agradecida».

Para más información sobre este capítulo, visita
cynthiathurlow.com/references.

Capítulo 10
• • • • • • • • • • • •

Fase 2: optimización – días 8 a 37

Has pasado una semana limpiando tu dieta y tu cocina.

Has dejado de picar entre horas, has reducido los carbohidratos y has preparado el escenario para adaptarte a las grasas. Ahora estás lista para comprometerte treinta días más con un estilo de vida de salud y bienestar, respaldado por el ayuno intermitente. En esta fase, vamos a cambiar un poco las cosas. Aumentarás el consumo de carbohidratos a un nivel más moderado, te concentrarás en el ciclo de carbohidratos y personalizarás tu ventana de ayuno y alimentación según la etapa de tu vida.

Al igual que la semana pasada, continuaré guiándote diariamente con pautas y estrategias adicionales para que puedas continuar con éxito mi plan AI:45.

Qué esperar de la optimización

A medida que avances a través de la optimización, sentirás efectos aún más positivos del ayuno intermitente y de la alimentación baja en carbohidratos, como una mayor claridad mental y más energía. Aunque cada persona es diferente, en el punto medio de la optimización, tu organismo habrá realizado la mayor parte de su trabajo de adaptación al uso de grasa como energía. Además, el hambre y los antojos de alimentos disminuirán en su mayoría, y tu resistencia y vitalidad serán mayores.

Todos estos beneficios se hicieron realidad para Anne, participante en una de mis clases magistrales recientes.

Hacia el final de la fase de optimización, compartió esta retroalimentación: «Estoy emocionada por sentirme mucho mejor. Tengo energía y claridad mental como nunca antes. Ya no anhelo la comida basura. Tampoco tengo ganas de picar entre horas. He perdido tres kilos y medio, algo que no podía conseguir ni siquiera cuando hacía ejercicio seis días a la semana. Mis sofocos también son menos frecuentes. Estoy emocionada de seguir avanzando en este viaje para toda la vida».

Al igual que Anne, puedes esperar algunos beneficios gratificantes de esta fase.

Por ejemplo:

- Mayor claridad mental.
- Aumento de la autofagia.
- Reducción de los niveles de insulina.
- Pérdida de peso.
- Mejora de la salud digestiva y del descanso.
- Mejor calidad del sueño.

Al igual que con los primeros siete días, pasemos a la optimización con estrategias día a día para ayudarte a tener éxito. Asegúrate de seguir los planes de alimentación diarios de optimización, que comienzan en la página 258, durante los próximos treinta días.

Día 8: aumenta tu consumo de agua con electrolitos

El agua es un factor importante cuando se trata de cumplir con éxito el ayuno intermitente, así que haremos hincapié en ello.

Comprométete a beber un litro y medio o dos de agua al día. El agua ayuda en la digestión y te ayuda a mantenerte hidratada durante todo el día.

El agua filtrada es la mejor, y no olvides los electrolitos (ver el capítulo 7 para obtener más información sobre electrolitos).

A veces es útil tener una ayuda visual para alentarte y recordarte que debes beber. Mantengo una botella de agua de acero inoxidable o de vidrio cerca para recordarme cuánta agua debo beber.

Día 9: comprende qué comer después de que finalices el período de ayuno diario

Cuando llegue el momento de tu primera comida después de haber ayunado, carga la energía con los alimentos correctos: proteínas, grasas saludables y vegetales sin almidón. Esta mezcla es saciante y es más probable que te retenga hasta tu próxima comida, mientras que los platos pesados en carbohidratos refinados y azúcar te dejarán con hambre de nuevo con relativa rapidez porque aumentan la glucosa y la insulina.

Algunas personas prefieren una comida ligera, como una ensalada, yogur vegetal con algunas nueces de macadamia y bayas, o incluso caldo de huesos. Experimenta para encontrar lo que te funciona mejor.

Últimamente, he comido una hamburguesa pequeña de vacuno alimentada con pasto con col rizada y pesto de anacardos, pero las opciones son infinitas: caldo de huesos, jícama o nabo mexicano y verduras crudas con *hummus* limpio, mantequillas de nueces o una ensalada con proteínas y grasas saludables. Deseas una dieta de alimentos integrales con la mayor cantidad posible de alimentos no procesados. Los planes de alimentación de la optimización te ayudarán a planificar.

Día 10: resuelve los problemas de eliminación

Muchos estadounidenses y personas de la mayoría de los países del primer mundo tienen problemas para conseguir una digestión y eliminación adecuadas. Nuestros alimentos están tan procesados, sin fibra natural, que nuestra exposición a las bacterias buenas también ha disminuido y sufrimos estreñimiento. Otras causas son problemas de estilo de vida, como poca actividad física, estrés y falta de relajación. Todo esto puede verse agravado por una tiroides hipoactiva, sensibilidades alimentarias subyacentes, deshidratación, disbiosis y, a menudo, ciertos medicamentos como antidepresivos, fármacos para la presión arterial y otros para el reflujo ácido. Si experimentas estos problemas:

- Aumenta el consumo de agua y complétalo con electrolitos (consulta el capítulo 7).
- Come más alimentos ricos en fibra, especialmente manzanas, higos, ciruelas pasas y crucíferas (brócoli, coles de Bruselas, coliflor, etc.).
- Mueve el cuerpo cada día.
- Trabaja sobre el estrés. Debes estar relajada para ir al baño y en el estado de ánimo adecuado. Esto se debe a que los problemas digestivos están bajo el control del sistema nervioso parasimpático, que gobierna el descanso y la relajación.
- Agrega alimentos que apoyen a la bilis: remolacha, corazones de alcachofa y chucrut.
- Toma una cucharada diaria de semillas de chía y semillas de lino frescas molidas durante la ventana de alimentación (las semillas romperán el ayuno); espolvoréalas en una ensalada o mézclalas en un batido.
- Come dos ensaladas verdes al día.
- Considera tomar complementos de ácido clorhídrico (HCl) y enzimas digestivas. Consulta la sección «Mejores prácticas» para conocer los productos sugeridos.
- Realiza pruebas de sensibilidad a los alimentos para ayudar a determinar los alimentos que pueden estar contribuyendo al estreñimiento.
- Controla la tiroides mediante análisis de sangre.
- En algunos casos, los suplementos de magnesio, especialmente el glicinato de magnesio, pueden ayudar a mover los intestinos suavemente.
- De vez en cuando bebe Smooth Move Tea, pero no todos los días, porque contiene la hierba sen, que en cantidades excesivas puede irritar el intestino.
- Agrega probióticos, incluidos los alimentos ricos en probióticos (kéfir, *kombucha* y vegetales fermentados) a tu dieta todos los días.

Día 11: haz hoy un ayuno de jugo de vegetales

Sorprender a tu sistema con un cambio en lo que estás comiendo puede ayudar a mantener las cosas interesantes, razón por la cual sugiero un ayuno de jugo de vegetales una vez al mes. Yo lo he hecho durante los últimos dos años. Al principio, era muy escéptica.

Pero, después de varias veces, ahora lo espero cada mes. Descubrí que llegar a más de 24 horas se ha vuelto cada vez más fácil.

Durante un ayuno de jugos, consumes principalmente jugos a base de vegetales: de tres a seis porciones de 200 gramos. Hazlo también dentro de tu ventana de alimentación para preservar el horario de ayuno.

El jugo no tiene fibra. Pero la ausencia temporal de fibra le da un descanso a tu sistema digestivo. Luego, tu organismo puede asimilar fácilmente las vitaminas y minerales clave que pueden faltar en tu dieta.

La investigación sobre los beneficios está en curso, pero hay datos que sugieren que los ayunos de jugos tienen un impacto favorable en el microbioma intestinal y la salud en general. Un estudio de 2017 publicado en *Scientific Reports* señaló que el jugo de vegetales es una excelente fuente de «prebióticos», que son esencialmente sustancias alimenticias de las que se alimentan las bacterias intestinales saludables, así como polifenoles, compuestos vegetales beneficiosos que se cree que mejoran la digestión y la salud del cerebro y protegen contra enfermedades cardíacas, diabetes tipo 2 e incluso ciertos tipos de cáncer.

Para analizar los posibles beneficios de un ayuno de jugos, los investigadores evaluaron a veinte adultos sanos que consumieron sólo jugos de frutas y verduras durante tres días. Durante ese tiempo, la dieta basada en jugos alteró las bacterias intestinales asociadas con la pérdida de peso, elevó los niveles de óxido nítrico (una sustancia que ayuda a abrir los vasos sanguíneos) y disminuyó la actividad de los radicales libres.

Los beneficios para la salud de un ayuno de jugo de vegetales

Grasa corporal reducida.
Microbioma más saludable.
Reducción de la incidencia de cáncer.
Función inmunológica mejorada.
Disminución de la pérdida ósea.
Reducción del riesgo de diabetes y enfermedades cardiovasculares.
Antienvejecimiento.

Antes de participar en esta limpieza de jugos, ten en cuenta que no todos son iguales. Elige un jugo de alta calidad que sea:

- Crudo y vivo: no tratado con pasteurización o procesamiento de alta presión (HPP), los cuales destruyen la naturaleza intrínseca de los vegetales.
- Prensado en frío (protege las enzimas de la oxidación).
- Preparado principalmente con vegetales y muy poca fruta.
- Creado a partir de productos orgánicos.

Puedes encontrar una empresa de jugos que cumpla con los requisitos mencionados anteriormente, o puedes elaborarlos tú misma con una buena licuadora. Si prefieres no hacer el tuyo propio, dos fuentes que recomiendo son Farmers Juice y The Weekly Juicery (*véase* Mejores prácticas, en el Apéndice, para obtener más información).

Asegúrate de beber el jugo con el estómago vacío. Esto ayuda a prolongar el descanso digestivo, lo cual es muy beneficioso para el intestino.

Día 12: reduce los gramos de carbohidratos

Esta recomendación es para mujeres que no tienen la menstruación: hasta ahora, es posible que te hayas ceñido a un rango de carbohidratos de 50 a 100 gramos diarios. Si es así, considera reducirlos a 50 gramos diarios, o un poco menos.

Pruébalo y comprueba cómo te sientes. Es posible que debas rectificar hacia abajo o hacia arriba porque todas somos diferentes. Sabrás si has llegado a la ingesta adecuada si te sientes saciada y has mejorado tu energía mental y física a lo largo del día.

Día 13: introduce el ciclo de carbohidratos y ajusta tu programa AI a tu ciclo

Si tienes la menstruación, sigue tu estilo de vida regular de ayuno y bajo en carbohidratos hasta cinco o siete días antes de tu ciclo menstrual. En estos días, acortarás el período de ayuno de doce a trece horas y consumirás porciones mayores de carbohidratos saludables y de calidad. Los ejemplos incluyen tubérculos como la remolacha, la zanahoria, la chirivía, el colinabo, el boniato, el nabo y el ñame. Las calabazas de invierno también son buenas opciones, al igual que las frutas bajas en azúcar como las bayas. Has aumentado la sensibilidad a la insulina durante este período de tiempo. Estos alimentos te ayudarán a reducir los antojos y te brindarán un apoyo hormonal óptimo. Consulta la tabla a continuación para obtener recomendaciones exactas sobre cómo hacer un ciclo de carbohidratos.

Si notas cambios en tu ciclo menstrual, asegúrate de:

- Reconocer que la menstruación puede verse afectada durante uno o dos ciclos (períodos más largos, más cortos, más ligeros o más pesados). Si la regla desaparece, entonces es un problema diferente. Realmente creo que nuestros ciclos menstruales son un signo vital y deben tomarse muy en serio. Por lo tanto, si la menstruación permanece inconsistente o desaparece, es una señal de que necesitas tomarte un descanso del ayuno y/o también consultar con tu médico.
- Aumenta la hidratación y asegúrate de complementarte con electrolitos (*consulta* el capítulo 7).
- Ajusta tus macros.

- Trabaja en la calidad del sueño y en el manejo del estrés.
- Reduce la intensidad del ejercicio.
- Deja de ayunar durante un tiempo hasta que tu ciclo se normalice.
- Visita a tu médico para que te haga un chequeo y análisis clínico.

Si ya no estás en el ciclo, puedes quedarte con el modelo 16:8. Más adelante en esta fase, te mostraré cómo extender el ayuno.

Día 14: prepárate para el fin de semana

El fin de semana a menudo altera nuestro horario de alimentación y ayuno de entre semana, pero eso está bien porque el plan AI:45 es muy flexible. Por ejemplo, si ir al *brunch* dominical con tu familia es una prioridad, cambia tu ventana de alimentación para adaptarte a ello. Si sales a cenar una noche de fin de semana y es importante para ti, ajusta tu ventana de alimentación en consecuencia.

El plan AI:45 es en realidad uno de los programas más fáciles de seguir mientras disfrutas de las noches de fiesta porque puedes cambiar tu ventana de ayuno para adaptarte a eventos especiales y cenas familiares. Todo lo que necesitas hacer es situar tu ventana de alimentación para cuando quieras salir, ya sea para almorzar o cenar. Quiero que tengas la mentalidad de que puedes divertirte y aun así apoyar las prácticas que afectan a tu salud a largo plazo.

Día 15: reconsidera tus señales de hambre

A menudo, cuando crees que tienes hambre, no es necesariamente hambre fisiológica (del organismo), sino más bien hambre psicológica (emocional). Una vez que te das cuenta, todo lo que precisas es un poco de paciencia mientras tu cuerpo se adapta al plan AI:45. Aquí hay algunas pautas para controlar el hambre que puedes implementar hoy mismo.

Potencia las proteínas y las grasas: las proteínas estimulan las hormonas que le dicen a tu organismo y a tu cerebro que has comido lo suficiente. La grasa es gratificante y saciante y se ha demostrado que reduce la ingesta de calorías y alimentos en las comidas.

No confundas el hambre con la deshidratación: las señales de hambre pueden ser engañosas. A menudo sólo necesitas más agua.

Prepara un poco de té verde o una infusión de hierbas o café: ayudan a suprimir el apetito.

Mantente ocupada: ¡la distracción es algo maravilloso! Por lo tanto, estructura las horas de ayuno en torno a actividades diferentes cuando puedas.

Practica mindfulness: es una excelente manera de combatir el deseo emocional de comer cuando sientes hambre por aburrimiento, soledad, depresión o ansiedad. Cada vez que te escuches decir: «Tengo hambre», pregúntate si estás aburrida, estresada, ansiosa, triste o cansada. Luego medita conscientemente sobre los cambios positivos que están teniendo lugar en tu cuerpo, o sobre tus objetivos y cómo te sentirás después de alcanzarlos.

Día 16: alivia los efectos secundarios de la desintoxicación

A medida que tu organismo se desintoxica de los carbohidratos procesados y de las toxinas, puedes experimentar algunos efectos secundarios, como dolores de cabeza, mareos o náuseas (los síntomas típicos de la «gripe cetogénica» mencionados anteriormente). Al principio es posible que te sientas intranquila, pero no hay necesidad de preocuparse. Los efectos secundarios son en realidad señales positivas de que tu organismo está volviendo a un estado de salud.

No obstante, a menudo, estos efectos secundarios pueden estar relacionados con una mala hidratación y falta de electrolitos. Los niveles bajos de azúcar en sangre, los niveles bajos de sodio y la falta de ejercicio también son desencadenantes. Algunas personas experimentan estos efectos secundarios al pasar demasiado rápido de comer minicomidas y refrigerios a una ventana de alimentación de dos comidas diarias.

El cuerpo también almacena toxinas en el tejido graso para evitar que causen daños en todo el sistema. Entonces, cuando pierdes peso, se liberan algunas de esas toxinas almacenadas en el torrente sanguíneo. Si tus vías de desintoxicación no están adecuadamente abiertas (heces, orina, respiración, sudoración, etc.), puede haber una ralentización de los procesos de desintoxicación, y esto también provoca efectos secundarios.

Mientras tu organismo se adapta, es una buena idea minimizar estos efectos secundarios. Así, por tanto:

- Obtén una hidratación adecuada con electrolitos (consulta capítulo 7).
- Asegúrate de no picar entre horas y prepara las comidas principales con proteínas y grasas saludables.
- Muévete cada día y descansa de manera adecuada.
- Prueba saunas de infrarrojos para promover la desintoxicación.
- Complementa con el aglutinante GI Detox para favorecer la eliminación y la desintoxicación. Asegúrate de tomarlo al menos una hora antes o dos horas después de otros suplementos y medicamentos.

Día 17: vuelve a la cetosis después del fin de semana

Tal vez comiste demasiado durante el fin de semana o no cumpliste completamente con tu horario de ayuno/alimentación. En primer lugar, perdónate. Sentirte culpable es contraproducente.

Puedes volver a la cetosis rápidamente con un pequeño truco llamado «ayuno de grasas», y puedes utilizarlo durante tu ventana de alimentación. Es una gran manera de volver a la normalidad, con menos hambre o antojos. Un ayuno de grasas es una dieta rica en grasas y baja en calorías que se utiliza en el plan AI:45 sólo durante un día.

Durante ese tiempo, recomiendo que del 80 al 90 % de lo que comas provenga de grasas. Aunque técnicamente no es un ayuno, este enfoque imita los efectos biológicos de abstenerse de comer al poner tu cuerpo en cetosis.

Los alimentos que puedes comer son:

- Carnes y pescados altos en grasa: tocino, sardinas y salmón.
- Huevos: huevos enteros y yemas de huevo.
- Aceites: aceite de coco, aceite MCT, aceite de oliva y aceite de aguacate.
- Frutas ricas en grasas: aguacates y aceitunas.
- Verduras sin almidón, como la col rizada, la espinaca y el calabacín, cocinados en grasa.
- Nueces y mantequillas de nueces.
- Productos no lácteos con alto contenido en grasa: leche de coco entera y crema de coco.
- Bebidas: agua, té y café.

Prepara las comidas para incluir estos alimentos durante la ventana de alimentación. Permanece en este «ayuno» no más de un día.

Día 18: dale sabor

Animar los alimentos con ciertas especias durante la ventana de alimentación puede ayudarte en el plan AI:45. Se ha demostrado que la canela, por ejemplo, ralentiza el vaciado gástrico, suprime el hambre y reduce los niveles de azúcar en sangre. Agrega un poco al té o al café.

El jengibre es otra especia que puedes poner al té y al café. Al igual que la canela, tiene beneficios para la regulación del azúcar en sangre.

La nuez moscada es una especia que puedes incorporar a cualquier batido o incluso al té. Beber un poco de infusión de nuez moscada antes de acostarte puede ayudarte a calmarte para obtener una buena noche de sueño.

Se sabe que la curcumina, un ingrediente de la especia cúrcuma, ayuda a estimular la autofagia. También puede potenciar la pérdida de peso al reducir la insulina. Añádela a sopas, guisos y verduras.

También agrega sal a los alimentos, si te mareas o tienes dolores de cabeza mientras ayunas, es posible que no estés tomando suficiente sal. Incorpora un poco a la comida todos los días.

Día 19: estudia dejar de consumir lácteos (si aún no lo has hecho)

Los productos lácteos no son beneficiosos para muchas mujeres porque pueden desencadenar una serie de inconvenientes que van desde problemas digestivos hasta aumento de peso. ¿Por qué los lácteos suelen ser un problema? Por varias razones. Los lácteos:

- Pueden aumentar los niveles de insulina.
- Son inflamatorios (y pueden causar síntomas como distensión abdominal).
- Pueden exponerte a versiones sintéticas de la hormona de crecimiento bovino recombinante (rBGH) y antibióticos que se administran a las vacas.
- Aumentan el IGF-1, un factor de crecimiento que en cantidades normales posee ciertos beneficios contra el envejecimiento, pero que en niveles altos se ha asociado con un mayor riesgo de desarrollar algunos tipos de cáncer e incluso con una menor esperanza de vida.

Los lácteos también pueden ser adictivos porque contienen compuestos similares a la morfina. Cuando los digieres, una proteína de la leche llamada caseína se descompone en casomorfina (una proteína similar a la morfina) que cruza la barrera hematoencefálica y promueve la liberación de dopamina. La dopamina es esa sustancia química de recompensa/placer en nuestro cuerpo que fomenta los antojos. Ésta es la razón por la cual los investigadores se han referido a los productos lácteos como «crack lácteo».

Durante muchos años, mi consumo de lácteos fue mínimo, con la excepción de algunos lácteos crudos y helados ocasionales. Pero después de que eliminé todos los productos lácteos, adelgacé esos escurridizos últimos cinco kilos de peso de la perimenopausia que había querido perder a lo largo de varios años.

Las primeras semanas fueron difíciles, pero puedo decir honestamente que ahora que no los consumo mi vida es mucho más fácil. De vez en cuando uso mantequilla y *ghee* de animales alimentados con pasto de alta calidad, pero después de tres años sin lácteos, no los echo de menos en absoluto. Las bebidas de frutos secos son una alternativa deliciosa y mucho más saludable.

Además de los lácteos, otros alimentos inflamatorios que se encuentran comúnmente incluyen el gluten, los azúcares procesados, los cereales y el alcohol. Pueden causar erupciones, cambios en la piel, dolor en las articulaciones, dolores de cabeza, fatiga, dificultad para dormir, hinchazón, cambios en la respiración y problemas digestivos. Si sospechas que los alimentos de esta lista te hacen sentir incómoda, te sugiero que los elimines y veas qué sucede. Haz lo que te funcione.

Día 20: mejora tu sueño

Cuanto más tiempo pases durmiendo, más reducirás tu ventana de ayuno. El sueño adecuado también te ayuda a resistir los antojos y a suprimir las hormonas del hambre.

Pero si todavía tienes problemas para dormir, aquí hay algunas medidas adicionales que puedes agregar hoy:

- Suplemento con GABA bioidéntico (ácido gamma-aminobutírico), un aminoácido del cerebro que sirve como un importante neurotransmisor inhibitorio en el sistema nervioso central. También es un agente calmante fundamental para el cuerpo y ayuda a combatir el estrés y la ansiedad. Toma 200 miligramos de GABA por la noche justo antes de terminar tu ventana de alimentación.
- Aceite de CDB. Es un buen promotor del sueño porque tiene un efecto calmante natural en el cerebro y en el cuerpo. Pruébalo si tu cerebro simplemente no puede apagarse de una manera correcta. También reduce la inflamación.

Otros suplementos naturales para dormir que puedes probar son:

- L-teanina o una hierba adaptogénica como la *rhodiola*.
- Una porción de un carbohidrato rico en almidón saludable agregada a la cena.

217

- 1 cucharadita de aceite MCT para ayudar a dormir. Mis pacientes me dicen que esta estrategia realmente ayuda con la calidad del sueño.

Tómate un descanso del ayuno hasta que duermas mejor o reduzcas la ventana de ayuno. Asegúrate de seguir las recomendaciones adecuadas para ayunar cuando estés con la menstruación. Sigue mis recomendaciones de sueño en la página 174.

Cómo seleccionar un aceite de CBD

Es probable que hayas descubierto que es confuso elegir un aceite de CBD, porque hay muchas opciones en el mercado. Déjame ayudar a aclarar la confusión. El aceite de CBD está disponible como aislado de CBD, CBD de espectro completo o CBD de amplio espectro.

El aislado de CBD es la forma más pura de CBD, aislado de los otros compuestos de la planta de cáñamo. El aislado de CBD no debe tener THC, uno de los ingredientes activos de la planta de cannabis, de la que se extrae el aceite.

El CBD de espectro completo contiene todos los compuestos disponibles de forma natural de la planta de cannabis, incluido el THC. En un producto de espectro completo derivado del cáñamo, el contenido de THC no supera el 0,3 % del peso seco. Los niveles de THC aumentan cuando las flores se extractan en el aceite.

El CBD de amplio espectro tiene todos los compuestos naturales excepto el THC, o contiene muy poco. El aceite de CBD de amplio espectro suele ser de alta calidad.

Entonces, ¿cuál deberías elegir? Algunas personas prefieren el espectro completo porque quieren todos los beneficios de la planta de cannabis, con todos los cannabinoides y otros compuestos trabajando en sinergia. Otras eligen el de amplio espectro porque quieren todos los flavonoides y otros compuestos vegetales beneficiosos, pero nada de THC. Algunas personas prefieren el aislado de CBD porque no tiene sabor ni olor, y no quieren que se incluya ningún otro compuesto.

Es posible que desees experimentar con cada opción para ver cuál te gusta más. Algunos productos están especialmente formulados para ayudar con el sueño y el insomnio.

Día 21: disfruta de un poco de chocolate hoy mismo

Siempre que sea negro, con al menos un 70 % de cacao o más, el chocolate es el placer más saludable en el plan AI:45. El chocolate negro:

- Está repleto de minerales, incluidos hierro, magnesio, manganeso, potasio y zinc.
- Está lleno de ácidos grasos saludables.
- Es tan rico en antioxidantes que un estudio en el *Chemistry Central Journal* denominó al cacao como una «súper fruta».
- Estimula la autofagia en las células del hígado y del corazón, gracias a los compuestos fenólicos del cacao.

Agrega más cacao a tu dieta con una tableta de chocolate negro. Mi marca favorita es Hu.

Día 22: rompe el estancamiento

A veces, a pesar de tus mejores esfuerzos, te estancas con tu pérdida de peso, también conocida como «resistencia a la pérdida de peso». Si estás en ese punto, aquí hay seis formas de superar un estancamiento.

Deja de hacer demasiado ejercicio: si empiezas a hacer ejercicio, y a hacer ejercicios cardiovasculares intensos varios días a la semana, y lo haces todo en días en los que has dormido poco y estás muy estresada, es muy posible que tu organismo entre en modo de almacenamiento de grasa, literalmente lo contrario de lo que deseas. El ejercicio excesivo sobrecarga las hormonas, genera demasiado cortisol (lo que afecta al control de la insulina y del azúcar en sangre) y desencadena un efecto dominó de resultados no deseados, como el aumento de peso. Sé más amable con tu cuerpo y responderá en consecuencia.

Incorpora actividad diaria deliberada, pero reduce la intensidad. Puedes reanudar los entrenamientos más intensos después de haber alimentado tu cuerpo adecuadamente el día anterior y de haber dormido bien por la noche. Cíñete a caminar, yoga, pilates y entrenamiento de fuerza en lugar de cardio crónico. Estas opciones reducirán tu respuesta de estrés.

Deja de comer poco: la restricción calórica parece ser la ruta lógica hacia la pérdida de peso, pero puede llevarte demasiado lejos. Cuando hablo con mujeres y escucho lo que realmente comen, sé que muchas han bajado a 800 a 1 000 calorías por día en un intento de adelgazar. Cuando lo haces, tu organismo piensa que te estás muriendo de hambre y, al rebelarse, se aferrará a las reservas de grasa.

Debes tomar una cantidad suficiente de macros cada día. Consume proteínas y grasas saludables con cada comida y sé muy consciente de los carbohidratos. Ésta es una receta para perder grasa corporal, mantener un peso saludable y mejorar la longevidad.

Trabaja en el sueño: necesitamos de siete a nueve horas de sueño de alta calidad todas las noches. La hormona de crecimiento máxima se secreta por la noche. Ayuda al cuerpo a sanar y a desarrollar músculo magro. Su secreción no va a suceder a menos que entres en un sueño profundo. Si te despiertas entre las 2:00 y las 4:00, no estás durmiendo profundamente para perder peso. Despertarse así indica un control deficiente del azúcar en sangre, desregulación hormonal, antojos y problemas de apetito.

Controla el estrés: demasiado cortisol puede conducir a la retención de tejido graso. Debes priorizar un plan de acción para manejar el estrés. Ya sea atención plena, meditación, llevar un diario o asistir a terapia, debe convertirse en parte de tu rutina diaria o no reducirás la producción de cortisol.

Acorta tu ventana de alimentación: el metabolismo de cada uno es bioindividual, y puede hacer que diferentes mujeres inviertan distintos períodos de tiempo para alcanzar sus objetivos. Para cambiar las cosas, intenta trabajar con un modelo 17:7 o 18:6, porque ayudan a impulsar la pérdida de peso.

Espera: a veces la grasa obstinada es sólo eso, obstinada. Tu peso puede estar en el limbo durante semanas, y luego, sin motivo aparente, empezar a bajar de nuevo. Solo sé paciente, date tiempo, sigue haciendo lo que has estado haciendo y no te rindas.

Día 23: ponte a prueba con un ayuno de proteínas

Cambiar las cosas con tus ayunos es extremadamente importante. ¡La variedad es clave! Con sólo agregar el ayuno intermitente a tu rutina diaria, ya permites que tu organismo se deshaga de las toxinas y del exceso de hormonas.

Ahora vamos a potenciar esto un poco con un «ayuno de proteínas». Esto implica reducir ligeramente la ingesta de proteínas y así permitir que tu organismo utilice otros métodos para obtener energía y rendir al máximo. Los ayunos de proteínas te ayudan a alcanzar la autofagia y contribuyen a la pérdida de grasa.

Así que hoy haz un ayuno de proteínas. Limita tu consumo de proteínas de 15 a 25 gramos o menos por día (esto incluye todas las fuentes de proteínas, también los vegetales). En este día, disfruta de un plan de alimentación alto en grasas y moderado en carbohidratos.

Día 24: soluciona los problemas de fatiga

Con el ayuno intermitente, rara vez deberías sentirte fatigada. Pero como todas somos diferentes, es posible que algunos días te sientas cansada. Es algo común, así que no dejes que te disuada de apegarte a tu nuevo estilo de vida. Algunos consejos para solucionar los problemas de la fatiga:

- Mantente hidratada y no dejes de lado los electrolitos (consulta el capítulo 7).

- Ajusta tus macros para permitir un poco más de grasa.
- Duerme de siete a nueve horas todas las noches.
- Tómate un breve descanso del ayuno para ver cómo te sientes.
- Habla con tu médico en el caso de que la fatiga no se resuelva.

Considera en qué momento de tu ciclo menstrual te encuentras; de nuevo, no ayunes de cinco a siete días antes del ciclo.

Día 25: participa en el movimiento consciente

Hoy, busca tiempo para practicar los «movimientos conscientes» como el yoga, una caminata por la naturaleza, pilates, nadar, hacer estiramientos o jugar al aire libre.

Centra tu atención únicamente en cómo sientes el cuerpo cuando te mueves. Eso te ayuda a dejar de lado la preocupación y el estrés y cultiva la paz, en especial si sientes que todo está fuera de control. Busca aquello sobre lo que sí tienes control: cómo te mueves, respiras y te sientes durante la actividad.

No cada segundo de ejercicio tiene que ser de alta intensidad. Además, si te has dado cuenta de que tus entrenamientos normales te resultan difíciles de hacer mientras estás en ayunas, éste podría ser un buen cambio.

Día 26: introduce adaptógenos en tu ventana de alimentación

Los adaptógenos son hierbas que ayudan a tu organismo a combatir el estrés de manera natural. El estrés se presenta de muchas formas y queremos apoyar naturalmente a nuestras hormonas para que puedan hacer su trabajo de un modo óptimo. Estas hierbas se «adaptan» a tu organismo y ayudan a satisfacer sus necesidades.

Además de *Rhodiola rosea* y la *ashwagandha*, me gustan la *maca*, la *schisandra* y los hongos *reishi*. Son efectivos para incorporarlos en tu ventana de alimentación, particularmente la maca. La maca es una de mis favoritas.

La maca es en realidad un tubérculo similar a un nabo que pertenece a la familia *Brassica,* como las coles de Bruselas, la coliflor y el brócoli. Es autóctona de Perú y a veces se la conoce como ginseng peruano. ¡La maca se considera un verdadero superalimento debido a todas sus increíbles propiedades!

La maca es útil en el plan AI:45 porque ayuda a equilibrar las hormonas en las mujeres. Es compatible con el eje hipotálamo-pituitario-suprarrenal (HPS), que está implicado en la orquestación de la comunicación entre la tiroides, los ovarios y las glándulas suprarrenales. Estos órganos necesitan atención especial a medida que las mujeres envejecen y pasan por la perimenopausia y la menopausia.

Además de ser una hierba adaptogénica, la maca puede ayudar a regular el azúcar en sangre. También mejora los niveles de energía y libido. Es rica en vitaminas y minerales como el magnesio, el zinc, el potasio y el hierro, y está repleta de esteroles vegetales y ácidos grasos. Todo ello contribuye a la regulación de la energía, la saciedad y un mejor sueño.

Antes de complementar con maca o agregar muchos suplementos, es razonable hacerse una prueba DUTCH, una prueba especial de saliva y orina seca. Infórmate sobre dónde puedes realizarte este tipo de pruebas. Es una de mis pruebas favoritas a incorporar cuando atiendo a mis pacientes maduras. Proporciona información sobre cómo metabolizamos las hormonas sexuales, el cortisol, la DHEA, la melatonina, etc. Puede ayudar a llenar los vacíos conceptuales al proporcionar un cuadro clínico completo sobre la mejor manera de abordar el estilo de vida, los problemas nutricionales y el ayuno.

Día 27: haz buen uso de tu tiempo extra

Probablemente no hayas pensado mucho en ello, pero gran parte de tu día solía girar en torno a comer, especialmente durante los días de tres comidas y refrigerios. Muchas de nosotras hemos estructurado nuestras jornadas en torno a las comidas.

Así que ahora, con el ayuno intermitente, no tienes que hacerlo porque no comes durante la mayor parte del tiempo. Esa ruptura en tu rutina puede parecerte discordante al principio, con mucho tiempo de inactividad que no sabes cómo llenar.

En realidad, ¡ahora tienes más tiempo! Así que ocúpalo con actividades no alimentarias que antes no podías incluir: actividad física diaria, meditación, actividades de cuidado personal (masajes, tratamientos faciales, etc.), tiempo de calidad con amigas o familiares, proyectos que has realizado y que debes mantener, y así sucesivamente.

Día 28: prepara caldo de huesos

El caldo de huesos (o caldo de verduras) tiene un lugar especial en mi plan AI:45, porque tiene un efecto poderoso en el microbioma, que es esencial para la salud digestiva e inmunológica. Tiene un alto contenido en minerales y colágeno; además, ayuda a controlar el hambre. Cuanto más tiempo lo cocines (de doce a veinticuatro horas), más colágeno produce. Prepara un poco hoy y consérvalo en la nevera. También puedes congelarlo.

Si tienes poco tiempo, puedes comprar caldo de huesos ya elaborado. Asegúrate de que sea orgánico y no transgénico. Una buena marca es Kettle Fire, que produce muchos sabores diferentes.

Día 29: haz un ayuno de veinticuatro horas

Esto implica pasar veinticuatro horas sin comer. Implemento esta estrategia una vez al mes. Para tener éxito, asegúrate de consumir las calorías adecuadas el día anterior a partir de proteínas, grasas saludables y carbohidratos. Mantenerte bien hidratada también es clave. Siempre los espero con ansias, especialmente cuando siento que mi cuerpo necesita un «reinicio» después de vacaciones, fiestas, etc.

Personalmente, es más fácil para mí ayunar desde la cena de un día hasta la cena del día siguiente, pero el momento depende completamente de ti. De nuevo, sin embargo, ¡no fuerces un ayuno más largo si no estás lista para llevarlo a cabo!

Día 30: agrega azúcares naturales a tus comidas

Con suerte, a estas alturas, ya habrás eliminado los azúcares procesados. El azúcar es endémico en los alimentos procesados y la evidencia muestra que puede ser altamente adictivo e inflamatorio. Obstaculiza la capacidad de tu organismo para desintoxicarse al dañar órganos clave de desintoxicación como el hígado.

También es culpable de la resistencia a la insulina, de la diabetes tipo 2, de la obesidad, de las enfermedades cardíacas y posiblemente de la enfermedad de Alzheimer debido a sus propiedades inflamatorias.

Por si eso no es suficiente, el azúcar acelera el proceso de envejecimiento al aumentar un proceso llamado «glicación», en el que las moléculas de azúcar se unen con las moléculas de proteína y causan arrugas y la degradación del colágeno y la elastina en la piel.

La buena noticia es que puedes disfrutar de un poco de azúcar, pero sólo del tipo natural que se encuentra en las frutas. Aquí hay una lista de frutas bajas en azúcar. Asegúrate de vigilar las raciones y equilibrarlas con un poco de proteína o grasa saludable. Sin embargo, si eres resistente a la insulina y tu organismo no está quemando adecuadamente los carbohidratos (inflexibilidad metabólica), es aconsejable que evites el azúcar o mantengas las cantidades muy pequeñas.

- Frutas de hueso.
- Bayas.
- Manzanas.
- Cítricos.

Día 31: adopta la mentalidad de «excelente, mejor, bueno»

Siempre he creído en el progreso, no en la perfección, y aquí es donde entra la mentalidad de «excelente, mejor, bueno». En un mundo perfecto, hago ejercicio todos los días, preparo comidas saludables para mi familia, establezco el ayuno y la ventana de alimentación perfectos, y hago todo mi trabajo del día.

Sabes tan bien como yo que surgen cosas, Internet se cae, intervienen eventos sociales, pasa algo con los niños o no hay tiempo para preparar comidas. Pero he aprendido a adoptar la mentalidad de «excelente, mejor, bueno» para ayudarme con mi plan sin dejar de cumplir mis metas.

Así es como funciona esto:

Excelente es el día perfecto. Puedes cumplir con tu horario de ayuno, hacer ejercicio, preparar y comerte una comida saludable, cumplir con tus obligaciones laborales y familiares y acostarte a tiempo. Incluso tienes tiempo para relajarte.

Mejor es un día cuando las cosas se ponen un poco agitadas. Es posible que debas omitir el entrenamiento, pedir una comida saludable para llevar o posponer algunos compromisos para otro día. No es el día «excelente», pero lo has hecho lo mejor que has podido y todavía estás en el buen camino.

Bueno es cuando las cosas se vuelven locas. Tal vez pudieras apegarte a una sola cosa, como un plan de alimentación saludable, o es posible que hicieras quince minutos de ejercicio en lugar de una hora. Date una palmadita en la espalda. Está bien porque aún lograste algo. ¡Nunca creas que te equivocaste! Todavía tienes impulso hacia adelante.

Puede haber días en los que sí te des por vencida o todos tus hábitos saludables desaparezcan por alguna u otra razón. A pesar de todo, no has dejado de avanzar. ¡Siempre hay un nuevo día por delante!

Esta mentalidad les funciona a mis clientas y a las participantes de mis clases magistrales. Terry me dijo: «He estado ayunando intermitentemente durante un año, pero no fue hasta que adopté el enfoque «excelente, mejor, bueno» cuando me volví consistente. Como resultado, obtuve los efectos que quería, sobre todo en salud cerebral a largo plazo. Me siento mentalmente más aguda y mi estado de ánimo y actitud hacia la vida es más positiva que nunca».

La ventaja de esta mentalidad es que te saca del «modo de perfección» que puede ser paralizante. También te libera de una mentalidad «todo o nada». Muchas personas sienten que si no dan algo al cien por cien todo el tiempo han fracasado, por lo que abandonan el plan. No hay un conjunto estricto de reglas sobre el AI:45, sólo excelentes, mejores, y buenas opciones que puedes sopesar todos los días. Claro, lo *excelente* es lo ideal, pero *mejor* es mejor que lo que has hecho en el pasado, y lo bueno sigue progresando. ¡La única opción que no es aceptable es rendirse!

Día 32: protege y desintoxica tu piel

Mientras trabajas en tu cuerpo con el plan AI:45, hablemos de cómo protegerlo de las toxinas ambientales y los xenoestrógenos cambiando tu rutina de cuidado de la piel.

Nuestra piel es un órgano; de hecho el más grande. Y como es porosa, absorbe todo lo que le ponemos: cremas, lociones, perfumes, desodorantes, champús, acondicionadores, esmalte de uñas y más, y todos los químicos y toxinas que estos productos contienen.

Una consecuencia importante de la exposición a las toxinas acumuladas de los productos para el cuidado de la piel es el desequilibrio hormonal, ya que muchos productos contienen xenoestrógenos, que actúan como estrógenos dentro del organismo o los afectan. Hay miles de estos productos químicos, una multitud alucinante.

Así que empieza a buscar productos para el cuidado de la piel de la misma manera que eliges alimentos para una dieta saludable: ¡busca ingredientes naturales, sin productos químicos agresivos ni nada artificial!

Hoy mismo, comprométete a cambiar tu rutina de cuidado de la piel para proteger tu organismo de las toxinas y de los disruptores hormonales. Algunas estrategias:

- Sigue una dieta antiinflamatoria (sin gluten, sin cereales, sin productos lácteos y azúcares procesados limitados) para combatir las toxinas.
- Prioriza la calidad del sueño y utiliza una máscara de ojos de seda y una almohada también con funda de seda.
- Prueba productos a base de aceite de coco para el cuidado del cabello y para limpiar, hidratar y eliminar el maquillaje de la piel.

- Utiliza vinagre de sidra de manzana para limpiar la piel de bacterias dañinas.
- Hazte exfoliantes faciales caseros con sal marina.
- Sigue un régimen constante de cuidado de la piel, por la mañana y por la noche. ¡A tu piel le gusta la rutina! El mío incluye un lavado facial, crema para los ojos, humectante, sueros vitamínicos y exfoliación cada dos semanas, todo con productos libres de toxinas y de productos químicos agresivos. Consulta mis «Mejores prácticas», en el Apéndice, para obtener una lista de productos recomendados.

Días 33 y 34: aborda la resistencia a la leptina

Éste es un problema de salud importante, así que trabajemos en ello durante un período de dos días. Muy a menudo, la resistencia a la leptina y a la insulina van de la mano. Similar a la resistencia a la insulina, con el tiempo tu organismo puede producir demasiada leptina y te vuelves insensible a ella. Aquí hay algunos signos de que puedes ser resistente a la leptina:

- Grasa en el vientre.
- Niveles altos de glucosa en sangre.
- T3 inversa alta (es una forma inactiva de la hormona tiroidea T3; una T3 inversa alta puede indicar un metabolismo bajo, lo que conduce al aumento de peso; los síntomas de una T3 inversa alta incluyen fatiga, depresión, presión arterial baja y una frecuencia del pulso más lenta de lo normal).
- Bajo consumo de energía.
- No sentirte satisfecha después de las comidas.
- No perder peso; estancamiento.
- Antojos de dulces.

Afortunadamente, hay muchas herramientas que puedes utilizar para contribuir a mantener la sensibilidad a la leptina, incluido el ayuno intermitente. Por ejemplo:

- Agrega electrolitos al agua, incluido el magnesio (consulta el capítulo 7).
- Trata de hacer treinta minutos al día de ejercicio o movimiento.
- Evita las toxinas en los alimentos y productos que utilizas.
- No piques entre horas y no comas después de la cena.
- Ingiere alimentos orgánicos, alimentados con pasto y sin OGM.
- Elimina todo el azúcar procesado.
- Disfruta de las grasas saludables.
- Concéntrate en la salud intestinal y en las estrategias para una eliminación adecuada.
- Haz hincapié en las proteínas en las comidas.
- Mantente baja en carbohidratos.
- Incorpora alimentos antiinflamatorios a tu dieta.
- Reduce el estrés.
- Trata de dormir de siete a nueve horas ininterrumpidas cada noche.
- Exponte diariamente al sol para aumentar los niveles de vitamina D, lo que ayudará con la inflamación.

Día 35: Evalúa las victorias sin la báscula

Creo que está bien pesarse periódicamente, pero no de una manera obsesiva. La báscula te da un número: una instantánea de tu peso en un momento dado en un día determinado. Pero el viaje hacia una vida más saludable no se puede reducir a una instantánea de un modo tan fácil. Prefiero que observes las victorias que no tienen que ver con la báscula: mejoras en la salud que resultan de cambios en el estilo de vida. Son una medida mucho mejor de tu éxito.

Entonces, hoy, evalúa tus victorias sin la báscula haciéndote una serie de preguntas:

¿Mi ropa me queda mejor que antes?
¿Me siento con más energía para hacer cosas como jugar con mis hijos o mascotas, trabajar en mi jardín o disfrutar de una caminata por la naturaleza?

¿Ha mejorado mi sueño?

¿Noto la mente más aguda y más enfocada? ¿Tengo la piel más suave?

¿Tengo menos dolor? ¿Mi estado de ánimo es más resplandeciente?

¿Están desapareciendo mis antojos?

¿Han mejorado mis marcadores médicos (presión arterial, azúcar en sangre, lípidos, etc.)?

Cuando puedas responder afirmativamente a la mayoría de estas preguntas, tu determinación se incrementará y te asegurarás de que los cambios en tu estilo de vida han mejorado tu salud.

Día 36: aprovecha la espiritualidad del ayuno

El ayuno intermitente es inmensamente poderoso en el ámbito mental y espiritual. Los estudios han demostrado que las personas que ayunan de manera intermitente reportan una claridad mental inusual durante sus ventanas de ayuno. No comer ayuda al cerebro a eliminar los desechos tóxicos e incluso puede ayudar a prevenir la demencia a medida que se envejece.

Como he mencionado, el ayuno también es antiinflamatorio, lo que asimismo afecta directamente el funcionamiento del cerebro. Y, por supuesto, el ayuno intermitente estimula el crecimiento de las mitocondrias, lo que da como resultado una función cognitiva más aguda, e incluso puede explicar por qué las personas que ayunan espiritualmente informan de visiones y puntos de vista tan sorprendentes.

Así que hoy, mientras te retiras de las demandas diarias de alimentar tu cuerpo, concéntrate en lo que queda: elementos más generales, como la dirección que deseas que tome tu vida o la manifestación del logro de tus objetivos.

Día 37: cultiva la gratitud

La gratitud se define como la cualidad de ser agradecida o la disposición a mostrar aprecio y devolver la amabilidad. La palabra «disposición» realmente es la clave porque puedes navegar por la vida profesando agradecimiento, sin apreciar completamente lo que eso representa en realidad en su verdadera forma completa.

Como dijo Ralph Waldo Emerson: «Cultiva el hábito de estar agradecido por todo lo bueno que te llega y de dar gracias continuamente. Y como todas las cosas han contribuido a tu avance, debes incluir todas las cosas en tu gratitud».

Entonces, ¿cómo puedes crear ese ritual y hábito? Algunas sugerencias:

- Escribe en un diario de gratitud. Puedes pensar que no tienes tiempo para escribir un diario, pero en realidad lo tienes. Simplemente comprométete a escribir tres cosas cada día por las que estés agradecido. Pueden ser mundanas, como la luz del sol en lugar de la lluvia o no perder el autobús, ¡pero son poderosas!
- Sigue los consejos del filósofo holandés Rabino Baruch Spinoza. Él creía que deberías hacerte tres preguntas cada día: (1) ¿Quién o qué me ha inspirado hoy?; (2) ¿Qué me ha traído felicidad hoy?; (3) ¿Qué me ha traído consuelo y paz profunda hoy?
- Escribe tus respuestas en tu diario y reflexiona sobre ellas.
- Después de ayunar y entrar en tu ventana de alimentación, acércate al acto de llenar el estómago con pura gratitud por el regalo de la comida en sí y cómo está nutriendo tu organismo.
- Mantente en una mentalidad positiva. Hoy, termina esta frase:
- Estoy orgullosa de mí misma porque _____.

Para más información sobre este capítulo, visita
https://cynthiathurlow.com/references

Capítulo 11

. . . .

Fase 3: modificación – días 38 a 45

¡Felicidades! Has entrado en la última semana del plan AI:45: la fase de modificación. Aquí, retomamos el ayuno intermitente pasando a un nuevo nivel, con algunas variaciones avanzadas ahora que dominas los conceptos básicos. Por ejemplo, te pediré que pruebes un ayuno prolongado, en el que pases un día entero sin comer. Se sigue acumulando evidencia de que un ayuno prolongado no sólo aumenta los beneficios del ayuno intermitente, como una pérdida de peso más rápida, sino que también produce cambios más profundos en los marcadores de salud, como un mejor control del azúcar en sangre y aumentos repentinos de la hormona del crecimiento.

Y, según los estudios, el ayuno prolongado reduce la grelina (la hormona que aumenta el apetito), por lo que es posible que tengas menos hambre con un ayuno más prolongado. Algunas personas incluso reportan una oleada de endorfinas para sentirse bien con el ayuno prolongado. Ésta es probablemente la razón por la que los ayunos más largos tienen una historia espiritual y religiosa tan rica.

Resultados como éstos son confirmados por otras investigaciones. Un estudio bastante reciente, publicado en *PLOS ONE*, siguió a más de mil cuatrocientas personas durante un año. Participaron en un programa consistente en períodos de ayuno de entre cuatro y veintiún días (en este estudio, el «ayuno» permitía una ingesta calórica diaria de 200 a 250 calorías). Entre todas las longitudes de ayuno, el estudio encontró reducciones significativas en el peso, la circunferencia de la cintura y la presión arterial, así como mejoras en los lípidos en la sangre (colesterol y triglicéridos) y la regulación del azúcar en sangre. Entre las 404 personas que tenían problemas de salud preexistentes, el 84 % reportó mejoras.

Quizá lo más llamativo de todo es que el 93 % de los participantes afirmó que sentía un aumento en el bienestar físico y emocional y tenía una ausencia de hambre. Aunque los participantes consumían algunas calorías, los ayunos prolongados no son para todas. El objetivo de este estudio es realmente subrayar los beneficios del ayuno para la salud. Los investigadores concluyeron que «el ayuno periódico de 4 a 21 días es seguro y bien tolerado».

Dejando a un lado la ciencia, las participantes en mis clases magistrales han podido hacer fácilmente ayunos prolongados en ocasiones. Taylor es un buen ejemplo. Cuando ya estaba en la fase de modificación, me dijo: «Puedo hacer ayunos prolongados sin ningún problema, y una de las razones es que he cambiado física, emocional y mentalmente, todo para mejor». Entre esos cambios, Taylor dijo que perdió el 80 % de sus michelines, junto con tres kilos y medio de peso, y ya no se sentía fatigada, lo que había sido un gran problema para ella en el pasado.

Resultados que puedes esperar de la fase de fodificación:

- Más pérdida de grasa.
- Autofagia potenciada.
- Menos antojos.
- Más sensibilidad a la insulina.
- Hormonas mejor equilibradas.
- Reducción de la inflamación.
- Más claridad mental.

Continúa siguiendo mis planes de menú en las páginas 263-264, ajustando donde sea necesario.

Día 38: varía los días de ayuno

Nuestros cuerpos en realidad se aburren con la misma rutina, al igual que nosotros. Necesitan algo diferente de vez en cuando. Eso hace que tengan una mejor respuesta al ayuno. A partir de hoy y durante la próxima semana, quiero que programes lo siguiente:

- Cinco días regulares de ayuno intermitente.
- Un ayuno prolongado (objetivo de veinticuatro horas o más).
- Un día festivo, mayor libertad culinaria.

Tu día de fiesta es un momento en el que alargas la ventana de alimentación y consumes más alimentos. No confundas esto con un día de borrachera y de comerte todo lo que hay en tu cocina. En su lugar, haz tres comidas ese día en lugar de las dos o una habituales (dependiendo de tu horario de ayuno regular) durante un período de alimentación de doce horas. Disfruta de algunos carbohidratos ricos en almidón (boniato, judías, lentejas, etc.) en tus comidas, especialmente si haces entrenamiento de fuerza (consulta el día 39). Los días festivos le recuerdan a tu organismo que no se está muriendo de hambre.

Día 39: extiende el ayuno con seguridad

Un elemento importante de los ayunos más largos es que requieren un poco más de supervisión. Puedes planificar con seguridad un ayuno que vaya más allá de las veinticuatro horas (como se ha recomendado anteriormente). Algunas personas optan por ayunos aún más largos, como treinta, treinta y seis o incluso cuarenta y dos horas. Con cualquier ayuno prolongado, es una buena idea que consultes a tu profesional de la salud, especialmente si estás tomando medicamentos para la diabetes, la presión arterial alta u otra afección crónica.

Luego observa las señales. Si te sientes enferma o débil, deja de ayunar y consulta con tu médico. Trata de mantenerte ocupada y mantén un horario normal. Hidrátate a menudo con agua con electrolitos, así como con café o té, los cuales ayudan a suprimir el hambre y aumentan la quema de grasa.

Día 40: ajusta tus macros en días de ejercicio más intenso

Si has tenido éxito con la pérdida de grasa y el AI:45, puedes decidir que es hora de concentrarte en ganar músculo, con entrenamientos de mayor intensidad. O si constantemente te sientes sin energía en los días de ejercicio, es posible que también debas hacer algunos cambios en la dieta. Situaciones como éstas requieren una configuración de macro completamente nueva.

Los expertos suelen recomendar el siguiente desglose macro cuando te centras en el desarrollo muscular:

Hidratos de carbono: 40 a 50 % del total de calorías diarias
Proteína: 30 a 40 % del total de calorías diarias
Grasa: 20 a 30 % del total de calorías diarias

Recuerda que todas somos únicas y bioindividuales. Lo que funciona muy bien para una mujer no necesariamente funciona mejor para ti. Se trata de descubrir tu propio sistema y cómo estás respondiendo a varias macros.

Aquí muestro algunas sugerencias sobre cómo reelaborar tus macros y cambiarlos un poco.

Carbohidratos

Si te centras en desarrollar músculo magro y ejercitarte más para hacerlo, añade más carbohidratos al día. Los carbohidratos te ayudan a mantenerte en un estado anabólico, construyendo músculo lo más rápido posible, especialmente si haces entrenamiento de fuerza. Como nota al margen, recomiendo encarecidamente el entrenamiento de fuerza para las mujeres. El entrenamiento de fuerza ayuda a desarrollar el músculo esquelético, que perdemos con la edad. El entrenamiento de fuerza puede ayudar a quemar calorías mucho después de que hayamos terminado nuestras sesiones. También ayuda a desarrollar huesos más fuertes y a crear sensibilidad a la insulina, entre otros beneficios.

El entrenamiento de fuerza es una actividad anaeróbica, lo que significa que la vía de producción de energía funciona con glucosa y carbohidratos. No puedes utilizar grasas ni cetonas. Por lo tanto, si entrenas con fuerza varios días a la semana, tu organismo requiere algunos carbohidratos más de lo normal, pero sólo los suficientes para alimentarte y recuperarte adecuadamente de los entrenamientos, sin que ningún exceso se almacene, como grasa corporal, o cause problemas de insulina. Entonces, ¿cómo lo consigues? Sugiero agregar una porción diaria de carbohidratos de calidad, como ⅓ de taza de boniato o un boniato pequeño, ⅓ de taza de calabaza de invierno o ⅓ de taza de judías o lentejas. Comprueba cómo son tus niveles de energía durante los entrenamientos. Si te notas baja de energía, puedes agregar una ración adicional de carbohidratos a tu dieta.

Todo el mundo es diferente debido a la bioindividualidad. Escucha a tu cuerpo.

Además, si tienes una buena sensibilidad a la insulina, o entrenas con fuerza a una intensidad muy alta, puedes aumentar los carbohidratos en los días de entrenamiento. Si tienes poca sensibilidad a la insulina y haces ejercicio en el extremo inferior de la intensidad del entrenamiento o estás trabajando para perder grasa, mantente en el rango inferior en los días de entrenamiento.

Al ajustar la ingesta de carbohidratos, tomas la decisión correcta. Además de las verduras sin almidón (que contienen algunos carbohidratos) y las frutas con bajo contenido en azúcar, recomiendo seleccionar almidones que proporcionen el combustible adecuado para el entrenamiento de fuerza. La mayoría de los carbohidratos con almidón agregados deben provenir de tubérculos como el ñame y el boniato, las calabazas de invierno y las judías y el resto de legumbres, en lugar de cereales o carbohidratos que contengan gluten, como ya he señalado.

Proteínas

Si realizas entrenamientos más intensos, necesitas más proteína porque es esencial para construir, reparar y mantener los tejidos del organismo y está implicada en el metabolismo y los sistemas hormonales.

En promedio, una ingesta de proteínas de 2 gramos por kilo o más puede ser beneficiosa si participas en un programa intenso de entrenamiento de fuerza. El número perfecto de proteínas también depende del tamaño de tu cuerpo, así como del tipo y la duración de los entrenamientos. Si un peso saludable para tu altura y estatura es de 60 kilos, entonces tu objetivo debe ser 135 gramos de proteína al día. Eso es el equivalente a 170 gramos de bistec magro, pechuga de pollo y filete de salmón.

Grasas

En cuanto a las grasas, por lo general se recomienda que, si realizas entrenamientos de fuerza varias veces a la semana, la ingesta de grasa sea de 0,8 gramos de grasa por kilo de peso corporal al día. Si ponemos el ejemplo de alguien que pesa 60 kilos, esa persona comería 54 gramos de grasas al día. Eso es el equivalente a un aguacate y unas 2 cucharadas de aceite de oliva.

Día 41: utiliza estrategias nutricionales que estimulen el cerebro

La investigación es clara: el ayuno intermitente aumenta la agudeza mental, incrementa el enfoque y la concentración, elimina la niebla mental y evita las posibilidades de enfermedades neurodegenerativas como el alzhéimer. De hecho, incluso si no tienes interés en perder peso o mejorar los marcadores de salud, los beneficios positivos del ayuno sólo en el cerebro son asombrosos.

Además de mejorar el funcionamiento cognitivo, el ayuno puede reducir los efectos del envejecimiento en el cerebro. También fortalece la resistencia al estrés y reduce la inflamación. El ayuno asimismo aumenta los factores neurotróficos derivados del cerebro (BDNF). Cuanto más largo sea el ayuno, más BDNF, lo que ayuda a prevenir enfermedades degenerativas del cerebro.

Es notable que, al retrasar el consumo de alimentos, no sólo le das un descanso digestivo a tu intestino, sino que también ayudas a tu mente a limpiar todos los desechos.

Notas que tienes más energía o que ha desaparecido el bajón habitual de la tarde. Deberías sentirte más enfocada y más motivada para alcanzar tus metas y lograr las cosas que te propongas. Durante la ventana de alimentación, puedes apoyar la nueva forma física de tu cerebro alimentándolo con nutrientes que lo estimulan. Hoy, considera crear tus planes de alimentación en torno a algunos de estos alimentos clave:

- Alimentos ricos en ácidos grasos omega-3 como el salmón y otros pescados grasos y las nueces. Los ácidos grasos omega-3 mejoran la circulación sanguínea y la función de los neurotransmisores, que ayudan al cerebro a procesar y pensar.
- Alimentos ricos en magnesio, como los garbanzos. Ayudan con la transmisión de mensajes en el cerebro.
- Arándanos, que están asociados a un aprendizaje más rápido, un mejor pensamiento y una memoria con mayor retención.
- Alimentos ricos en colina, como el brócoli y la coliflor. Contribuyen al crecimiento de nuevas células cerebrales, así como al aumento de la inteligencia a medida que se envejece.

Día 42 a 44: acepta el desafío 30:16

Existe un tipo de ayuno extremo con restricción de tiempo llamado «plan de una comida al día» (OMAD, por sus siglas en inglés). Normalmente no lo recomiendo porque es uno de los planes más difíciles de seguir y puede significar un gran ajuste.

También es difícil obtener todos los nutrientes en una sola comida.

Dicho esto, tengo una técnica de tres días que me gustaría que probaras y que aún incluye una comida al día: mi plan 30:16. Es una estrategia avanzada efectiva que cambia el horario de sus comidas.

Mantienes tu cuerpo a la espera de cuándo será la próxima comida, además de cosechar los beneficios de los ayunos más prolongados.

Así es como funciona.

- Come tu OMAD en la cena del lunes por la noche. Consume mucha proteína magra, grasas saludables, verduras de hoja verde y otras verduras sin almidón. También es una buena idea incluir una porción de un carbohidrato vegetal con almidón, como un boniato o ½ taza de judías u otras legumbres.

- Ayuna durante dieciséis horas después de la cena y almuerza el martes por la tarde. Consume proteínas magras, grasas saludables y verduras de hojas verdes u otras verduras sin almidón.
- Después de ese almuerzo, ayuna durante treinta horas y cena el miércoles por la noche. La cena puede consistir en una comida rica en proteínas magras, grasas saludables, verduras de hojas verdes y otras verduras sin almidón, así como una porción de un carbohidrato vegetal con almidón.

Probar este plan varias veces al mes puede ser muy eficaz para la pérdida de peso, su mantenimiento, la adaptación a las grasas, la sensibilidad a la insulina y otros marcadores de salud positivos.

Día 45: celebra tu transformación

Una parte importante de tu viaje de ayuno intermitente es celebrar su transformación física, emocional y espiritual. ¡Hiciste el trabajo y es hora de recompensarte por ello!

La pregunta es: ¿cuál es la mejor manera de celebrar estos hitos?

Definitivamente no es salir y comerte una pizza enorme. Pero no te preocupes: todavía existen maneras divertidas y emocionantes, pero saludables, de celebrar lo que has logrado. Algunas ideas:

- Programa una cita en el *spa* para mimarte y cuidarte todo el día.
- Compra ropa nueva para hacer ejercicio.
- Disfruta de una tarde para ti misma haciendo algo que adoras. Reúnete con una amiga cercana para tomar un café, visita un museo de arte local, da un paseo o una caminata por la naturaleza, ve a comprar ropa nueva o da un paseo por el campo para relajarte y reenfocarte.
- Asiste a una nueva clase de yoga, zumba o baile.
- Disfruta de una sesión de fotografía de retrato o *boudoir*.
- Recibe un masaje.
- Prueba un nuevo corte de cabello o color que vaya con tu nuevo yo.

¡Las posibilidades de celebración están limitadas sólo por tu imaginación!

Para más información sobre este capítulo, visita
https://cynthiathurlow.com/references

Capítulo 12

• • • • • • • • • • • •

Mantén tu estilo de vida
de ayuno intermitente

Un comentario del que me he hecho eco a lo largo de mis clases magistrales es éste, expresado por Elaine, una participante de cincuenta años que había pasado la mayor parte de su vida adulta en el carrusel de la dieta, perdiendo y recuperando peso casi todos los años: «Me quedo con el ayuno intermitente. Ahora es algo completamente normal para mí. No puedo imaginar volver a lo que solía hacer y cómo solía comer. El ayuno intermitente es mi estilo de vida ahora y me siento muy bien».

Es posible que hayas comenzado con el AI:45 para perder peso pero que, como Elaine, ahora hayas descubierto muchos otros beneficios y deseas mantenerlos. Recuerda que la investigación ha demostrado que el ayuno intermitente puede ayudarte a perder peso y no recuperarlo, pero hace más que eso, incluyendo:

- Mayor energía.
- Menos antojos.
- Menos confusión mental.
- Mejor salud metabólica.
- Presión arterial más baja.
- Mejor control del azúcar en sangre.
- Sensibilidad a la insulina.
- Equilibrio hormonal.
- Antienvejecimiento y aumento de la longevidad.

En otras palabras, el ayuno intermitente no sólo resulta en la pérdida de peso, ¡sino que también transforma la salud!

Si has experimentado alguno de estos beneficios, probablemente ya estés enganchada al ayuno intermitente. Eso es bueno, porque es más que un plan a corto plazo para acceder a algunos beneficios: es un estilo de vida que puedes mantener durante el resto de tu vida. Y espero que estés pensando que es una de las mejores decisiones que has tomado nunca y que definitivamente quieras continuar.

Después de todo, ¡el ayuno intermitente es muy natural! Nuestros cuerpos están en sintonía con el ayuno porque así es como evolucionaron nuestros antepasados, y nuestro metabolismo funciona mejor cuando opera en un horario de ayuno/alimentación. Muchos de nuestros problemas de salud modernos pueden estar directamente relacionados con comer demasiado y con demasiada frecuencia. El ayuno resuelve todo esto al limitar la ventana durante la cual podemos comer, por lo que es algo que deseas mantener. Éste puede ser el final del ayuno intermitente de cuarenta y cinco días, pero es el comienzo de un estilo de vida por completa nuevo para ti.

Entonces, hablemos de las estrategias que ahora puedes incorporar para el éxito a largo plazo en tu vida.

Crea tu plan para el futuro

De ahora en adelante, el ayuno intermitente como estilo de vida puede significar un patrón diferente para ti. Quizá puedas ayunar utilizando la rutina 16:8 entre semana, con un plan de tres comidas al día los sábados y los domingos. O tal vez hagas ayunos más largos. Por ejemplo:

20:4
Para un ayuno más intenso, puedes probar el 20:4, en el que haces un ayuno de veinte horas y una ventana de cuatro horas para comer.

Ayuno de 24 horas
Es un ayuno durante un día completo. Muchas personas que ayunan durante veinticuatro horas sólo lo hacen una o dos veces por semana.

En los días que no ayunan, comen como de costumbre. Sin embargo, algunas personas continúan con esta manera de comer a largo plazo y practican el patrón de una comida al día (OMAD, por sus siglas en inglés), que también es extremadamente beneficioso para el control del peso y la salud en general, siempre y cuando se ingieran suficientes nutrientes.

Ayuno de 36 horas
Cenarías a las 19:00 h el día 1, te saltarías todas las comidas el día 2 y desayunarías a las 7:00 h el día 3.

Ayuno de 42 horas
En este ayuno, sigue el patrón anterior, pero extiende tu ayuno el día 3 hasta la 1:00 h.

Claramente, hay muchas maneras de incorporar el ayuno intermitente a tu estilo de vida. Es posible que debas experimentar durante un tiempo para descubrir qué es lo que más te conviene. Y lo que es muy importante: si realizas un ayuno más prolongado, conviene que consultes con tu médico.

Detén el plan de ayuno cuando sea necesario
Recibo muchas preguntas sobre qué hacer cuando alguien tiene que irse de vacaciones o a un viaje de negocios. A diferencia de la mayoría de las «dietas», el ayuno intermitente (¡que no es una dieta!) es tan flexible que puedes hacerlo mientras viajas, si lo deseas, y no perder el ritmo, o no hacerlo y volver a hacerlo al volver del viaje.

Lo sé por experiencia personal. Durante el último año he viajado mucho más de lo habitual, y mis viajes han sido en gran parte relacionados con el trabajo.

He disfrutado inmensamente de la experiencia. Viajar es una parte importante de mi alma porque me encanta conocer nuevas personas y lugares. De manera sorprendente, descubrí que mi estilo de alimentación, que es estrictamente sin gluten, sin cereales ni lácteos, con una alta prioridad en el consumo de proteínas, es bastante fácil de seguir. Y también lo es el ayuno intermitente.

Cuando viajo, mantengo una ventana de ayuno de 16:8, el mismo patrón que hago en casa. Es el más fácil de seguir, especialmente en vuelos largos en avión.

Por lo general rompo mi ayuno con un plato de huevos. Casi dondequiera que vaya, puedo encontrar lugares donde cocinan tortilla u otras recetas con huevos. Me encantan los huevos, tienen el equilibrio perfecto de proteínas y grasas, y son suaves para mi sistema digestivo. Aprovecho cada oportunidad para consumir proteína extra. Si un restaurante sirve bistec o pollo, lo pediré. Trato de cargarme con proteínas cuando puedo para poder disfrutar cuando los carbohidratos son la única opción, que suele ser el caso en otros países. También doy prioridad a otras proteínas cuando salgo a cenar. Y, por supuesto, consumo muchas verduras y ensaladas, que son fáciles de encontrar en los menús.

Si decides hacer un ayuno intermitente durante un viaje, está bien cambiar o acortar la ventana de alimentación para que tus vacaciones sean más divertidas o convenientes.

Ni siquiera necesitas ayunar. Probablemente durante las vacaciones no estés sola. Por lo general, estás con amigos o con tu familia, y no es divertido ayunar cuando los demás quieren comer junto a ti. Disfrutar de las vacaciones es tan importante como todo lo demás.

Así que concédete permiso para tomarte unas vacaciones del ayuno. Desayuna con tu familia y amigos. Disfruta de otras comidas. No te pierdas la diversión de las vacaciones. Si quieres tomarte unas vacaciones del ayuno, está bien. Las comidas extra aquí y allá no van a marcar la diferencia, te lo prometo. Mi mejor consejo para esto no es exactamente una gran noticia: no te estreses por eso. El estrés desequilibrará tus hormonas e interferirá en tu sueño, y eso dañará tu sistema. Vuelve a tu horario de alimentación/ayuno una vez que llegues a casa.

Si te preocupa el aumento de peso o la desaceleración de tu metabolismo, intenta caminar y hacer la mayor cantidad de actividad posible disfrutando de las vistas y del aire libre.

Si vas a viajar durante uno o dos meses o algún otro período de tiempo prolongado, es posible que debas ser un poco más disciplinada. Pero el ayuno intermitente, especialmente el 16:8, es tan fácil y leve que no se parece a una disciplina.

Una vez que regreses del viaje, es posible que te resulte difícil adaptarte a tu estrategia de alimentación/ayuno después de una semana o dos de tomártelo con calma.

La mejor manera de reaclimatarse es tomándotelo con calma. Es posible que debas comenzar con una ventana de ayuno más corta y volver de manera gradual al patrón 16:8. Reanuda las comidas normales y saludables durante la ventana de alimentación. Vuelve a tu rutina de ejercicios. Tu organismo volverá rápidamente al ritmo de las cosas.

Elige los alimentos correctos para tu bioindividualidad

Durante la ventana de alimentación, consume combinaciones de alimentos saludables de los que he hablado a lo largo de este libro: proteínas magras, vegetales sin almidón, grasas saludables y carbohidratos con almidón, ajustados de acuerdo a tus necesidades de macronutrientes y ciclos.

Además, creo que es esencial escuchar a tu cuerpo para comprobar cómo te hacen sentir los alimentos que eliges. Por ejemplo, si te sientes fatigada después de comer arroz o cereales, intenta comer más vegetales sin almidón. Comprueba si te sientes con más energía después. Si es así, tu organismo te está diciendo que te limites a las verduras y te mantengas alejada de los cereales.

Continúa cambiando las cosas alterando sus macros, en especial si tienes la menstruación. Nuestros cuerpos cambian constantemente a medida que envejecemos. Además, comer lo mismo todos los días aumenta las probabilidades de desarrollar intolerancias y sensibilidades alimentarias.

La lección clave aquí es escuchar una y otra vez a tu cuerpo y experimentar con diferentes alimentos para mantener una salud óptima.

Seguimiento de tu peso

Mantenerte en tu nuevo peso más bajo y saludable es un desafío. De los millones de personas que pierden peso cada año, sólo un pequeño número logra mantenerlo. Las cifras citadas oscilan entre el 2 y el 20 %. Puede ser muy fácil volverse un poco complaciente y recuperar peso sin realmente darse cuenta a menos que lo controles. Si descubres que de nuevo estás aumentando de peso, vuelve a la fase de inducción, en la que redujiste el consumo de carbohidratos. Sigue consumiendo pocos carbohidratos y mantén el ayuno intermitente hasta que hayas perdido ese peso extra.

Decide un rango de peso aceptable más allá del cual necesites tomar medidas, por ejemplo, un límite de poco más de dos kilos. Una vez que excedas los dos kilos, querrás volver a la normalidad con el ayuno intermitente, menos carbohidratos y ejercicio constante. De hecho, las investigaciones han demostrado que el ayuno intermitente es una de las mejores maneras de mantener un peso deseable.

Así que retoma el programa con rapidez si tu peso se desvía de tu objetivo aceptable. Cuanto más tiempo lo dejes pasar, más difícil será perderlo.

Mejora tus resultados
con variaciones en el ejercicio diario

El ejercicio es la piedra angular de cualquier estilo de vida saludable. Desde nuestros sistemas circulatorio y respiratorio hasta nuestros músculos y articulaciones, nuestros cuerpos están pensados para moverse con una hermosa fluidez. Cuando dejamos de movernos, ya sea por sedentarismo o por motivos de salud, nuestro cuerpo puede sufrir. Desarrollamos rigidez en las articulaciones, exceso de peso y mala salud en general.

Moverse nos mantiene sanos y felices. Aunque tengas algunas limitaciones por razones de salud o capacidad, el ejercicio es esencial para una buena salud. Como he señalado, el ejercicio funciona excepcionalmente bien con el ayuno intermitente. Existe evidencia de que hacer ejercicio en ayunas puede aumentar la sensibilidad a la insulina y ayudar a mantener estables los niveles de azúcar en sangre, además de ayudar a quemar grasa con más rapidez.

Hacer ejercicio mejora la función mitocondrial, lo que la hace más eficiente para quemar energía. Hacer ejercicio con almacenamiento bajo de glucógeno/carbohidratos entrena específicamente a las mitocondrias para quemar más grasa. Continúa con el ejercicio diario, con entrenamientos intensos de fuerza o HIIT de dos a cuatro veces por semana. El resto de la semana, incorpora formas de ejercicio más suaves y reparadoras. Algunas sugerencias:

Caminar

No tienes que hacer una carrera de diez kilómetros para hacer un buen ejercicio cardiovascular. Caminar a un ritmo rápido (también conocido como «caminata rápida») puede ser tan beneficioso para el corazón como una buena carrera, pero con mucho menos impacto físico en el cuerpo. Caminar es más fácil para las articulaciones. Los estudios muestran que las personas que caminan mientras escuchan pódcasts alegres pueden reducir su producción de cortisol a un ritmo considerable. Trata de caminar a un ritmo rápido, lo bastante como para que no puedas hablar sin quedarte sin aliento, mientras mueves los brazos. Haz esto durante al menos treinta minutos diarios y tendrás una rutina de cardio sólida.

Nadar

La natación es el último ejercicio de bajo impacto que resulta suave para las articulaciones. Es una modalidad de fisioterapia común para muchas personas. La natación proporciona un entrenamiento aeróbico que trabaja todos los músculos del cuerpo… ¡Por eso un «cuerpo de nadadora» es un físico envidiable! Hay algo muy curativo en el agua. Alcanzamos otro nivel cuando nos sumergimos en el agua y dejamos que el estrés de nuestra vida se escape. Tanto si te deslizas tranquilamente por el agua como si te concentras en brazadas más rápidas, tu cuerpo se beneficiará de la natación.

Taichí

El taichí es una antigua tradición china de artes marciales que ahora se practica como una forma de ejercicio que implica una serie de movimientos acompañados de una respiración profunda. A menudo llamado «meditación en movimiento», el taichí es un conocido reductor del estrés. Los beneficios para la salud de este ejercicio con pesas son numerosos e incluyen la mejora del equilibrio y de la flexibilidad, previene las caídas y actúa como un estimulante del estado de ánimo. El taichí es maravilloso para personas de todas las edades y niveles de condición física. Consulta con el departamento local que gestione los parques para ver si ofrecen reuniones grupales. Podrías hacer nuevas amigas y obtener beneficios para la salud.

Yoga

¡El yoga es mi favorito! El yoga ahora es tan común que puedes aprender cada vez más y comenzar una práctica en este mismo segundo. Hacer un poco de yoga todos los días puede tener un gran impacto en tu salud en general. Existen muchas variedades, entre ellas Vinyasa Flow, Hatha Yoga, Hot Yoga, pero te sugeriría comenzar con Yin Yoga. Es un estilo de yoga suave y básico que se centra en posturas individuales y un enfoque profundo en la respiración. Muchos sitios ofrecen clases de yoga, hay estudios de yoga en todo el país, pero el más accesible es Internet. Puedes encontrar sesiones de yoga gratuitas de yoguis expertos en YouTube y otros motores de búsqueda. Hay aplicaciones de yoga gratuitas para tu teléfono, libros, revistas y más, ¡todo dedicado al yoga! ¡Desempolva esa colchoneta de yoga que tienes guardada en el fondo del armario y comienza tu práctica!

Estiramientos

Puedes experimentar dolores de cabeza, dolor de hombros, de espalda, tal vez incluso la mandíbula se te entumezca cuando estás particularmente estresada. ¡Eso es porque el estrés hace que tus músculos se tensen y te duelan! El estiramiento es una excelente manera de combatir este problema. Intento realizar estiramientos cada vez que puedo. Es fácil hacer un estiramiento aquí y allá cuando haces tareas domésticas o incluso cuando ves la televisión. Por supuesto, el yoga es un gran medio para un buen estiramiento, pero no tienes que lograr una postura de yoga cuando te estiras. En realidad, es cualquier forma de alargar suavemente un músculo. Haz lo que te parezca bien. Me gusta especialmente hacer algunos estiramientos suaves al final del día mientras la familia disfruta de la televisión y se relaja.

Como siempre, escucha a tu cuerpo. Si sintonizas con él, tu cuerpo te dirá cuánto puedes manejar y cuándo es el momento de agregar más vigor a tu rutina.

Controla tu flexibilidad metabólica

Como recordatorio, la flexibilidad metabólica es la capacidad de tu organismo para alternar entre grasas y carbohidratos como combustible, según la disponibilidad.

Cuanto más metabólicamente flexible seas, menos tendrás que microgestionar tus macronutrientes. Puedes simplemente comer y, siempre que consumas alimentos integrales, la señal de saciedad que recibas será precisa y fiable.

Por lo tanto, deseas mantener tu flexibilidad metabólica. Para ello, supervísala. Esto implica prestar atención a ciertos síntomas haciéndote periódicamente estas preguntas y, con suerte, respondiendo afirmativamente:

¿Estás en un estado de cetosis leve cada mañana? Puedes medir las cetonas de tu orina con tiras reactivas especiales disponibles en cualquier farmacia.

Las personas metabólicamente flexibles cambiarán rápidamente al estado de «ayuno» al dejar de comer durante la noche, y esto se manifestará como cetosis por la mañana.

¿Puedes comer carbohidratos en las comidas sin sentir sueño después?

¿Puedes saltarte una comida sin problemas?

¿Estás comiendo menos o nada?

Cuando ahora haces ayuno intermitente, ¿te parece más fácil?

Si has logrado tu objetivo de pérdida de peso a través del ayuno intermitente, ¿has podido mantener esa pérdida de peso? (Si es así, significa que tu organismo se está adaptando a la grasa y, por lo tanto, te resulta más fácil mantener el peso).

¿Eres capaz de entrenar con mayor intensidad? ¿Tus niveles de energía son consistentemente más altos?

¿Sientes que tu estado de ánimo ha mejorado y se ha estabilizado?

Si compruebas tus lecturas de glucosa, ¿tu nivel de azúcar en sangre se mantiene regulado y estable?

Si has respondido «sí» a la mayoría de estas preguntas, ¡felicidades! Eres metabólicamente flexible.

Por otro lado, si no eres metabólicamente flexible, hay acciones que puedes realizar para recuperar dicho estado.

Asegúrate de hacer ejercicio todos los días. El entrenamiento regular, tanto de fuerza como aeróbico, contrarresta directamente la inflexibilidad metabólica al abordar los dos principales factores ofensivos. El ejercicio aumenta la sensibilidad a la insulina y restaura la quema de grasa. Ciertos tipos de entrenamiento, como el HIIT, en realidad ayudan a crear nuevas mitocondrias. Dada la mejora de la sensibilidad a la insulina, la restauración de la quema de grasa y más (y mejores) mitocondrias, el ejercicio es muy importante para recuperar la flexibilidad metabólica.

Puedes restaurar la adaptación a las grasas con una alimentación baja en carbohidratos y un ayuno intermitente durante la semana. Junto con el ejercicio, esto mejora la función mitocondrial, restaura la quema de grasa y aumenta la sensibilidad a la insulina. Hazlo durante aproximadamente un mes. Después, puedes ajustar el nivel de carbohidratos para que coincida con la intensidad de tu entrenamiento. Enfatiza los alimentos y nutrientes que apoyan la flexibilidad metabólica: el magnesio, que contribuye a prevenir la resistencia a la insulina; los polifenoles, compuestos vegetales que se encuentran en el chocolate negro y en los vegetales coloridos; y las grasas omega-3, que mejoran la función mitocondrial.

Aprovecha tu nuevo tiempo libre

Hoy en día tu vida es mucho más simple. Tienes más tiempo libre para concentrarte en lo que realmente importa. Ya no pasarás incontables horas planificando y preparando comidas. Has simplificado tus días y liberado tus noches. No hay más refrigerios, no más picoteo y pereza después de las comidas preguntándote por qué comiste tanto.

Con más tiempo (y dinero) en tus manos, ¿cómo lo gastarás?

Aprovecha esta nueva libertad y persigue otras pasiones. ¿Qué has relegado a un segundo plano hasta ahora: educación avanzada, pasatiempos, actividades laborales, familia? Ahora que tienes tiempo extra a diario, puedes invertirlo en lo que quieras. Incluso puedes encontrar nuevas vías a explorar. El cielo es el límite, y el ayuno intermitente te abrirá no sólo un nuevo mundo, sino también, todo un nuevo universo de oportunidades.

Para más información sobre este capítulo, visita
https://cynthiathurlow.com/references

Capítulo 13

• • • • • • • • • • • •

Los planes de comidas AI:45

Para obtener los mayores beneficios del ayuno intermitente, asegúrate de ingerir alimentos ricos en nutrientes durante tu ventana de alimentación. Preparar comidas equilibradas utilizando alimentos integrales (proteínas magras, grasas saludables y carbohidratos ricos en fibra) alimentará tu cuerpo, equilibrará tus hormonas y mejorará tu salud durante el ayuno.

Este plan de alimentación de seis semanas está organizado según las fases del ayuno intermitente: inducción, optimización y modificación. Los días de inducción son todos bajos en carbohidratos para que tu organismo pueda pasar a la cetosis y adaptarse más a las grasas a medida que ayunas. Con la optimización y la modificación, los carbohidratos aumentan la mayoría de los días a un nivel moderado, pero con algunos días bajos y altos en carbohidratos (esta es la esencia del ciclo de carbohidratos) intercalados en el plan.

Si deseas modificar la configuración de tus comidas para obtener carbohidratos aún más altos durante la optimización y la modificación, todo lo que tienes que hacer es agregar una pequeña porción de un alimento con un alto contenido en carbohidratos a una o ambas comidas. He incluido algunos ejemplos para ti en el cuadro de la página 257. A medida que empieces a vivir el estilo de vida del ayuno intermitente, pequeños ajustes en tu consumo de macros te ofrecerán más y mejores formas de alimentar tu ayuno.

Las recetas comienzan en la página 265.

Desayuno diario

Café negro, té verde o infusión
Agua con electrolitos (asegúrate de hidratarte durante todo el día)

Inducción

SEMANA 1

Lunes

Almuerzo: 4 huevos rellenos clásicos (página 320), 4 champiñones rellenos de salchicha (página 340).

Cena: 1 bistec de falda con crema de aguacate y rábano picante (página 265), judías verdes salteadas.

Martes

Almuerzo: tomates rellenos de atún a la *puttanesca*, (página 296).

Cena: guiso cremoso de pollo y espinacas al pesto (página 306).

Miércoles

Almuerzo: 1 hamburguesa de salchicha de cerdo y manzana (página 281), 2 huevos revueltos con cebolla picada y champiñones en rodajas.

Cena: ensalada César con bistec (página 273).

Jueves

Almuerzo: guiso cremoso de pollo y espinacas al pesto (página 306).

Cena: chuletas de paletilla de cordero con *gremolata* de aceitunas y perejil (página 275).

Viernes

Almuerzo: sopa fría de pepino y aguacate con gambas picantes (página 292)

Cena: cerdo desmenuzado clásico (página 289), ensalada verde con aceite y vinagre.

Sábado

Almuerzo: chili de cerdo picante y bisonte o buey picado (página 279).

Cena: «arroz» con gambas fritas y *kimchi* (página 291).

Domingo

Almuerzo: *frittata* de hinojo, chalota y queso de cabra (página 316).

Cena: cerdo desmenuzado clásico (página 289), ensalada verde con aceite y vinagre.

Carbohidratos saludables para tu ventana de alimentación

Recuerda que el ciclo de carbohidratos consiste en escalonar la cantidad de carbohidratos que comes en el transcurso de una semana. Algunos días comes más carbohidratos, y otros menos. Este ciclo te brinda los beneficios de los carbohidratos algunos días y los beneficios de comer bajo en carbohidratos otros días: lo mejor de ambos mundos. Por ejemplo, los días bajos en carbohidratos ayudan con la pérdida de peso y la sensibilidad a la insulina. Los días altos en carbohidratos ayudan a reponer el glucógeno y apoyan el crecimiento muscular. Cuando comas carbohidratos, asegúrate de que sean saludables, no comida basura. Vigila también el tamaño de las raciones. Es una estrategia importante para realizar un seguimiento de tu ingesta nutricional y, en última instancia, mejorar el control general del peso, la flexibilidad metabólica y la sensibilidad a la insulina.

A continuación, una lista de las mejores fuentes de carbohidratos para añadir a cualquiera de los planes de comidas cuando desees hacer un ciclo de carbohidratos. Recomiendo especialmente las verduras con almidón, sobre todo si no comes cereales.

Verduras cocidas con almidón

El tamaño de las porciones debe ser más o menos pequeño: $\frac{1}{3}$ de taza de cada una o, en el caso de los boniatos o los ñames, 1 trozo pequeño.

*Judías y lentejas
Remolachas
Zanahorias
Maíz (media mazorca)
*Guisantes verdes
Chirivías
*Plátanos
Calabazas
*Boniato
Calabaza de invierno, como la calabaza de bellota o la moscada

Cereales sin gluten
Amaranto
Alforfón
Mijo
Avena
Quinoa
*Arroz (preferentemente integral y salvaje)
*Sorgo
Teff

*Estos hidratos de carbono contienen «almidones resistentes», llamados así porque resisten la digestión en el intestino delgado. Cuando llegan al colon, son fermentados por bacterias intestinales amigables para producir una amplia gama de beneficios: pérdida de peso, control de azúcar en sangre e insulina, reducción del apetito, y varios beneficios para la digestión. Al igual que la fibra, los almidones resistentes actúan como un prebiótico que alimenta a las bacterias buenas del intestino.

Optimización
SEMANA 2

Lunes

Almuerzo: chili de cerdo picante y bisonte o buey picado (página 279); ensalada verde con aderezo a elegir.

Cena: chuletas de paletilla de cordero con *gremolata* de aceitunas y perejil (página 275).

Martes

Almuerzo: huevos rellenos de remolacha y rábano picante (4 piezas) (página 323), 1 *muffin* de plátano «leche dorada» sin cereales (página 333)

Cena: medallones de cerdo ranchero (página 282), ensalada verde con aderezo a elegir.

Miércoles

Almuerzo: rollitos de huevo (página 331) elaborado con gambas.

Cena: / (página 307).

Jueves

Almuerzo: 4 huevos rellenos de remolacha y rábano picante (página 323), 2 espárragos envueltos en jamón (página 341).

Cena: sartén jambalaya con arroz de coliflor (página 329).

Viernes

Almuerzo: ñoquis de coliflor al estilo *caprese* (página 324).

Cena: chili de cerdo picante y bisonte o buey picado (página 279); ensalada verde con aderezo a elegir.

Sábado

Almuerzo: *hash* de coles de Bruselas con tocino y huevos (página 319).

Cena: curry tailandés de pescado y verduras (página 299).

Domingo

Almuerzo: ensalada Waldorf de pollo a la última moda (página 310)

Cena: chili de cerdo picante y bisonte o buey picado (página 279); ensalada verde con aderezo a elegir.

SEMANA 3

Lunes

Almuerzo: ensalada Louie de gambas y aguacate relleno (página 294), *halvah* de dátiles con chocolate (página 336).

Cena: albóndigas de cordero griegas envueltas en lechuga con *tzatziki* (página 277)

Martes

Almuerzo: espaguetis de calabacín con sésamo y vegetales (página 327).

Cena: salchichas de pollo a la plancha y verduras (página 309).

Miércoles

Almuerzo: tomates rellenos de atún a la *puttanesca* (página 296), *halvah* de dátiles con chocolate (página 336).

Cena: filete de falda *teriyaki* (página 268), arroz con coliflor salteado, brócoli salteado.

Jueves

Almuerzo: sopa fría de pepino y aguacate con gambas picantes (página 292)

Cena: fajitas de pollo en sartén (página 313).

Viernes

Almuerzo: minipastel de carne a la barbacoa con ingredientes secretos (página 269), ensalada verde con aderezo a elegir.

Cena: pescado y verduras en papillote (página 304), *halvah* de dátiles con chocolate (página 336).

Sábado

Almuerzo: ensalada de huevos rancheros (página 317).

Cena: chuletas de cerdo crujientes con ensalada de apio y manzana (página 285).

Domingo

Almuerzo: 1 hamburguesa de salchicha de cerdo y manzana (página 281), 3 huevos revueltos, 1 *muffin* de pastel de zanahoria sin cereales glaseado (página 335).

Cena: pollo asado con verduras mejor que el de la abuela (página 312).

SEMANA 4

Lunes

Almuerzo: ensalada de pollo de inspiración asiática (con los restos del pollo asado).

Cena: mejillones en caldo picante de tomate y chorizo (página 295).

Martes

Almuerzo: ensalada César con bistec (página 273), 1 *muffin* de pastel de zanahoria sin cereales glaseado (página 335).

Cena: «arroz» con gambas fritas y *kimchi* (página 291).

Miércoles

Almuerzo: 1 hamburguesa de salchicha de cerdo y manzana (página 281), 3 huevos revueltos con cebolla picada y espinacas.

Cena: ñoquis de coliflor al estilo *caprese* (página 324).

Jueves

Almuerzo: rollitos de huevo elaborados con pavo picado (página 331), 1 *muffin* de pastel de zanahoria sin cereales glaseado (página 335).

Cena: bistec de falda con crema de aguacate y rábano picante (página 265), judías verdes salteadas.

Viernes

Almuerzo: 1 hamburguesa de salchicha de cerdo y manzana (página 281), 3 huevos revueltos con cebolla picada y pimiento morrón.

Cena: salmón a la plancha y brócoli con mantequilla de limón y pimienta (página 301).

Sábado

Almuerzo: ensalada Waldorf de pollo a la última moda (página 310).

Cena: albóndigas de cordero griegas envueltas en lechuga con *tzatziki* (página 277).

Domingo

Almuerzo: *frittata* de hinojo, chalota y queso de cabra (página 316); verduras troceadas con romesco (página 345).

Cena: chili de cerdo picante y bisonte o buey picado (página 279), ensalada verde con aderezo a elegir.

SEMANA 5

Lunes

Almuerzo: 4 huevos rellenos de «sopa de *miso*» (página 321), 2 espárragos envueltos en jamón (página 341).

Cena: guiso cremoso de pollo y espinacas al pesto (página 306).

Martes

Almuerzo: chili de cerdo picante y bisonte o buey picado (página 279), ensalada con aderezo a elegir.

Cena: salmón a la plancha y brócoli con mantequilla de limón y pimienta (página 301), 1 trozo de dulce helado de chocolate y coco (página 337)

Miércoles

Almuerzo: ensalada Louie de gambas y aguacate relleno (página 294)

Cena: filete de falda *teriyaki* (página 268), brócoli al vapor rociado con aceite de sésamo tostado.

Jueves

Almuerzo: guiso cremoso de pollo y espinacas al pesto (página 306).
Cena: chuletas de cerdo crujientes con ensalada de apio y manzana (página 285).

Viernes

Almuerzo: 4 huevos rellenos de «sopa de *miso*» (página 321), ensalada con aderezo a elegir.
Cena: vieiras con chipotle y tocino (página 303), arroz con coliflor, 1 trozo de dulce helado de chocolate y coco (página 337).

Sábado

Almuerzo: ensalada de huevos rancheros (página 317), 1 *muffin* de plátano «leche dorada» sin cereales (página 333).
Cena: curry tailandés de pescado y verduras (página 299).

Domingo

Almuerzo: hamburguesas con queso mejoradas (página 271), «patatas fritas» de nabo mexicano con mayonesa de hierbas en la freidora de aire (página 343).
Cena: salchichas de pollo a la plancha y verduras (página 309), 1 trozo de dulce helado de chocolate y coco (página 337).

Modificación

SEMANA 6

Lunes

Almuerzo: espaguetis de calabacín sin lácteos «Alfredo» (página 325) cubierto con 100 gramos de proteína a elegir.
Cena: cerdo vietnamita al caramelo (página 284).

Martes

Almuerzo: espaguetis de calabacín con sésamo y vegetales (página 327).

Cena: mejillones en caldo picante de tomate y chorizo (página 295), 1 *halvah* de dátiles con chocolate (página 336).

Miércoles

Almuerzo: tomates rellenos de atún a la *puttanesca* (página 296), 1 *muffin* de pastel de zanahoria sin cereales glaseado (página 335).

Cena: albóndigas de cordero griegas envueltas en lechuga con *tzatziki* (página 277).

Jueves

Almuerzo: *hash* de coles de Bruselas con tocino y huevos (página 319).

Cena: *ñoquis de* coliflor al estilo *caprese* (página 324).

Viernes

Almuerzo: huevos rellenos de remolacha y rábano picante (página 323), ensalada verde con aderezo a elegir; 1 *muffin* de pastel de zanahoria sin cereales glaseado (página 335).

Cena: pollo asado con verduras mejor que el de la abuela (página 312).

Sábado

Almuerzo: ensalada de pollo de inspiración asiática (con los restos del pollo asado; consulta *¿Tienes sobras?*, p. 313).

Cena: medallón de salmón (página 297), ensalada verde con aderezo a elegir.

Domingo

Almuerzo: *frittata* de hinojo, chalota y queso de cabra (página 316), *halvah* de dátiles con chocolate (página 336).

Cena: salchicha de pollo con chucrut y manzana (página 307).

Capítulo 14

· · · · · · · · · · · ·

Las recetas del AI:45

El hecho de que estés siguiendo un programa de alimentación no significa que tengas que renunciar a los placeres de disfrutar de alimentos deliciosos. Las recetas de mi plan AI:45 están cuidadosamente diseñadas para brindarte las macros adecuadas durante tu ventana de alimentación, pero también están repletas de sabor y son saciantes. Son fáciles de preparar y son sobras maravillosas. Cada receta menciona los macronutrientes para que sepas exactamente cuántos gramos de proteínas, carbohidratos y grasas estás comiendo.

RECETAS DE TERNERA

Bistec de falda con crema de aguacate y rábano picante

El bistec de falda es un corte muy viscoso y tierno. Se cocina rápidamente, por lo que es ideal para las noches ocupadas de la semana. Si se cocina más que al punto, se vuelve muy duro, por lo que no es el corte si lo prefieres poco hecho o al punto. Pero la crema de aguacate y rábano picante también quedará bien en otros cortes, así que añádela a tu plato favorito.

PREPARACIÓN: 15 minutos
COCCIÓN: 15 minutos
PARA 4 PERSONAS

Bistec:

700 g de bistec de falda

Sal marina fina y pimienta negra recién molida

2 cucharadas de aceite de aguacate

Crema:

1 aguacate maduro

1 cucharada de rábano picante preparado

1 cucharada de aceite de oliva virgen extra

2 cucharaditas de zumo de limón

½ cucharadita de ajo en polvo

½ cucharadita de aminoácidos de coco

Sal marina fina y pimienta negra recién molida

1. Bistec: si es una pieza grande, córtala en dos o tres trozos para que quepa en la sartén. Calienta una sartén grande de hierro fundido o de fondo grueso a fuego alto. Seca el bistec muy bien con papel absorbente. Condiméntalo con sal y pimienta. Vierte el aceite de aguacate en la sartén y agrega el bistec. Cocínalo 3 o 4 minutos, hasta que esté dorado. Dale la vuelta y dóralo por el otro lado, de 2 a 4 minutos más (un termómetro de lectura instantánea en la parte más gruesa debería indicar 55 °C). Pásalo a una tabla de cortar; cúbrelo para mantener el calor y déjalo reposar durante 10 minutos.

2. Mientras el filete reposa, elabora la crema: deshuesa y pela el aguacate y colócalo en el recipiente de una picadora. Agrega el rábano picante, el aceite de oliva, el zumo de limón, el ajo en polvo y los aminoácidos de coco. Pícalo todo hasta que quede suave. Prueba y salpimenta. (Deberías obtener alrededor de 2 o 3 de tazas).

3. Corta el bistec en tiras y sírvelo con 1 o 2 cucharadas de crema de aguacate.

POR RACIÓN: 541 calorías, 35 g de proteína, 29 g de grasa, 4 g de carbohidratos, 3 g de fibra.

NOTA:

Es posible que debas cocinar los bistecs en tandas. Añade más aceite a la sartén entre tandas si es necesario. Cubre el bistec cuando esté listo para mantenerlo caliente mientras cocinas el resto y córtalos todos antes de servir.

Si sobra crema de aguacate, tápala y métela en la nevera. Es deliciosa con cualquier proteína, o utilízala como un aderezo para verduras picadas.

Cómo utilizar el aceite de aguacate

Me encanta cocinar con aceite de aguacate. Al igual que su fuente, el delicioso aguacate, el aceite de aguacate es una grasa monoinsaturada saludable para el corazón y rica en vitaminas A, B1, B2, D y E, todas ellas excelentes para las células, la cintura, la piel e incluso el cabello. Este aceite también es un poderoso antioxidante que combate los radicales libres que causan enfermedades.

Además de sus beneficios para la salud, el aceite de aguacate tiene un sabor delicioso: ligero, fresco y perfecto para la mayoría de los alimentos. Se puede sustituir fácilmente por aceite de oliva, aceite de coco o aceite de sésamo con resultados sabrosos.

El aceite de aguacate tiene el punto de humo más alto de los aceites de cocina, de 243 a 260 °C, lo que lo convierte en el aceite más seguro para cocinar a altas temperaturas. Esto es importante porque algunos aceites, cuando se cocinan a fuego alto, pueden quemarse, descomponerse a nivel químico y volverse tóxicos. No tienes que preocuparte por eso con el aceite de aguacate.

Este increíble aceite también es versátil. Puedes utilizarlo en tus aderezos para ensaladas o para elaborar mayonesa casera, rociarlo sobre hummus, agregarlo en sopas, saltear verduras o usarlo como parte de un adobo.

Filete de falda *teriyaki*

La salsa *teriyaki* es una de esas cosas que normalmente compramos listas para usar, pero una vez que preparado hecho la tuya, no volverás a las comerciales. Es muy fácil y el resultado es mucho mejor. Haz un poco más y rocíala con cualquier proteína o verdura que te guste.

PREPARACIÓN: 15 minutos
MARINAR: 4 a 8 horas
COCCIÓN: 20 minutos
PARA 4 PERSONAS

1 cucharadita de arrurruz
2 cucharadas de aceite de aguacate
4 dientes de ajo picados (1 cucharada más 1 cucharadita)
2 cucharadas de jengibre fresco picado
⅔ de taza de aminoácidos de coco
2 cucharadas de *mirin*
1½ cucharaditas de miel cruda
1 cucharadita de ralladura de naranja
Pimienta negra recién molida
700 g de bistec de flanco
Sal marina fina

1. Mezcla el arrurruz con 1 cucharada de agua en un cuenco pequeño hasta que se disuelva. Calienta 1 cucharada de aceite de aguacate en una cacerola pequeña a fuego medio-bajo. Agrega el ajo y el jengibre y saltéalos hasta que se hayan dorado un poco, aproximadamente 1 minuto. Bate los aminoácidos de coco, el *mirin*, la miel y la ralladura de naranja. Bate la mezcla de arrurruz con la salsa. Lleva la salsa a ebullición, luego baja el fuego y cocínala sin dejar de remover, hasta que la salsa se espese, aproximadamente 1 minuto. Ponla en un cuenco pequeño, pruébala y sazónala con pimienta. Déjala enfriar. (Deberías tener 1 taza). Vierte la mitad de la salsa en una taza, tápala y métela en la nevera. Cuando sirvas los bistecs con la salsa, puedes incorporar al

menos 1 y, a menudo, 2 cucharadas, que deberían acabar con la mayor parte, si no toda, la salsa.

2. Pon la otra mitad de la salsa en una bolsa grande con cierre. Agrega el bistec (córtalo en 2 pedazos si es muy grande). Cierra la bolsa y dale la vuelta varias veces para cubrir el bistec con la salsa. Déjalo en la nevera un mínimo de 4 horas y hasta un máximo de 8 horas.

3. Deja reposar el bistec a temperatura ambiente durante 20 minutos. Calienta una sartén grande de hierro fundido o de fondo grueso a fuego alto hasta que esté muy caliente. Echa la cucharada de aceite restante en la sartén. Sazona el bistec ligeramente con sal y dóralo por un lado durante 3 a 4 minutos. Con unas pinzas, dale la vuelta con cuidado al bistec y cocínalo hasta que se dore por el otro lado y un termómetro de lectura instantánea en la parte más gruesa indique 55 °C para poco hecho, y de 3 a 4 minutos más, si se quiere al punto. Pon el bistec en una tabla de cortar, cúbrelo con papel de aluminio y déjalo reposar de 5 a 10 minutos. Vuelve a calentar suavemente la salsa reservada en una cacerola pequeña a fuego lento, sin dejar de remover.

4. Corta el bistec en tiras finas. Repártelas en 4 platos y sírvelas, con la salsa reservada a un lado.

POR RACIÓN: 438 calorías, 36 g de proteína, 19 g de grasa, 18 g de carbohidratos, 0 g de fibra.

Prepáralo a base de vegetales
Utiliza la salsa con una proteína de origen vegetal.

Minipastel de carne a la barbacoa con ingredientes secretos

El simple hecho de pronunciar la palabra «hígado» hace que algunas personas arruguen la nariz, pero la cuestión es que tu abuela tenía razón: es uno de los alimentos más ricos en nutrientes que puedes comer. Si tú o alguien de tu familia está totalmente en contra de consumirlo, estos pequeños *muffins* de pastel de carne son para ti. El hígado se pica junto con el tocino, y esencialmente se oculta dentro de mucha carne picada, especias y salsa barbacoa. No saben a hígado, sólo a pastel de carne rico y saciante. Y dado que el hígado es tan saludable, un poco hace mucho.

PREPARACIÓN: 20 minutos
COCCIÓN: 25 minutos
PARA 12 mini albóndigas

Aceite de oliva o de aguacate, para engrasar la sartén.

700 g de carne picada de vacuno (preferiblemente 100 % alimentada con pasto)

60 g de tocino sin curar picado

60 g de hígado de vacuno picado

1 huevo grande batido

¾ de taza de *panko* de cerdo (pan rallado tipo Bacon's Heir)

2 cucharaditas de ajo en polvo

2 cucharaditas de orégano seco

1 cucharadita de cebolla en polvo

½ cucharadita de sal marina fina

¼ de cucharadita de pimienta negra recién molida

¼ de taza de salsa barbacoa sin azúcar añadido (tipo True Made Foods)

1. Precalienta el horno a 180 °C. Unta ligeramente con aceite los huecos de un molde para *muffins* antiadherente de 12 piezas.
2. En un cuenco grande, mezcla la carne, el tocino, el hígado, el huevo, el *panko*, el ajo en polvo, el orégano, la cebolla en polvo, la sal y la pimienta. Trabaja con las manos hasta que todos los ingredientes estén bien incorporados.
3. Llena el molde para *muffins* con la preparación. Presiona con los dedos ligeramente para nivelar. Pon 1 cucharadita de salsa barbacoa en cada *muffin*, esparciéndola bien para cubrir toda la parte superior.
4. Hornea de 20 a 25 minutos, hasta que los *muffins* estén listos (un termómetro de lectura instantánea en el centro de uno debe indicar 70 °C). Déjalos enfriar durante 5 minutos antes de retirarlos. Sírvelos calientes o déjalos enfriar por completo, cúbrelos

y mételos en la nevera para servirlos más tarde (los *muffins* se conservarán en el frigorífico hasta 4 días).

NOTA:

Pregúntale a tu carnicero si puede prepararte carne picada personalizada, con el 80 % de carne de vacuno, el 10 % de tocino y el 10 % de hígado. Puede que tengas que pedir un mínimo (mi carnicero exige 1 250 g); simplemente duplica la receta de pastel de carne y congela un poco para otro día. La mezcla también sirve para elaborar deliciosas hamburguesas.

POR RACIÓN (2 *MUFFINS*): 313 calorías, 30 g de proteína, 20 g de grasa, 3 g de carbohidratos, 1 g de fibra.

Hamburguesas con queso mejoradas

Si pensabas que nada podía mejorar una buena hamburguesa con queso a la antigua, prepárate: con carne de vacuno alimentada con pasto, una salsa picante rápida, un queso de buena calidad y cebolla caramelizada, todo encima de una tortilla de coliflor sin cereales, estas hamburguesas no sólo tienen un sabor increíble, sino que también te harán sentir genial.

PREPARACIÓN: 15 minutos
COCCIÓN: 30 minutos
PARA 4 PERSONAS

Salsa:

¼ de taza de mayonesa
2 cucharadas de kétchup sin azúcar añadido
2 cucharadas de pepinillo encurtido picado
½ cucharadita de aminoácidos de coco
¼ de cucharadita de salsa picante
¼ de cucharadita de pimentón ahumado
Sal marina fina y pimienta negra recién molida.

Hamburguesas:

1 cucharada de *ghee*

1 cebolla amarilla, cortada por la mitad, en rodajas finas

Sal marina fina y pimienta negra recién molida

600 g de carne picada

4 lonchas de queso *cheddar* (preferiblemente de leche de oveja)

4 tortillas de coliflor, tipo Outer Aisle, doradas

1. Prepara la salsa: en un cuenco pequeño, mezcla la mayonesa, el kétchup, el pepinillo, los aminoácidos de coco, la salsa picante y el pimentón. Pruébala y salpimiéntala. (Esto da lugar a ½ taza).
2. Derrite *ghee* en una sartén grande a fuego medio. Añade la cebolla y sazónala con sal. Cocina durante 15 a 18 minutos, removiendo de vez en cuando, hasta que la cebolla esté dorada, teniendo cuidado y removiendo más a menudo hacia el final del tiempo de cocción para evitar que se queme. Ponla en un tazón y cúbrelo para mantener el calor.
3. Divide la carne picada en 4 porciones. Forma hamburguesas de 10 cm de ancho. Calienta la misma sartén a fuego alto. Salpimienta las hamburguesas generosamente y ponlas en la sartén. Cocínalas durante unos 3 minutos, hasta que se doren. Dales la vuelta y cocínalas por el otro lado de 3 a 5 minutos más, hasta que estén doradas y un termómetro de lectura instantánea en el centro de una indique 60 °C, si la quieres al punto. Coloca una loncha de queso encima durante el último minuto para que se derrita.
4. Pon una tortilla de coliflor en cada uno de los 4 platos. Cubre cada una con 1 cucharada de salsa y ¼ de cebolla y sírvelas. (Pon la salsa restante a un lado, si lo deseas).

POR RACIÓN: 595 calorías, 45 g de proteína, 44 g de grasa, 6 g de carbohidratos, 1 g de fibra.

Ensalada César con bistec

No necesitas queso ni picatostes para elaborar una deliciosa y sabrosa ensalada César. Los corazones de cáñamo, una proteína completa, le dan cuerpo al aderezo, y la textura del queso parmesano y las semillas de girasol tostadas esparcidas por encima aportan el sabor salado y crujiente. El bistec la convierte en una comida completa, pero el pollo a la parrilla, las gambas o cualquier otra proteína que tengas a mano pueden servir perfectamente.

PREPARACIÓN: 20 minutos
COCCIÓN: 15 minutos
PARA 4 PERSONAS

Aderezo:

4 cucharadas de aceite de oliva virgen extra
3 filetes de anchoas enlatadas
2 dientes de ajo picados
½ cucharadita de ralladura de limón
2 cucharadas de zumo de limón
2 cucharadas de corazones de cáñamo
1 yema de huevo grande
Sal marina fina y pimienta negra recién molida

Ensalada:

700 g de bistecs de corte grueso
Sal marina fina y pimienta negra recién molida
1 cucharada de aceite de aguacate
2 cucharadas de mantequilla sin sal
3 dientes de ajo picados
1 lechuga romana grande o 2 medianas (alrededor de 400 gramos) picadas (unas 8 tazas)
4 cucharaditas de semillas de girasol tostadas y saladas

1. Prepara el aderezo: en una sartén pequeña sin calentar, mezcla 1 cucharada de aceite de oliva, las anchoas y el ajo. Ponlo todo

a fuego lento y cocínalo hasta que la mezcla comience a chisporrotear. Deja que chisporrotee durante 30 segundos, luego pásala a una picadora. Agrega la ralladura y el zumo de limón, los corazones de cáñamo y la yema de huevo. Pícalo todo hasta que obtengas una preparación suave. Agrega las 3 cucharadas de aceite restantes. Mezcla hasta que el aderezo quede homogéneo, espeso y emulsionado. Pruébalo y salpimienta. (Puedes preparar el aderezo con un día de antelación. Mantenlo cubierto y refrigerado. Bátelo antes de usarlo).

2. Deja reposar el bistec a temperatura ambiente durante 30 minutos. Calienta una sartén grande de hierro fundido o una sartén de fondo grueso a fuego medio-alto. Salpimienta generosamente el bistec. Vierte el aceite de aguacate en la sartén y añade el bistec. Cocínalo de 3 a 4 minutos, hasta que se dore por un lado. Dale la vuelta y cocínalo durante 3 o 4 minutos más, hasta que se dore por el otro lado. Baja el fuego a medio y agrega la mantequilla y el ajo (la mantequilla se derretirá enseguida). Empapa el bistec en la mantequilla con el ajo varias veces. Continúa cocinándolo de 4 a 7 minutos, dale la vuelta al bistec un par de veces más y sigue empapándolo hasta que un termómetro para carne en la parte más gruesa indique 55 °C, si lo quieres al punto. Pasa el bistec a una tabla de cortar, cúbrelo y deja que repose durante al menos 5 minutos.

3. Pon la lechuga en un cuenco. Añade la mitad del aderezo (alrededor de ⅓ de taza) y remueve. Añade más aderezo, si lo deseas. Divídelo en 4 cuencos poco hondos y esparce 1 cucharadita de semillas de girasol en cada uno. Corta el bistec a cuartos. Cubre cada ensalada con una cuarta parte del bistec y sirve.

POR RACIÓN: 351 calorías, 17 g de proteína, 27 g de grasa, 7 g de carbohidratos, 2 g de fibra.

NOTA:

Si te preocupa utilizar yema de huevo cruda, emplea huevo pasteurizado.

Prepáralo a base de vegetales:
Reemplaza el bistec con judías o lentejas cocidas y escurridas y rocíalo con un aderezo César vegano embotellado.

RECETAS DE CORDERO

Chuletas de paletilla de cordero con *gremolata* de aceitunas y perejil

Las chuletas de paletilla de cordero son una forma fantástica de disfrutar del cordero. Este corte es mucho menos costoso que las delicadas costillas, pero está repleto de sabor y, aunque a menudo se cocinan a fuego lento, en realidad funcionan maravillosamente en una sartén, como aquí. El adobo simple proporciona una intensidad adicional. Elabóralas con antelación, si lo deseas, para que la cena esté en la mesa rápidamente.

PREPARACIÓN: 20 minutos (más hasta 8 horas de marinado)
COCCIÓN: 20 minutos
PARA 4 PERSONAS

Chuletas:
- 2 cucharadas de aceite de aguacate
- 3 dientes de ajo picados (1 cucharada)
- 1 cucharadita de orégano seco
- ½ cucharadita de sal marina fina
- ¼ de cucharadita de pimienta negra recién molida
- 4 chuletas de paletilla de cordero (de unos 200 g cada una)

Gremolata:
- 1½ cucharadas de aceite de oliva virgen extra
- 1 diente de ajo picado (1 cucharadita)
- ½ taza de aceitunas verdes y negras, sin hueso y picadas
- 2 cucharadas de perejil fresco picado
- ½ cucharadita de ralladura de limón

1 cucharadita de zumo de limón

Una pizca de ñora seca picada

Sal marina fina y pimienta negra recién molida

1. Prepara las chuletas: en un tazón, mezcla el aceite de aguacate, el ajo, el orégano, la sal y la pimienta. Pon las chuletas en una bolsa grande con cierre. Agrega la preparación de aceite, sella la bolsa y dale la vuelta varias veces para cubrir las chuletas con el adobo. Permite que las chuletas se marinen a temperatura ambiente durante 30 minutos, o en la nevera hasta 8 horas; en ese caso, déjalas reposar a temperatura ambiente durante 30 minutos antes de cocinarlas.

2. Elabora la *gremolata*: pon el aceite de oliva y el ajo en una sartén pequeña sin calentar. Ponla a fuego medio-bajo y cocínala hasta que la preparación comience a chisporrotear. Deja que chisporrotee durante 30 segundos, luego pásala a un tazón mediano para que se enfríe. A continuación, añade las aceitunas, el perejil, la ralladura y el zumo de limón y la ñora picada. Remueve para que se incorpore todo bien. Prueba y sazona con pimienta. (Puedes preparar la *gremolata* hasta un día antes; tápala e introdúcela en la nevera).

3. Pon al fuego una sartén grande de hierro fundido a fuego medio-alto hasta que esté muy caliente. Retira las chuletas de la marinada y salpiméntalas al gusto. Pon las chuletas en la sartén y cocínalas de 3 a 5 minutos por cada lado (dependiendo del grosor), hasta que estén bien doradas por ambos lados y un termómetro para carne en la parte más gruesa lejos del hueso indique 50 °C. Pásalas a una tabla de cortar, cúbrelas sin presionar con papel de aluminio y déjalas reposar durante 5 minutos antes de servirlas con la *gremolata*.

POR RACIÓN: 579 calorías, 29 g de proteína, 50 g de grasa, 3 g de carbohidratos, 0 g de fibra.

Si tienes dos sartenes, puedes cocinar todas las chuletas a la vez. Si no, hazlo de dos en dos y mantén calientes las primeras mientras preparas la segunda tanda.

Albóndigas de cordero griegas envueltas en lechuga con *tzatziki*

El *zaatar* proporciona a estas albóndigas de cordero ese toque extra. Vale la pena tener en la despensa esta mezcla de especias de Oriente Medio, generalmente elaborada con tomillo, orégano, zumaque y semillas de sésamo tostadas, ya que anima maravillosamente la carne, el pescado, el pollo y las verduras. Las albóndigas son una excelente receta para comenzar si no estás familiarizada con el cordero; son fáciles y gustan a todo el mundo.

El *tzatziki* es imprescindible para acompañar el plato.

PREPARACIÓN: 30 minutos
COCCIÓN: 20 minutos
PARA 4 PERSONAS

Tzatziki:
    ½ pepino inglés
    Sal marina fina
    1 cucharada de aceite de oliva virgen extra
    2 dientes de ajo picados (2 cucharaditas)
    ¾ de taza de yogur griego entero
    1½ cucharadas de zumo de limón
    2 cucharaditas de menta fresca picada
    Pimienta negra recién molida

Albóndigas:
    500 g de cordero picado
    3 cucharadas de harina de yuca
    2 cucharadas de aceite de oliva virgen extra

2 cucharaditas de ajo en polvo

2 cucharaditas de orégano seco

2 cucharaditas de *zaatar*

1 cucharada de menta fresca picada

½ cucharadita de sal marina fina

¼ de cucharadita de pimienta negra recién molida

Espray de cocina con aceite de oliva

1 taza de tomates cherry cortados en mitades, por ración

¼ de taza de aceitunas kalamata picadas sin hueso o aceitunas curadas en aceite, por ración

Varias hojas de lechuga boston o loyo, por ración

1. Prepara el *tzatziki*: ralla el pepino sin las semillas en un rallador de agujeros grandes. Pásalo por un tamiz de malla fina para desechar el líquido. Espolvoréalo con ¼ de cucharadita de sal. Deja reposar durante 10 minutos. En una sartén pequeña sin calentar, pon el aceite de oliva y el ajo. Rehógalo a fuego lento hasta que chisporrotee. Deja que chisporrotee durante 30 segundos y luego pásalo a un cuenco mediano.

2. Presiona el pepino para eliminar más agua, luego ponlo en papel de cocina limpio y escurre la mayor cantidad de agua posible que haya quedado. Ponlo en el cuenco con la preparación de ajo. Añade el yogur, el zumo de limón y la menta, y mezcla todo hasta que esté homogéneo. Pruébalo y salpimienta. (La cantidad es suficiente para aproximadamente 1 taza. Puedes preparar el *tzatziki* hasta 1 día antes; consérvalo cubierto en la nevera. Remuévelo antes de usarlo).

3. Elabora las albóndigas: precalienta el horno a 180 °C; forra una bandeja para hornear con papel sulfurizado.

4. En un cuenco grande, mezcla el cordero, la yuca, el aceite de oliva, el ajo en polvo, el orégano, el *zaatar*, la menta, la sal y la pimienta. Con las manos, amasa todo muy bien hasta que los ingredientes formen una masa homogénea. Divídela en 12 porciones, haz bolas y colócalas en la bandeja para hornear. Rocía las albóndigas con aceite en espray. Hornéalas de 15 a 18 minutos, hasta que estén bien cocidas.

5. Pon los tomates y las aceitunas en tazones separados y la lechuga en un plato. Sirve las albóndigas y el *tzatziki,* y deja que cada uno se prepara sus propios rollitos de lechuga.

POR RACIÓN: 508 calorías, 30 g de proteína, 35 g de grasa, 20 g de carbohidratos, 3 g de fibra.

RECETAS DE CERDO

Chili de cerdo picante y bisonte o buey picado

El chili es mejor si ha tenido tiempo para que se desarrolle el sabor. Entonces, si es posible, prepáralo el día anterior y consérvalo en la nevera durante la noche; luego vuelve a calentarlo al día siguiente. Después de haber añadido el zumo de lima y haberlo salpimentado, puedes agregar, si lo deseas, un poco de miel. A veces, un pequeño toque de dulzor es justo lo que se necesita para dar alegría.

PREPARACIÓN: 30 minutos
COCCIÓN: 1 hora
PARA: alrededor de 9 tazas medianas

1 cucharada de grasa de tocino o de aceite de aguacate
250 g de salchicha de cerdo picante, sin la tripa
1 cebolla grande, picada (alrededor de 2½ tazas)
1 jalapeño grande, sin semillas, picado (alrededor de ⅓ de taza)
2 tallos grandes de apio cortado en dados (alrededor de ¾ de taza)
1 pimiento rojo mediano, sin semillas y cortado en dados (alrededor de 1 taza)
Sal marina fina y pimienta negra recién molida
3 dientes de ajo, picados (1 cucharada)
700 g de bisonte o de buey picado
1 cucharada de chili en polvo
1 cucharada de orégano seco
1½ cucharaditas de comino molido

½ cucharadita de pimentón ahumado

¼ de cucharadita de canela molida

1 lata de 500 g de tomates cortados en dados y asados al fuego

2 cucharadas de pasta de tomate

1 cucharada de aminoácidos de coco

1 taza de caldo de huesos de ternera o de pollo

1 cucharada de zumo de limón o de vinagre de sidra

¼ de cucharadita de miel (opcional)

Cobertura: aguacate cortado en dados, queso cheddar rallado, crema agria, rábanos cortados en dados, cilantro u otros ingredientes (opcional)

1. Derrite la grasa de tocino en una cazuela de hierro fundido grande a fuego medio. Añade la salchicha y cocínala de 5 a 7 minutos, rompiéndola con una cuchara de madera y removiendo, hasta que la salchicha esté bien cocinada y dorada en algunos puntos y la grasa se haya derretido. Agrega la cebolla, el jalapeño, el apio y el pimiento. Salpimienta y cocina de 6 a 8 minutos, sin dejar de remover, hasta que todo esté tierno. Incorpora el ajo y saltea durante aproximadamente 1 minuto, hasta que esté dorado.

2. Añade el bisonte o el buey. Salpimienta generosamente y cocina de 6 a 8 minutos, rompiendo la carne y removiendo con una cuchara de madera, hasta que esté bien cocida. Agrega el chili en polvo, el orégano, el comino, el pimentón y la canela, prosigue la cocción de 1 a 2 minutos, sin dejar de remover, hasta que las especias estén bien incorporadas.

3. Añade los tomates, la pasta de tomate, los aminoácidos de coco y el caldo, y cocina todo sin dejar de remover. Lleva a una ebullición ligera, luego baja el fuego y continúa a fuego lento. Pon una tapa y prosigue la cocción a fuego lento durante 30 minutos.

4. Vierte el zumo de lima y la miel opcional al chili. Pruébalo y rectifícalo de sal y pimienta. Sirve con la cobertura, si lo deseas, o deja que se enfríe, cubre y mételo en la nevera para servirlo más tarde. Antes de llevarlo a la mesa, caliéntalo a fuego medio-bajo.

POR RACIÓN (1 CUENCO): 378 calorías, 59 g de proteína, 12 g de grasa, 9 g de carbohidratos, 2 g de fibra.

Prepáralo a base de vegetales:
Utiliza salchichas a base de vegetales y sustituye la carne por judías y/o lentejas cocidas enlatadas y escurridas.

Hamburguesas de salchicha de cerdo y manzana

Servir salchichas que has hecho desde cero te proporciona una credibilidad instantánea como cocinera. No hay necesidad de decirle a nadie lo fácil que es. Puedes preparar las hamburguesas hasta con un día de antelación y mantenerlas tapadas y en la nevera, si lo deseas. O cocínalas, déjalas enfriar, cúbrelas y mételas en la nevera para servirlas más tarde. Vuelve a calentarlas un poco en una sartén o en el horno.

PREPARACIÓN: 10 minutos
COCCIÓN: 8 minutos por tanda
PARA: 8 hamburguesas

500 g de carne picada de cerdo
1 manzana ácida pequeña, pelada, sin corazón y rallada (alrededor de ½ taza)
2 cucharaditas de salvia fresca picada
½ cucharadita de ajo en polvo
¾ de cucharadita de sal marina fina
¼ de cucharadita de pimienta negra recién molida

1. En un cuenco grande, mezcla la carne picada de cerdo, la manzana, la salvia, el ajo en polvo, la sal y la pimienta. Trabájalo con los dedos. Divídelo en 8 porciones y forma hamburguesas gruesas, de un diámetro de alrededor de 7 cm.
2. Calienta una sartén antiadherente grande a fuego medio. Agrega las hamburguesas y cocínalas de 5 a 8 minutos en total, dándo-

les la vuelta a los 3 o 4 minutos, hasta que estén bien cocidas y ligeramente doradas (no llenes demasiado la sartén; cocínalas por tandas, si es necesario). Sírvelas calientes.

POR RACIÓN (1 HAMBURGUESA): 155 calorías, 10 g de proteína, 11 g de grasa, 4 g de carbohidratos, 1 g de fibra.

Medallones de cerdo ranchero

Marinar el lomo de cerdo con suero de leche sazonado con especias les da a estos medallones ese sabor picante y cremoso propio de rancho. Si el clima lo permite, puedes asar los medallones en lugar de freírlos. Un poco de salsa para alitas de pollo, tipo Frank's RedHot, resulta deliciosa con estos medallones, si te gusta un poco el picante.

PREPARACIÓN: 15 minutos
COCCIÓN: 10 minutos
PARA 4 PERSONAS

1 cucharada de perejil seco
1 cucharada de ajo en polvo
2 cucharaditas de cebollino seco
2 cucharaditas de cebolla en polvo
1½ cucharaditas de eneldo seco
¼ de cucharadita de pimentón dulce
2 tazas de suero de leche bajo en grasa
2 cucharaditas de miel
1 cucharada de sal marina fina
½ cucharadita de pimienta negra recién molida
1 lomo de cerdo de unos 700 g
2 cucharadas de *ghee* o de aceite de aguacate

1. En un cuenco grande, mezcla el perejil, el ajo en polvo, el cebollino, la cebolla en polvo, el eneldo y el pimentón, y mezcla con

un tenedor. Esto debería dar lugar a alrededor de 5 cucharadas. Retira la mitad y reserva las 2½ cucharadas restantes (ponlas en un recipiente con tapa y métela en la nevera). Bate el suero de leche, la miel, la sal y la pimienta en el cuenco grande con la mezcla de especias restante.

2. Retira el exceso de grasa del cerdo. Si tiene una membrana delgada y blanquecina, quítala cortándola con un cuchillo y tirando de ella con los dedos (utiliza el cuchillo para cortar los extremos de la membrana, si es necesario). Corta la carne de cerdo transversalmente en trozos de 1,5 cm de grosor. Sécalos con papel de cocina y añádelos al bol con la mezcla de suero de leche. Tápalo e introdúcelo en la nevera durante al menos 4 horas o incluso toda la noche.

3. Cuando estés lista para cocinar la carne, retira los trozos de cerdo del adobo y limpia el exceso. Desecha el adobo. Corta la carne de cerdo en rodajas de 1,5 cm grosor. Utiliza el lado del cuchillo para presionar los medallones y aplanarlos a un grosor de 1 cm. Sazona con sal y espolvorea con la mezcla de especias reservada, presionando para que se adhiera.

4. Derrite el *ghee* en una sartén grande a fuego medio-alto. Pon los medallones en la sartén caliente y cocínalos de 1 a 3 minutos por cada lado, hasta que estén bien dorados y ya no estén rosados por dentro. (No llenes demasiado la sartén; trabaja en tandas, si es necesario, añadiendo más *ghee* en cada una). Cúbrelos para mantenerlos calientes y déjalos reposar durante 5 minutos. Sírvelos.

NOTA:

Si tienes suero de leche sobrante y no vas a utilizarlo de inmediato, puedes congelarlo. Si piensas emplearlo todo de una vez, congélalo en su recipiente. Si vas a usar cantidades más pequeñas, congélalo en una bandeja de cubitos de hielo o en moldes de silicona para *muffins*, luego sácalos y métalos en una bolsa para congelar.

POR RACIÓN: 271 calorías, 36 g de proteína, 11 g de grasa, 8 g de carbohidratos, 1 g de fibra.

Cerdo vietnamita al caramelo

«Caramelo» puede parecer como algo extraño si hablamos de carne de cerdo, pero una vez que hayas probado esta receta, entenderás por qué ése es el nombre perfecto. El azúcar de coco se carameliza maravillosamente, potenciando los sabores del ajo, el jengibre y el cerdo. La menta y la albahaca aportan brillo al plato terminado. Mi manera favorita de comerlo es envuelto en hojas de lechuga (o directamente de la sartén; no se lo digas a nadie).

PREPARACIÓN: 15 minutos
COCCIÓN: 20 minutos
RACIONES: 4 (se pueden duplicar)

  2 cucharadas de aceite de aguacate
  6 cebolletas, la parte blanca y verde claro cortada en diagonal (¾ de taza)
  1 cucharada de jengibre fresco picado
  2 dientes de ajo picados (2 cucharaditas)
  2 cucharaditas de hierba limón envasada, escurrida y picada (opcional)
  1 chili rojo o verde pequeño (tipo chili tailandés), sin semillas y en rodajas finas
  Sal marina fina
  700 g de carne de cerdo picada
  5 cucharadas de azúcar de coco
  2½ cucharadas de salsa de pescado
  Hojas de lechuga boston o bibb, arroz cocido o arroz de coliflor, por ración
  Menta fresca picada y albahaca tailandesa, por ración (opcional)

  1. Calienta el aceite de aguacate en una sartén grande a fuego medio-alto. Agrega las cebolletas, el jengibre, el ajo, la hierba limón

(opcional) y el chili rojo. Sazona todo con una pizca de sal. Cocina de 1 a 2 minutos, sin dejar de remover, hasta que el aroma sea evidente. Añade la carne de cerdo, rehógala de 2 a 3 minutos, removiendo con una cuchara de madera hasta que esté parcialmente cocida y desmenuzada.

2. Agrega el azúcar de coco y la salsa de pescado y remueve. Esparce la mezcla en la sartén y deja que se cocine sin remover durante 2 minutos. Después remuévela, extiéndela de nuevo y prosigue la cocción sin remover de 30 segundos a 1 minuto para permitir que la preparación se caramelice. Repite de 5 a 7 minutos más, hasta que la carne esté dorada, fragante y bien caramelizada.

3. Sírvela caliente con lechuga, arroz o arroz de coliflor. Agrega menta y/o albahaca tailandesa, si lo deseas.

POR RACIÓN: 438 calorías, 21 g de proteína, 29 g de grasa, 26 g de carbohidratos, 1 g de fibra.

Chuletas de cerdo crujientes con ensalada de apio y manzana

El lomo de cerdo rebozado en *panko* y frito… es un placer indulgente, en el mejor sentido. Una ensalada ligera con escarola, apio, manzana, perejil fresco y unos pocos dátiles es el complemento perfecto para la rica deliciosa. Si lo prefieres, puedes preparar este plato con filetes finos de pollo en lugar de carne de cerdo.

PREPARACIÓN: 30 minutos
COCCIÓN: 6 minutos por tanda
PARA 4 PERSONAS

Ensalada:

2 corazones de col rizada, cortados por la mitad en juliana (alrededor de 3 tazas)

4 ramas de apio en rodajas finas en diagonal (alrededor de 1¾ tazas)

1 manzana mediana, sin corazón y picada (alrededor de 1½ tazas)

⅓ de taza de hojas frescas de perejil

¼ de taza de dátiles sin hueso, finamente picados

1 cucharada de aceite de oliva virgen extra

1 cucharada de zumo de limón

Sal marina fina y pimienta negra recién molida

Cerdo:

700 g de lomo de cerdo cortado en filetes de 1,5 cm

Sal marina fina y pimienta negra recién molida

1 huevo grande

¾ de taza de *panko* de cerdo

2 cucharadas de arrurruz

½ cucharadita de ajo en polvo

¼ de cucharadita de cebolla en polvo

¼ de cucharadita de pimentón ahumado

Aceite de aguacate, para freír

Rodajas de limón, para cada ración (opcional)

1. Calienta el horno a 95 °C. Pon una rejilla para enfriar encima de una bandeja con borde para hornear y métela en el horno.

2. Preparada la ensalada: en un cuenco, mezcla la escarola, el apio, la manzana, el perejil y los dátiles. Rocía con el aceite de oliva y el zumo de limón y remueve suavemente. Salpimienta y remueve de nuevo.

3. Prepara los filetes de cerdo: utilizando el lado de un cuchillo de chef, presiona para aplanar la carne hasta que obtengas 1 cm de grosor. Sécalos con papel absorbentes y salpimienta.

4. En un recipiente poco hondo, bate el huevo. En otro recipiente, mezcla el *panko*, el arrurruz, el ajo en polvo, la cebolla en polvo y el pimentón. Calienta 1 cm de aceite de aguacate en una sartén grande a fuego medio-alto.

5. Sumerge los trozos de cerdo en el huevo, escurre el exceso y luego pásalos por la mezcla de *panko*, presionando para que se adhiera. Repite con los filetes restantes. Agrega algunos trozos

de cerdo empanado a la sartén (no la llenes demasiado) y cocínalos de 2 o 3 minutos, hasta que estén dorados por un lado. Dales la vuelta y prosigue la cocción de 2 o 3 minutos más, hasta que estén dorados por ambos lados y bien cocidos. Introduce los filetes cocidos en el horno para mantenerlos calientes y repite con el resto de filetes, agregando más aceite entre tandas.

6. Sirve la ensalada en 4 platos y añade el cerdo a cada uno. Sirve con rodajas de limón al lado.

POR RACIÓN: 541 calorías, 55 g de proteína, 23 g de grasa, 26 g de carbohidratos, 4 g de fibra.

NOTA:

Esta ensalada también queda muy bien con pollo o pescado. Si el plato principal no es crujiente como estos filetes de cerdo, añade un elemento crujiente a la ensalada, como pistachos salados tostados.

Lasaña de calabacín y col rizada tierna al horno

Si te apetece una lasaña, pero no quieres comer todos esos carbohidratos y queso, este plato es para ti. Las capas de calabacín reemplazan a la pasta, y un poco de queso de cabra es todo lo que necesitas para darle cremosidad. Las verduras y las sabrosas salchichas hacen que sea un plato saciante que le encantará a toda la familia.

PREPARACIÓN: 20 minutos
COCCIÓN: 1 hora 15 minutos
PARA 4 PERSONAS

1 calabacín de 500 g aproximadamente
2 cucharadas de aceite de oliva virgen extra
Sal marina fina y pimienta negra recién molida
400 g de salchicha italiana dulce o picante, sin tripa
1 cebolla amarilla mediana, picada (alrededor de 1½ taza)
3 dientes de ajo, picados (1 cucharada)

150 g de col rizada tierna, picada
1½ taza de salsa marinara en frasco
150 g de queso de cabra suave, desmenuzado

1. Calienta el horno a 180 °C. Forra con papel sulfurizado una bandeja para hornear grande. Engrasa una fuente para hornear cuadrada de 20 cm.
2. Pon la calabaza en una tabla de cortar resistente. Con un cuchillo de chef afilado, corta la parte inferior redondeada y el extremo del tallo de la calabaza. Pon la calabaza plana en la tabla de cortar. Corta por la mitad la calabaza a lo largo. Con una cuchara, raspa las semillas.
3. Unta el interior de la calabaza con 1 cucharada de aceite de oliva y salpimiéntala. Pon la calabaza con el lado cortado hacia abajo en la bandeja para hornear. Métela en el horno de 45 a 50 minutos, hasta que la calabaza esté tierna y se pueda cortar fácilmente con un cuchillo. Sácala y déjala enfriar un poco.
4. Calienta la cucharada de aceite restante en una sartén grande a fuego medio. Añade la salchicha y cocínala de 7 a 9 minutos, removiendo y desmenuzando la carne con una cuchara de madera, hasta que la carne esté bien cocida y dorada en algunas partes. Sácala y ponla en un cuenco grande. Agrega la cebolla a la sartén, salpimiéntala y cocínala de 6 a 8 minutos, sin dejar de remover, hasta que esté tierna. Incorpora el ajo y saltéalo durante 1 minuto, hasta que empiece a dorarse. Agrega la col rizada poco a poco, sazónala con sal y cocínala 3 o 4 minutos, removiendo, hasta que la col rizada se ablande. Añade la mezcla al cuenco con la salchicha.
5. Con un tenedor, raspa tiras de calabacín. (Esto producirá alrededor de 3½ tazas). Extiende la mitad del calabacín en la fuente para hornear. Cúbrelo con la mitad de la mezcla de las salchichas. Distribuye la mitad de la salsa por encima. Espolvorea la mitad del queso de cabra. Repite las capas, terminando con una de queso de cabra. Hornea de 20 a 25 minutos, hasta que burbujee. Sírvela caliente.

POR RACIÓN: 468 calorías, 26 g de proteína, 26 g de grasa, 34 g de carbohidratos, 7 g de fibra.

NOTA:
. . . .

Puedes preparar todas las partes de este plato con antelación, por lo que todo lo que tienes que hacer a la hora de la cena es montarlo y hornear. Cocina el calabacín con antelación, raspa las semillas, cúbrelo y mételo en la nevera. Cocina la mezcla de salchicha, cebolla y col rizada, ponla en un recipiente tapado separado en la nevera. Introdúcela unos minutos más en el horno para que se caliente.

Prepáralo a base de vegetales:
Puedes omitir la salchicha: sustitúyela por champiñones salteados para aumentar el volumen del plato.

Cerdo desmenuzado clásico

Cocinar cerdo desmenuzado en una cazuela de cocción lenta se ha convertido en algo muy habitual, pero yo abogo por la cazuela de hierro fundido. Sí, hay que estar un poco más pendiente, pero en realidad sólo un poco, y los resultados son mucho mejores. La carne se desmenuza maravillosamente, queda tierna sin estar empapada y tiene mucho sabor. Le encanta a todo el mundo, tanto si lo añades a una ensalada, como si te lo comes en un panecillo bajo en carbohidratos o lo cubres con un huevo frito.

PREPARACIÓN: 20 minutos
COCCIÓN: 3 horas 15 minutos
PARA: Unas 8 raciones

   3 cucharadas de azúcar de coco
   2 cucharaditas de ajo en polvo
   2 cucharaditas de orégano seco
   1 cucharadita de sal marina fina
   1 cucharadita de pimentón ahumado

1 cucharadita de pimentón dulce

½ cucharadita de pimienta negra recién molida

½ cucharadita de chili en polvo

2 kg de paleta de cerdo deshuesada, sin exceso de grasa, cortada en trozos de 5 cm

2 cucharadas de aceite de aguacate

½ taza de caldo de huesos de pollo

Salsa barbacoa sin azúcar, por ración (opcional)

1. Calienta el horno a 150 °C.
2. En un cuenco grande, mezcla el azúcar de coco, el ajo en polvo, el orégano, la sal, ambos pimentones, la pimienta y el chili en polvo. Añade la carne de cerdo y remueve hasta que la carne esté cubierta con las especias.
3. Calienta el aceite de aguacate en una cazuela de hierro fundido a fuego medio-alto. Agrega la carne de cerdo y cocínala de 3 a 5 minutos, hasta que se dore por todos los lados, dándole la vuelta varias veces con unas pinzas. (No llenes la sartén; si todas las piezas no caben en una sola capa, trabaja por tandas, vertiendo más aceite entre cada tanda).
4. Una vez que los trozos de cerdo estén dorados, incorpora los trozos reservados (vierte también el jugo que se haya liberado). Añade el caldo, tapa la cazuela y métela en el horno. Hornea de 2½ a 3 horas, hasta que la carne esté completamente cocida y se desmenuce con facilidad, el líquido se haya evaporado y la grasa se haya derretido. (Si aún queda demasiado líquido después de 3 horas, destápala y cocínala de 15 a 20 minutos más). Tritura la carne y remueve. Pruébala y rectifica de sal y pimienta, si es necesario. Degústala de inmediato o déjala enfriar, tápala y métela en la nevera para consumirla más tarde. Sírvela con salsa barbacoa, si lo deseas.

POR RACIÓN (1 TAZA): 375 calorías, 55 g de proteína, 12 g de grasa, 7 g de carbohidratos, 1 g de fibra.

RECETAS DE PESCADO Y MARISCO

«Arroz» con gambas fritas y *kimchi*

Un plato favorito para llevar se transforma en una fuente inagotable de nutrición rica en vegetales que apoya la salud intestinal. El arroz de coliflor reemplaza al que tiene más almidón, el ajo fresco y el jengibre agregan muchísimo sabor y beneficios antiinflamatorios y las gambas aportan proteínas. El *kimchi*, un plato picante coreano eleborado con repollo fermentado y muchos chilis, aporta calor. Y todo se prepara tan rápido como hacer el pedido.

PREPARACIÓN: 15 minutos
COCCIÓN: 15 minutos
PARA 4 PERSONAS

   1 cucharada de mantequilla sin sal
   600 g de gambas medianas o grandes, peladas y sin intestino
   Sal marina fina y pimienta negra recién molida
   1 cucharada de aceite de aguacate
   6 cebolletas, recortadas, con la parte blanca y verde claro cortada en diagonal (alrededor de ¾ de taza; reserva las partes de color verde oscuro para decorar)
   1½ cucharadas de jengibre fresco picado
   1 paquete de 300 g de arroz de coliflor congelado
   2 cucharadas de aminoácidos de coco
   2 tazas de *kimchi* escurrido y picado
   2 cucharadas de aceite de sésamo tostado

1. Derrite la mantequilla en una sartén grande a fuego medio. Agrega las gambas, salpimiéntalas, y cocínalas de 3 a 4 minutos, hasta que adquieran un tono anaranjado. Pásalas a un cuenco y cúbrelo para conservar el calor.
2. Calienta el aceite de aguacate en la misma sartén. Añade las cebolletas y el jengibre; sazona con una pizca de sal. Rehoga durante aproximadamente 1 minuto, sin dejar de remover, hasta

que estén tiernos. Agrega el arroz de coliflor, salpimienta, sube el fuego a medio-alto y cocina de 4 a 6 minutos, sin dejar de remover, hasta que se caliente y esté tierno. Incorpora los aminoácidos de coco y saltea durante aproximadamente 1 minuto, hasta que el líquido se cocine.

3. Agrega las gambas de nuevo a la sartén. Mezcla durante 1 minuto. Añade el *kimchi* y remueve durante unos segundos sólo para quitarle el frío, luego retíralo del fuego. Rocía con el aceite de sésamo, esparce la cebolleta reservada y ya puedes servir este delicioso plato.

POR RACIÓN: 338 calorías, 28 g de proteína, 20 g de grasa, 11 g de carbohidratos, 3 g de fibra.

Prepáralo a base de vegetales:
Sustituye las gambas por *edamame* o judías *adzuki*. Revisa la etiqueta del *kimchi* para asegurarte de que sea de origen vegetal.

Sopa fría de pepino y aguacate con gambas picantes

Esta refrescante sopa fría sabe a menta, pero no contiene menta y tiene salsa picante pero no pica; es simplemente cremosa y está rebosante de sabor. El chili en polvo en las gambas equilibra la sopa y la hace suficientemente sustanciosa para una comida ligera de verano. Consejo: si no añades agua para diluirla, puedes utilizar la mezcla de aguacate como salsa.

PREPARACIÓN: 15 minutos
COCCIÓN: 10 minutos
PARA 4 PERSONAS

½ kg de gambas medianas, peladas y sin intestino
1 cucharada de aceite de oliva virgen extra, y más para rociar
½ cucharadita de chili en polvo
Sal marina fina y pimienta negra recién molida
2 aguacates maduros medianos, cortados por la mitad y sin hueso

1 pepino inglés mediano, con los extremos cortados y picado (alrededor de 2 tazas)

¼ de taza de yogur entero

1 cucharadita de ralladura de lima

¼ de taza de zumo de lima

2 cucharadas de menta fresca picada

1 cucharadita de aminoácidos de coco

1 cucharadita de salsa picante, y más para decorar

De media a 1 cucharadita de miel cruda (opcional)

1. Calienta el horno a 200 °C, forra con papel sulfurizado una bandeja para hornear grande y con bordes.
2. En un cuenco mediano, mezcla las gambas, el aceite de oliva y el chili en polvo. Salpimiéntalas. Extiéndelas sobre la bandeja para hornear en una sola capa y hornéalas de 8 a 10 minutos, hasta que estén completamente rosadas. Pásalas a una tabla de cortar.
3. Pica la pulpa del aguacate pelada en una licuadora. Agrega el pepino, el yogur, la ralladura y el zumo de lima, la menta, los aminoácidos de coco y la miel si la empleas. Mezcla hasta que esté suave. Dilúyela con agua, si es necesario, para alcanzar la consistencia deseada. Pruébala y salpimiéntala. (Obtendrás alrededor de 2¼ tazas).
4. Corta las gambas en trozos grandes. Reparte la sopa en 4 tazones poco hondos. Coloca encima las gambas. Rocíalas con aceite, esparce un poco de perejil y/o agrega un poco de salsa picante, si lo deseas, y sirve.

POR RACIÓN: 373 calorías, 32 g de proteína, 24 g de grasa, 7 g de carbohidratos, 4 g de fibra.

Prepáralo a base de vegetales:
Omite las gambas.

Ensalada Louie de gambas y aguacate relleno

Las gambas cremosas y picantes Louie son un clásico por una buena razón: son fáciles de preparar y deliciosas. Aquí las ponemos sobre mitades de aguacate para un almuerzo sustancioso. Con muchas proteínas y grasas saludables, te dejarán satisfecha durante horas. Degústalas en una rebanada de coliflor tostada si el aguacate no es lo tuyo o no puedes disponer fácilmente de él.

PREPARACIÓN: 25 minutos
COCCIÓN: 10 minutos
PARA 4 PERSONAS

700 g de gambas medianas peladas y sin intestino
1 cucharada de aceite de oliva virgen extra
Sal marina fina y pimienta negra recién molida
⅓ de taza de mayonesa de aceite de aguacate
¼ de taza de kétchup, preferiblemente sin azúcar
¼ de taza de pepinillos picados finamente (8 a 10 pepinillos)
½ cucharadita de aminoácidos de coco
¼ de cucharadita de salsa picante (opcional)
2 tallos de apio picados (alrededor de ⅓ de taza)
medio pimiento rojo pequeño, sin semillas y picado (alrededor de ½ taza)
2 cucharaditas de eneldo fresco picado
2 aguacates maduros, cortados por la mitad, sin hueso y sin piel

1. Calienta el horno a 200 °C. Forra con papel sulfurizado una bandeja para hornear grande.
2. Seca bien las gambas. Ponlas con el aceite de oliva. Salpiméntalas. Extiéndelas en una sola capa en la bandeja para hornear y métalas en el horno de 8 a 10 minutos, hasta que estén completamente rosadas. Pásalas a una tabla de cortar para que se enfríen.
3. En un cuenco pequeño, mezcla la mayonesa, el kétchup, el pepinillo, los aminoácidos de coco y la salsa picante, si la empleas.

Prueba la preparación y salpimienta. (Obtendrás alrededor de ¾ de taza).

4. Cuando las gambas estén frías, córtalas en trozos grandes. Ponlas en un cuenco grande, agrega el apio y el pimiento. Añade de 4 a 5 cucharadas del aderezo y el eneldo y remueve. Incorpora más aderezo, si lo deseas. Rectifica de sal y pimienta. (Esto rendirá alrededor de 3½ tazas).

5. Pon la mitad de un aguacate en cada uno de los 4 platos. Salpimiéntalos ligeramente. Pon la ensalada de gambas sobre las mitades de aguacate. Sírvelos con un poco de aderezo a un lado.

POR RACIÓN: 498 calorías, 42 g de proteína, 33 g de grasa, 13 g de carbohidratos, 6 g de fibra.

Mejillones en caldo picante de tomate y chorizo

Los mejillones parecen complicados, pero en realidad son increíblemente rápidos y fáciles de cocinar, y también son muy económicos. El chorizo le da a este plato intensidad y sabor ahumado, pero si prefieres omitirlo, agrega ½ cucharadita de pimentón ahumado cuando añadas el ajo. Utiliza una cazuela suficientemente grande para que los mejillones tengan un poco más de espacio y no estén demasiado apilados uno encima del otro; de lo contrario, la receta necesitaría más tiempo. Desecha cualquiera que no se haya abierto después de 10 minutos, no es seguro comérselo.

PREPARACIÓN: 15 minutos
COCCIÓN: 20 minutos
PARA 4 PERSONAS

1 cucharada de aceite de aguacate
80 g de chorizo picado
1 cebolla amarilla pequeña picada (alrededor de 1 taza)
Sal marina fina y pimienta negra recién molida
3 dientes de ajo picados (1 cucharada)
½ cucharadita de pimentón picante

¼ de cucharadita de ñora seca triturada

1 lata de 400 g de tomates triturados y asados

½ taza de vino blanco seco

3 ramitas de tomillo fresco

2 kg de mejillones lavados y desbarbados

Pan tostado de coliflor, polenta cocida o fideos de calabacín cocidos, para servir (opcional)

1. Calienta el aceite de aguacate en un horno holandés o en una cazuela grande a fuego medio. Agrega el chorizo, cocínalo 2 o 3 minutos, sin dejar de remover, hasta que se caliente por completo. Añade la cebolla, espolvorea sal y rehoga 4 o 5 minutos, sin dejar de remover, hasta que esté tierno. Agrega el ajo y saltéalo durante 1 minuto, hasta que esté dorado. Incorpora el pimentón y la ñora seca triturada.

2. Añade los tomates y el vino, remueve para sacar los pedacitos dorados del fondo de la sartén. Agrega las ramitas de tomillo. Incorpora los mejillones y remuévelos para cubrirlos con la salsa. Tápalos y cocínalos de 8 a 10 minutos, removiendo una o dos veces, hasta que los mejillones se hayan abierto. (Desecha los mejillones que no se hayan abierto después de 10 minutos).

3. Sírvelos calientes con pan tostado de coliflor, espaguetis de calabacín, puré de coliflor u otros acompañamientos, si lo deseas.

POR RACIÓN: 335 calorías, 35 g de proteína, 11 g de grasa, 18 g de carbohidratos, 2 g de fibra.

Tomates rellenos de atún a la *puttanesca*

La *puttanesca* reúne mis picantes y salados favoritos, como alcaparras, aceitunas y anchoas. En lugar de servir la pasta tradicional, aquí agregamos atún en aceite y lo ponemos en tomates para obtener un plato verdaderamente delicioso, sin cocinar y sin complicaciones, repleto de sabor, además de tener abundantes proteínas y grasas saludables.

PREPARACIÓN: 20 minutos
PARA 4 PERSONAS

4 tomates medianos
2 latas de atún en aceite de oliva
2 cucharadas de alcaparras escurridas y picadas en trozos grandes
3 filetes de anchoa en lata, picados
¼ de taza de aceitunas negras sin hueso, preferiblemente kalamata
½ cucharadita de orégano seco
⅛ de cucharadita de ñora seca picada
Sal marina fina y pimienta negra recién molida
Aceite de oliva virgen extra (opcional)

1. Corta la parte superior de los tomates. Utiliza una cuchara para extraer las semillas y la pulpa del interior.
2. En un cuenco mediano, desmenuza el atún con un tenedor. Agrega las anchoas, las aceitunas, el orégano y la ñora seca picada. Remuévelo con el tenedor hasta que esté todo bien mezclado. Vierte el aceite reservado de las latas de atún. Prueba la preparación y salpimienta.
3. Salpimienta el interior de los tomates. Vierte la mezcla de atún en los tomates. Rocía cada uno con un poco de aceite, si lo deseas, y sírvelos, o cúbrelos y consérvalos en la nevera un máximo de 4 horas.

POR RACIÓN: 234 calorías, 20 g de proteína, 14 g de grasa, 6 g de carbohidratos, 0 g de fibra.

Medallones de salmón

Incluso a los que no comen pescado les puede convencer esta receta. El salmón enlatado ahorra tiempo y dinero. Busca salmón que no sea de piscifactoría sin piel y sin espinas, para que sea más saludable y fácil de trabajar. El *panko* de cerdo es un aglutinante sabroso y sin carbohidratos que también aporta riqueza a estas hamburguesas saciantes.

PREPARACIÓN: 15 minutos
COCCIÓN: 10 minutos
PARA 8 medallones

400 g de salmón en lata, escurrido
1 taza de *panko* de cerdo (tipo Bacon's Heir)
½ taza de mayonesa de aceite de aguacate
1 chalota pequeña y picada (alrededor de ⅓ de taza)
1½ cucharadas de eneldo fresco picado
1 cucharadita de ralladura de limón
1 cucharada de zumo de limón
2 cucharaditas de alcaparras escurridas y picadas
1 cucharadita de mostaza de Dijon
2 huevos grandes, batidos
Sal marina fina y pimienta negra recién molida
Aceite de aguacate, para freír

1. En un cuenco grande, mezcla con cuidado el salmón, el *panko*, la mayonesa, la chalota, el eneldo, la ralladura y el zumo de limón, las alcaparras, la mostaza y los huevos hasta que la textura sea homogénea. Pruébalo y salpimienta. Divídelo en 8 porciones, luego forma tortitas de unos 7 cm de diámetro y 1 cm de grosor.
2. Calienta el horno a 100 °C. Cubre una bandeja para hornear grande con bordes con una rejilla para enfriar. Métela en el horno.
3. Calienta una capa de 1 cm de grosor de aceite de aguacate en una sartén grande antiadherente a fuego medio. Añade tantos medallones como quepan en una sola capa con espacio entre ellos (no llenes demasiado la sartén). Cocínalos de 3 a 4 minutos, hasta que estén dorados. Dales la vuelta con cuidado y cocínalos de 3 a 4 minutos más, hasta que estén dorados por ambos lados y bien cocidos (haz un pequeño corte en el centro de uno para verificarlo). Ponlos en la bandeja para hornear y métela en el horno para que se conserven calientes. Repite el proceso con más aceite y medallones hasta que estén todos hechos. Sírvelos.

POR RACIÓN (1 MEDALLÓN): 379 calorías, 42 g de proteína, 23 g de grasa, 3 g de carbohidratos, 0 g de fibra.

NOTA:

Existen infinitas maneras de modificar el sabor de estos medallones. Sustituye las chalotas, los cítricos, las alcaparras, la mostaza y las especias por cebolletas, jengibre, ajo y un toque de aceite de sésamo tostado para darle un sabor de inspiración asiática. Prueba con perejil, cilantro o estragón en lugar de eneldo. Agrega un poco de condimento Old Bay o utiliza chili en polvo y lima en lugar de limón. Siéntete libre de experimentar y hacerlos tuyos.

Además, prueba algunas de mis salsas rociadas sobre estos medallones, como la salsa especial de las hamburguesas con queso mejoradas (página 271), o el *tzatziki* de las albóndigas de cordero griegas envueltas en lechuga (página 277). Dales a los medallones un toque indio con curry en polvo y lima, y sírvelas con *chutney* en lata, o mezcla *wasabi* y miel con mayonesa para elaborar medallones de salón asiáticos. O bien pesto con yogur para obtener una salsa mediterránea única y muy sabrosa.

Curry tailandés de pescado y verduras

¿Por qué pedir comida para llevar cuando puedes preparar un rico y sabroso curry en casa? Con muchas verduras, hierbas aromáticas y deliciosa leche de coco, este plato es perfecto para una noche fría. Escalfas el pescado directamente en la salsa, por lo que también es simple. Cocina un poco de arroz coli y tendrás una comida completa en un tazón.

PREPARACIÓN: 20 minutos
COCCIÓN: 25 minutos
PARA 4 PERSONAS

    2 cucharadas de aceite de aguacate
    50 g de setas *shiitake*, cortadas en rodajas (alrededor de 2½ tazas)

Sal marina fina

1 brócoli pequeño, con el tallo pelado y troceado y los ramitos cortados en trozos pequeños (alrededor de 2 tazas)

1 pimiento mediano (rojo, amarillo o naranja), sin semillas y picado (1 taza)

4 cebolletas, con las partes blancas y de color verde claro cortadas en diagonal (alrededor de 1/3 de taza)

2 cucharadas de jengibre fresco picado

3 dientes de ajo picados (1 cucharada)

1 cucharada de hierba limón en frasco, picada

2 cucharadas de pasta de curry rojo

1 lata de 400 g de leche de coco entera

2 cucharadas de zumo de lima

2 cucharadas de salsa de pescado

4 g de bacalao o abadejo seco, cortado en trozos de 5 cm

Pimienta negra recién molida

Hojas de cilantro fresco, para decorar (opcional)

1. Calienta 1 cucharada de aceite de aguacate en una cacerola grande a fuego medio-alto. Agrega las setas *shiitake*, sazónalas con sal y rehógalas de 6 a 8 minutos, removiendo de vez en cuando, hasta que las setas suelten el agua y se doren. Añade la cucharada de aceite restante y el brócoli, sazónalo todo ligeramente con sal y saltea de 1 a 2 minutos, sin dejar de remover, hasta que adquiera un torno verde brillante. Incorpora los pimientos y las cebolletas, espolvorea con sal y cocina durante aproximadamente 1 minuto, sin dejar de remover, hasta que comiencen a ablandarse.

2. Añade el jengibre y el ajo, saltea durante aproximadamente 1 minuto, hasta que se aprecie el aroma. Bate la hierba limón, la pasta de curry, la leche de coco, el zumo de lima y la salsa de pescado, y viértelos. Baja el fuego al mínimo. Introduce los trozos de pescado en el líquido, cúbrelos y cocínalos a fuego lento de 5 a 7 minutos, hasta que el pescado esté bien cocido. Pruébalo y rectifica de sal y pimienta.

3. Reparte el arroz en 4 cuencos, si es que sueles utilizarlos. Sirve el curry en cada uno. Corona con cilantro, si lo deseas, y sírvelos.

POR RACIÓN: 395 calorías, 20 g de proteína, 27 g de grasa, 14 g de carbohidratos, 3 g de fibra.

NOTA:

Si te gusta el curry más espeso, disuelve ½ cucharadita de arrurruz en media cucharadita de agua y remueve antes de agregar el pescado.

Prepáralo a base de vegetales:
Omite el pescado.

Salmón a la plancha y brócoli con mantequilla de limón y pimienta

Una comida en una sartén hace que la limpieza sea muy fácil, perfecta para las noches ocupadas de la semana. Puedes preparar la mantequilla de limón y pimienta con unos días de antelación, por ejemplo, el domingo, y tu yo de entre semana te lo agradecerá. Si sobra, disfrútalo con huevos revueltos, bistec o verduras al vapor. Sustituye el brócoli por otra verdura (o mezcla de verduras), si lo deseas.

PREPARACIÓN: 20 minutos
COCCIÓN: 20 minutos
PARA 4 PERSONAS

Mantequilla:
50 g de mantequilla sin sal, ablandada
½ cucharadita de ralladura de limón
1 cucharadita de zumo de limón
¼ de cucharadita de pimienta negra molida gruesa
Sal marina fina

Salmón y brócoli:

3 brócolis pequeños o 1 grande, con los tallos pelados y cortados en trozos y los ramitos cortados en trozos pequeños (alrededor de 7 tazas)

3 cucharadas de aceite de oliva virgen extra

4 filetes de salmón de unos 150 gramos cada uno

1. Calienta el horno a 200 °C; introduce una bandeja para hornear grande con bordes en el horno mientras se calienta.

2. Prepara la mantequilla: en un cuenco pequeño, mezcla la mantequilla, la ralladura y el zumo de limón, la pimienta y una pizca generosa de sal. Aplasta con un tenedor hasta que obtengas una pasta homogénea. (Puedes preparar la mantequilla con hasta 2 días de antelación. Haz un cilindro, envuélvelo en film transparente e introdúcelo en la nevera. Corta la mantequilla cuando estés lista para servir el plato).

3. Prepara el salmón y el brócoli: pon el brócoli en una ensaladera mediana, agrega 2 cucharadas de aceite de oliva, sazónalo con sal y remueve. Extiéndelo sobre la bandeja para hornear en una sola capa y métela en el horno durante 10 minutos. Retíralo, remueve e introdúcelo durante 5 minutos más. Mientras tanto, prepara el salmón: seca el pescado y frótalo con la cucharada de aceite restante. Sazónalo con sal.

4. Retira la bandeja del horno. Remueve el brócoli y ponlo a ambos lados de la bandeja para hornear. Coloca el salmón con la piel hacia abajo en la bandeja para hornear. Métela en el horno de 4 a 8 minutos, hasta que el salmón esté al punto deseado (haz un corte en la parte más gruesa de una pieza para verificar el punto de cocción; calcula durante aproximadamente de 4 a 6 minutos por 1,5 cm de grosor).

5. Reparte el brócoli en 4 platos. Pon un trozo de salmón en cada uno. Cubre cada uno con una cucharada de mantequilla y sírvelos.

POR RACIÓN: 559 calorías, 43 g de proteína, 38 g de grasa, 11 g de carbohidratos, 4 g de fibra.

NOTA:
. . . .

Si te gusta el brócoli más caramelizado, déjalo en el horno durante 5 minutos más antes de agregar el salmón.

Vieiras con chipotle y tocino

Hay dos secretos para las vieiras: secarlas lo máximo que puedas y hacer que la sartén esté muy caliente. Haz ambas cosas y serás recompensada con unas vieiras de la misma calidad que las de los restaurantes sin salir de tu casa.

El músculo lateral es un pequeño trozo de carne dura en el costado de la vieira; simplemente retíralo con los dedos o córtalo con un cuchillo de cocina.

PREPARACIÓN: 5 minutos
COCCIÓN: 15 minutos
PARA 4 PERSONAS

2 lonchas de tocino.
450 g de vieiras, secas y sin el músculo lateral
½ cucharadita de chili chipotle en polvo
Sal marina fina y pimienta negra recién molida
1 cucharada de cilantro fresco picado
1 cucharada de zumo de lima
Verduras mixtas, salsas en frasco, aguacate en rodajas y rodajas de lima, para decorar (opcional)

1. Pon el tocino en una sartén grande sin calentar. Ponla a fuego medio-bajo y cocínalo de 6 a 8 minutos, hasta que el tocino esté dorado y crujiente y la grasa se haya derretido. Pasa el tocino a una tabla de cortar.
2. Sube el fuego a medio-alto. Espolvorea las vieiras con el chili en polvo y con sal y pimienta. Ponlas en la sartén y cocínalas 2 o 3 minutos, hasta que estén chamuscadas por un lado. Dales la vuelta y cocínalas de 1 a 2 minutos más, hasta que se doren

por el otro lado (no las cocines en exceso). No sobrecargues la sartén; trabaja en tandas si es necesario.

3. Pica o desmenuza el tocino. Reparte las vieiras en 4 platos. Esparce encima el tocino, el cilantro y vierte el zumo de lima. Sírvelas con verduras, salsas, aguacate o rodajas de lima, si lo deseas.

POR RACIÓN: 120 calorías, 18 g de proteína, 3 g de grasa, 3 g de carbohidratos, 0 g de fibra.

Pescado y verduras en papillote

¡Shhh!, no le digas a nadie lo fácil que es esta receta. Es muy impresionante, pero en realidad sólo es una mezcla realmente simple. El pescado y las verduras se cocinan al vapor en papel sulfurizado, por lo que no huele a pescado y es casi imposible estropearlo. Si te sientes intimidada por cocinar pescado, comienza por esta receta.

PREPARACIÓN: 20 minutos
COCCIÓN: 20 minutos
PARA 4 PERSONAS

1 limón pequeño, lavado, cortado en 8 rodajas finas
4 filetes de lenguado o de bacalao de 100 a 200 g
Sal marina fina y pimienta negra recién molida
4 cucharadas de pesto en frasco
2 zanahorias medianas y ralladas (alrededor de 1 taza)
1 calabacín pequeño, rallado (alrededor de 1 taza)
2 cucharadas de aceitunas verdes o negras suaves deshuesadas y picadas
4 cucharadas de aceite de oliva virgen extra

1. Calienta el horno a 220 °C. Dobla 4 hojas de papel sulfurizado de 80 x 30 cm por la mitad; corta cada una en forma de corazón grande.

2. Pon 2 rodajas de limón en el lado derecho del doblez de uno de los corazones de papel sulfurizado; repite con las rodajas de limón restantes y los corazones de papel. Salpimienta el pescado. Pon una pieza encima de las rodajas de limón en cada hoja de papel de horno. Extiende 1 cucharada de pesto sobre cada filete de pescado. Cubre cada uno con una cuarta parte de las zanahorias, los calabacines y las aceitunas. Rocíalos todos con 1 cucharada de aceite de oliva. Salpimienta.

3. Comenzando por la parte superior de la curva del corazón, dobla con firmeza el borde del papel. Continúa doblando del mismo modo, superponiendo los pliegues para formar un sello. Dobla todo el borde hasta el final, para que el paquete quede sellado. Repite el procedimiento con los paquetes restantes. Coloca los paquetes en una bandeja para hornear grande con bordes.

4. Hornéalos de 15 a 20 minutos (dependiendo del grosor del pescado), hasta que los paquetes estén hinchados y ligeramente dorados. Abre los paquetes con cuidado (mantén los dedos alejados del punto por donde se escapa el vapor para no quemarte). Pon el pescado y las verduras en 4 platos y sírvelos.

POR RACIÓN: 414 calorías, 36 g de proteína, 28 g de grasa, 6 g de carbohidratos, 1 g de fibra.

NOTA:
. . . .

Puedes modificar el estilo de este plato muy fácilmente. Omite el pesto y las aceitunas, agrega rodajas de jengibre y de ajo, y sustituye el aceite de sésamo tostado por aceite de oliva y tendrás una versión asiática. Utiliza pimientos en rodajas finas, aceitunas negras, ajo y chili en polvo para una versión más al estilo mexicano.

Modifícalo para adaptarlo a tu gusto o con lo que tengas a mano.

RECETAS CON POLLO

Guiso cremoso de pollo y espinacas al pesto

¿A quién no le gusta una cazuela cremosa y reconfortante? Ésta es secretamente saludable, con muchas proteínas y grasas saludables, y muy bajo en almidón gracias al arroz de coliflor. Puedes utilizar las sobras de pollo que te han quedado de otra comida, si lo deseas. (Consejo profesional: las sobras de pavo de las celebraciones también son excelentes para esta receta).

También puedes descongelar ese arroz de coliflor que tienes en el congelador: te ahorrará bastante tiempo. No te preocupes por el volumen de espinacas: parecerá muchísimo, pero al cocinarse se reducen hasta la cantidad justa.

PREPARACIÓN: 30 minutos
COCCIÓN: 1 hora
RACIONES: 8

700 g de muslos de pollo deshuesados y sin piel
2 cucharadas de aceite de aguacate
Sal marina fina y pimienta negra recién molida
2 chalotas, en rodajas
300 g de espinacas tiernas, picadas
6 dientes de ajo picados (2 cucharadas)
¾ de taza de mayonesa de aceite de aguacate
¾ de taza de leche de coco entera enlatada
1 cucharada de zumo de limón
3 cucharadas de pesto
2 huevos grandes batidos
350 g de arroz de coliflor congelado descongelado
Aceite de oliva en aerosol
¼ taza de almendras laminadas

1. Calienta el horno a 220 °C. Introduce en el horno una bandeja para hornear grande con bordes en el horno mientras se calienta.

2. Frota el pollo con 1 cucharada de aceite de aguacate. Salpiméntalo. Retira con cuidado la bandeja caliente del horno. Pon el pollo en la bandeja y mételo en el horno de 20 a 25 minutos, hasta que esté bien asado, dándole la vuelta una vez a los 10 minutos. Pásalo a una tabla de cortar para que se enfríe un poco. Baja la temperatura del horno a 190 °C.

3. Mientras se asa el pollo, calienta la cucharada de aceite restante en una sartén grande a fuego medio. Agrega las chalotas, espolvoréalas con sal y rehógalas durante unos 4 minutos, sin dejar de remover, hasta que estén tiernas. Incorpora las espinacas con cuidado, un puñado cada vez, y añade el ajo. Salpiméntala y cocínalas durante unos 5 minutos, removiendo de vez en cuando, hasta que las espinacas reduzcan de tamaño. Retíralas del fuego.

4. En un cuenco grande, mezcla la mayonesa, la leche de coco, el zumo de limón, el pesto y los huevos. Incorpora el arroz de coliflor. Cuando el pollo esté suficientemente frío como para manipularlo, desmenúzalo o córtalo en trozos pequeños y agrégalo al cuenco, junto con la preparación de espinacas. Mézclalo todo bien.

5. Rocía una fuente para hornear de 20 x 30 cm con el aceite en espray. Extiende la preparación de arroz de manera uniforme en la fuente para hornear. Esparce las almendras por encima. Rocíalas con el aceite en espray. Hornea de 25 a 30 minutos, hasta que la bandeja se caliente y el contenido burbujee ligeramente en los bordes. Deja enfriar durante 5 minutos antes de servirlo.

POR RACIÓN: 486 calorías, 19 g de proteína, 44 g de grasa, 5 g de carbohidratos, 2 g de fibra.

Salchicha de pollo con chucrut y manzana

He aquí una receta rápida en sartén con salchicha de pollo precocida y una mezcla de ensalada de col previamente rallada, excelentes atajos para las noches ocupadas de la semana. Está repleta del sabor del chucrut y la manzana, tiene muchas proteínas saciantes y sólo requiere una sartén, por lo que la limpieza es muy sencilla.

PREPARACIÓN: 15 minutos
COCCIÓN: 20 minutos
PARA 4 PERSONAS

2 cucharadas de aceite de aguacate
700 g de salchichas de pollo (preferiblemente con sabor a ajo), cortadas en diagonal
1 cebolla mediana, picada (alrededor de 1½ taza)
Sal marina fina y pimienta negra recién molida
300 g de ensalada de col (mezcla de repollo y zanahorias ralladas)
¼ de taza de caldo de huesos de pollo
1 manzana ácida pequeña finamente picada
½ taza de chucrut fermentada, escurrida y picada

1. Calienta 1 cucharada de aceite de aguacate en una sartén grande a fuego medio. Agrega las salchichas y cocínalas de 6 a 8 minutos, removiendo de vez en cuando, hasta que estén doradas. Pásalas a un cuenco grande y cúbrelo para conservar el calor.
2. Calienta la cucharada de aceite restante en la misma sartén. Añade la cebolla, sazónala con sal y rehógala de 3 a 5 minutos, removiendo de vez en cuando, hasta que esté muy tierna. Incorpora la mezcla de ensalada de col, salpimiéntala y cocínala 1 o 2 minutos, sin dejar de remover, hasta que esté tierna y de color verde brillante. Vierte el caldo. Remueve los pedacitos dorados del fondo de la sartén y prosigue la cocción durante aproximadamente 1 minuto, hasta que el líquido se haya evaporado casi por completo.
3. Agrega la manzana y saltea todo durante 1 minuto. Añade las salchichas de nuevo a la sartén, junto con cualquier líquido que haya en el cuenco. Agrega la chucrut. Cocina durante aproximadamente 1 minuto, sin dejas de remover para que se caliente el chucrut y se fusionen todos los ingredientes. Sirve las deliciosas salchichas.

POR RACIÓN: 397 calorías, 24 g de proteína, 20 g de grasa, 30 g de carbohidratos, 7 g de fibra.

Salchichas de pollo a la plancha y verduras

Piensa en esta receta más bien como en una fórmula. Por supuesto, puedes seguirla tal como aparece, pero también tiene infinitas posibilidades de variación. Sustituye las verduras, especialmente en temporada (utiliza espárragos en primavera o calabaza en otoño), cambia las salchichas (que sean picantes si lo prefieres), añade diferentes condimentos (condimento italiano, *zaatar*, curry). Hay un millón de maneras de personalizar esta receta. Por lo general, 10 tazas de verduras picadas y 700 g de salchichas es una buena proporción. Lo que venga después, depende sólo de ti.

PREPARACIÓN: 20 minutos
COCCIÓN: 40 minutos
PARA 4 PERSONAS

2 brócolis medianos, con los tallos pelados y picados, y los ramitos cortados en trozos pequeños (alrededor de 5 tazas)
4 zanahorias medianas, cortadas en diagonal (alrededor de 2 tazas)
1 cebolla roja mediana cortada en rodajas (alrededor de 2 tazas)
1 manojo de rábanos (aproximadamente 12), cortados por la mitad (en cuartos si son grandes; aproximadamente 1 taza)
6 dientes de ajo enteros, cortados en cuartos a lo largo
3 cucharadas de aceite de oliva virgen extra
Sal marina fina y pimienta negra recién molida
700 g de salchichas de pollo cortadas en diagonal
2 cucharaditas de vino tinto, vino blanco o vinagre de jerez

1. Calienta el horno a 200 °C. Introduce en el horno 2 bandejas para hornear grandes y con bordes mientras se calienta.
2. En un cuenco grande, mezcla el brócoli, las zanahorias, la cebolla roja, los rábanos y el ajo. Agrega el aceite de oliva y remueve la mezcla. Salpimienta. Retira con cuidado las bandejas del hor-

no y reparte las verduras entre las ambas. Hornea todo durante 20 minutos, o hasta que las verduras estén tiernas y comiencen a caramelizarse.

3. Remueve las verduras, luego ponlas a un lado de cada bandeja para hornear y reparte las salchichas entre las dos bandejas. Hornéalas de 15 a 20 minutos más, removiendo una vez a los 8 o 10 minutos, hasta que las verduras estén muy tiernas y caramelizadas y la salchicha estén bien cocidas.

4. Vierte el vino y remueve. (Obtendrás alrededor de 9 tazas). Repártelo todo entre 4 tazones y sirve.

POR RACIÓN: 399 calorías, 26 g de proteína, 23 g de grasa, 24 g de carbohidratos, 7 g de fibra.

Ensalada Waldorf de pollo a la última moda

La clásica ensalada Waldorf, una mezcla de apio, manzana y mayonesa, se remonta al primer baile benéfico en el hotel Waldorf en 1893, según *Food Network*. Ahora ofrezco una actualización con pollo e hinojo y una chispa en el aderezo gracias al limón, el perejil y el toque de miel. Es supersabrosa, con ingredientes dulces, salados y picantes. Además, es una manera fantástica de utilizar el pollo sobrante.

PREPARACIÓN: 20 minutos
COCCIÓN: 10 minutos
PARA 4 PERSONAS

Aderezo:
  ½ taza de yogur griego entero
  3 cucharadas de mayonesa de aceite de aguacate
  1 cucharada de perejil de hoja plana fresco picado
  1 cucharadita de ralladura de limón
  2 cucharaditas de zumo de limón
  1 cucharadita de miel cruda
  Sal marina fina y pimienta negra recién molida

Ensalada:

½ taza de nueces picadas

300 g de pollo asado, deshuesado, sin piel y picado (sobras o de un ave asada; alrededor de 2½ tazas)

1 manzana verde grande, sin corazón, picada (1¾ tazas)

½ bulbo de hinojo mediano, cortado por la mitad, sin el centro y picado (1 taza)

2 ramitas de apio, cortadas en diagonal (⅓ de taza)

½ taza de uvas negras sin semillas cortadas por la mitad

1 lechuga bibb o boston

1. Prepara el aderezo: en un cuenco grande, mezcla el yogur, la mayonesa, el perejil, la ralladura y el zumo de limón y la miel. Prueba y salpimienta. (Obtendrás alrededor de ½ taza. Puedes preparar el aderezo con hasta 1 día de antelación, cubierto y conservado en la nevera. Mézclalo de nuevo muy bien antes de usarlo).

2. Prepara la ensalada: calienta el horno a 180 °C. Extiende las nueces en una bandeja para hornear con bordes. Hornéalas de 8 a 10 minutos, hasta que estén tostadas, moviendo la sartén una vez. Pásalas a un cuenco pequeño para que se enfríen.

3. Incorpora el pollo, la manzana, el hinojo, el apio y las uvas al cuenco con el aderezo. Mezcla suavemente hasta que todos los ingredientes estén bien integrados. (Obtendrás alrededor de 5 tazas). Reparte la lechuga en 4 cuencos poco hondos. Cubre cada uno con una cuarta parte de la mezcla de pollo, esparce con las nueces y sirve.

POR RACIÓN: 289 calorías, 19 g de proteína, 16 g de grasa, 20 g de carbohidratos, 5 g de fibra.

Prepáralo a base de vegetales:

En lugar de pollo, incorpora garbanzos cocidos escurridos. Para el aderezo, utiliza yogur de origen vegetal y mayonesa, y endúlzalo con jarabe de arce en lugar de miel.

Pollo asado con verduras mejor que el de la abuela

Hay algo muy reconfortante en el pollo asado, y el aroma mientras se cocina es mágico. El secreto de un ave bien sazonada, jugosa y repleta de sabor es una salmuera seca. Salar muy bien el ave, ponerla en un plato y dejar reposar en la nevera sin cubrir durante la noche. Es fácil de preparar y no vas a creer la diferencia. Sustituye otras verduras por otras, si lo prefieres: patatas baby, bulbo de apio, zanahorias, cebolla; no te puedes equivocar.

PREPARACIÓN: 25 minutos
REPOSO: 8 horas
COCCIÓN: 1 hora 30 minutos
PARA 4 PERSONAS

1 pollo entero de 2 kg aproximadamente
Sal marina fina
5 ramitas de tomillo fresco
3 ramitas de romero fresco
6 dientes de ajo
1 limón cortado en cuartos
1 boniato mediano, lavado y secado, cortado en dados de 1 cm
3 chalotas grandes, cortadas en rodajas de 1 cm de grosor
1 bulbo mediano de hinojo, cortado en cuñas
4 cucharadas de aceite de oliva virgen extra
Pimienta negra recién molida

1. Seca bien el pollo y retira el exceso de grasa. Sazónalo por dentro y por fuera con abundante sal. Ponlo en un plato y métrelo en la nevera sin cubrir durante al menos 8 horas.
2. Calienta el horno a 180 °C. Rellena el pollo con 2 ramitas de tomillo, 1 ramita de romero, 2 dientes de ajo y tanto limón como puedas. Ata las patas con hilo de cocina.
3. Mezcla los 4 dientes de ajo restantes, el boniato, las chalotas y el hinojo en una bandeja grande. Añade 2 cucharadas de aceite de oliva y remueve. Salpimienta. Pon las 3 ramitas restantes de

tomillo y las 2 de romero en la preparación de verduras. Coloca una rejilla para asar encima.

4. Unta el pollo con las 2 cucharadas restantes de aceite de oliva. Salpimienta. Pon el pollo en la rejilla para asar. Ásalo de 1 hora 15 minutos a 1 hora 30 minutos, hasta que esté dorado y bien cocido (un termómetro de lectura instantánea en un muslo lejos del hueso debe indicar 70 °C). Remueve las verduras una o dos veces durante el tiempo de cocción.

5. Pasa el pollo a una tabla de cortar. Cúbrelo con papel de aluminio y déjalo reposar de 10 a 15 minutos. Pon las verduras en un plato (o repártelas en 4 platos), retira y desecha las ramitas de hierbas. Trocea el pollo y sírvelo con las verduras.

POR RACIÓN: 553 calorías, 29 g de proteína, 17 g de grasa, 18 g de carbohidratos, 4 g de fibra.

· ·

¿TIENES SOBRAS?

Si te sobra pollo, aprovéchalo al día siguiente con una ensalada de inspiración asiática. Retira la carne de los huesos y pícala. En un cuenco, mezcla lechuga picada, repollo rallado, zanahorias ralladas y guisantes o tirabeques cortados en trozos. Añade gajos de naranja o mandarina, si los tienes. Prepara un aderezo rápido: mezcla 2 cucharadas de aceite de aguacate, 1 cucharada de vinagre de arroz sin sazonar, 1 cucharadita de *miso* blanco, 1 cucharadita de aminoácidos de coco, media cucharadita de aceite de sésamo tostado y de ¼ a ½ cucharadita de *mirin* (o de miel). Sazona todo con sal. Mezcla el aderezo con el pollo y las verduras, esparce almendras fileteadas o semillas de sésamo y disfruta de la receta.

· ·

Fajitas de pollo en sartén

Las fajitas para toda la familia son muy fáciles: un adobo proporciona sabor tanto a la carne como a las verduras. Pon el pollo asado en un cuenco y las verduras en otro, coloca todos los ingredientes sobre la mesa y deja que los comensales elijan los que quieran. Sustituye el pollo por gambas, si lo deseas.

PREPARACIÓN: 20 minutos (más 1 a 4 horas de adobo)
COCCIÓN: 35 minutos
PARA 4 PERSONAS

Fajitas:
¼ de taza de aceite de aguacate
1 cucharada de aminoácidos de coco
1 cucharada de zumo de lima
2 cucharaditas de chili en polvo
1 cucharadita de ajo en polvo
1 cucharadita de orégano seco
½ cucharadita de comino molido
½ cucharadita de pimentón ahumado
Sal marina fina y pimienta negra recién molida
700 g de muslos de pollo deshuesados y sin piel, secos, cortados en trozos de 3 a 5 cm
1 cebolla roja pequeña, cortada en rodajas de 1 cm
3 pimientos medianos (de cualquier color), sin semillas, cortados en rodajas de 1 cm
1 jalapeño pequeño, sin semillas, cortado en rodajas finas
Tortillas calientes sin cereales o de arroz de coliflor cocido, aguacate picado, cilantro y/u otros aderezos, por ración (opcional)

Crema:
⅓ de taza de crema agria
2 cucharadas de zumo de lima
½ cucharadita de aminoácidos de coco
¼ de cucharadita de miel cruda
⅛ de cucharadita de chili en polvo, o más, al gusto
Sal marina fina y pimienta negra recién molida

1. Prepara las fajitas: en un cuenco grande, mezcla el aceite de aguacate, los aminoácidos de coco, el zumo de lima, el chili en polvo, el ajo en polvo, el orégano, el comino y el pimentón

ahumado. Agrega ½ cucharadita de sal y ¼ de cucharadita de pimienta. Pasa la mitad a un cuenco mediano. Pon el pollo en el cuenco mediano. Pon la cebolla, los pimientos y el jalapeño en el grande con el adobo restante. Remueve ambos hasta que los ingredientes estén bien cubiertos con el adobo. Cubre y mételo en la nevera como mínimo durante 1 hora o hasta 4 horas como máximo.

2. Prepara la crema: en un cuenco pequeño, mezcla la crema agria, el zumo de lima, los aminoácidos de coco, la miel y el chili en polvo. Prueba la preparación y salpimienta. Agrega más chili en polvo, si lo deseas. Cubre el bol e introdúcelo en la nevera.

3. Calienta el horno a 220 °C. Mete las dos bandejas en el horno mientras se calienta.

4. Escurre las verduras y salpimienta. Extiéndelas en una de las bandejas para hornear calientes y mételas en el horno durante 10 minutos. Extiende el pollo en la otra bandeja para hornear y salpimienta. Introdúcelo en el horno de 20 a 25 minutos, hasta que esté bien cocido; dale la vuelta una vez (y aprovecha para remover las verduras; retíralas si se están dorando demasiado).

5. Sirve las verduras y el pollo con la crema y las tortillas o el arroz de coliflor y cualquier aderezo, si lo deseas.

POR RACIÓN: 504 calorías, 26 g de proteína, 41 g de grasa, 14 g de carbohidratos, 3 g de fibra.

Prepáralo a base de vegetales:
Omite el pollo y sirve las verduras asadas con judías pintas o negras. Utiliza un yogur natural vegetal en lugar de la crema agria.

RECETAS CON HUEVO

Frittata de hinojo, chalota y queso de cabra

Las *frittatas* son todo un regalo. Son fáciles de preparar, versátiles, económicas, deliciosas frías o calientes, y excelentes a cualquier hora del día. Una *frittata* también es una excelente opción para utilizar las sobras que quedan en la nevera, como las verduras sobrantes y las hierbas frescas que están a punto de ponerse mustias. Prueba con varios tipos diferentes de queso (o sin queso). Es difícil elaborarlas mal, así que diviértete.

PREPARACIÓN: 10 minutos
COCCIÓN: 25 minutos
PARA 4 PERSONAS

1 cucharada de mantequilla sin sal
1 cucharada de aceite de aguacate
1 bulbo pequeño de hinojo, cortado en cuartos, sin el centro y cortado en rodajas (alrededor de 1½ taza)
2 chalotas picadas (alrededor de 1 taza)
Sal marina fina y pimienta negra recién molida
2 dientes de ajo picados (2 cucharaditas)
1 cucharadita de hojas de tomillo fresco
2 cucharadas de aceitunas kalamata deshuesadas y finamente picadas
10 huevos grandes
60 g de queso de cabra suave, desmenuzado

1. Calienta el horno a 200 °C.
2. En una sartén de hierro fundido a fuego medio, derrite la mantequilla con el aceite de aguacate. Agrega el hinojo y las chalotas, sal pimienta, y rehoga de 5 a 7 minutos, removiendo con frecuencia, hasta que las verduras estén tiernas y empiecen a caramelizarse ligeramente. Añade el ajo y el tomillo y saltea durante 1 minuto. Reparte las aceitunas.

3. Bate los huevos con ½ cucharadita de sal y ¼ de cucharadita de pimienta. Viértelos en la sartén sobre las verduras. Esparce el queso de cabra por toda la superficie. Mantén la sartén a fuego medio 2 o 3 minutos, hasta que los bordes comiencen a cuajar. Mete la sartén en el horno de 10 a 12 minutos, hasta que el centro esté cuajado. Deja reposar durante 2 minutos antes de cortarla en porciones y servirla. Conserva las sobras cubiertas en la nevera.

POR RACIÓN: 352 calorías, 18 g de proteína, 26 g de grasa, 10 g de carbohidratos, 2 g de fibra.

Ensalada de huevos rancheros

Esta versión del desayuno favorito mexicano es más saludable con menos almidón y más vegetales, pero aún contiene todos los sabores que te encantan. Si es posible, prepara el aderezo con un día de antelación, eso da tiempo para que los sabores se desarrollen; además, en la nevera espesará.

PREPARACIÓN: 30 minutos
COCCIÓN: 15 minutos
PARA 4 PERSONAS

Aderezo:

4 cucharadas de aceite de oliva virgen extra
3 dientes de ajo picados (1 cucharada)
1 jalapeño pequeño, sin semillas y picado (1 cucharada)
1 cucharadita de ralladura de lima
2 cucharadas de zumo de lima
1 taza de hojas de cilantro fresco
½ taza de yogur natural entero
1 cucharadita de aminoácidos de coco
½ cucharadita de miel
Sal marina fina y pimienta negra recién molida

Ensalada:

1 lechuga romana grande cortada en juliana (alrededor de 6 tazas)

1 taza de salsa mexicana

1 aguacate maduro, cortado por la mitad, sin hueso y picado

6 rábanos cortados por la mitad y cortados en rodajas

8 huevos grandes

Sal marina fina y pimienta negra recién molida

½ taza de nachos sin cereales ligeramente triturados (tipo Siete Foods) (opcional)

1. Prepara el aderezo: mezcla 2 cucharadas de aceite de oliva, el ajo y el jalapeño en una sartén pequeña sin calentar. Pon a fuego lento y rehoga hasta que chisporrotee. Deja así 30 segundos, luego pasa la preparación a una licuadora. Añade las 2 cucharadas restantes de aceite de oliva, la ralladura y el zumo de lima, el cilantro, el yogur, los aminoácidos de coco y la miel. Mezcla hasta que esté suave. Pruébalo y salpimienta. (Obtendrás 1 taza. Puedes preparar el aderezo hasta con 1 día de antelación. Mantenlo cubierto y en la nevera. El aderezo espesará en la nevera, así que bátelo antes de utilizarlo).

2. Prepara las ensaladas: calienta el horno a 120 °C.

3. Reparte la lechuga, la salsa, el aguacate y los rábanos en 4 cuencos poco hondos. Calienta 1 cucharada de aceite de aguacate en una sartén antiadherente a fuego medio-alto. Casca 4 huevos en la sartén, salpimiéntalos, y fríelos de 2 a 5 minutos, hasta el punto de cocción deseado, dales la vuelta una vez si lo deseas. Pásalos a un plato; mantenlo caliente en el horno. Repite con la cucharada restante de aceite de aguacate y 4 huevos más.

4. Cubre cada ensalada con 2 huevos. Rocía cada uno con 1 cucharada de aderezo y esparce los nachos triturados, si lo deseas. Sirve las ensaladas de inmediato, con más aderezo a un lado.

POR RACIÓN: 331 calorías, 13 g de proteína, 26 g de grasa, 11 g de carbohidratos, 4 g de fibra.

Hash de coles de Bruselas con tocino y huevos

Si trituras las coles de Bruselas, se cocinan más rápido. Además, son perfectas cuando se combinan con tocino y huevos. La cebolla caramelizada, el vinagre y el caldo suavizan el sabor áspero de los brotes. Éste es un plato perfecto para el *brunch* del fin de semana, pero también es una cena muy divertida y sin complicaciones.

PREPARACIÓN: 15 minutos
COCCIÓN: 50 minutos
PARA 4 PERSONAS

4 cortes de tocino
1 cebolla amarilla pequeña, picada (alrededor de 1¼ taza)
Sal marina fina y pimienta negra recién molida
¼ de cucharadita de miel
450 g de coles de Bruselas, cortadas y picadas (alrededor de 6½ tazas)
2 cucharaditas de vinagre de sidra
¼ de taza de caldo de huesos de pollo
2 cucharadas de manteca
8 huevos grandes

1. En una sartén grande antiadherente pon los trozos de tocino y fríelos de 8 a 10 minutos a fuego medio-bajo, hasta que estén dorados y crujientes; dales la vuelta varias veces. Pásalos a una tabla de cortar.

2. Añade la cebolla a la sartén con la grasa de tocino. Salpimienta y rocíala con la miel. Rehoga de 15 a 20 minutos, removiendo de vez en cuando, hasta que esté muy tierna y caramelizada (vigila bien al final para evitar que se queme).

3. Sube el fuego a medio-alto. Agrega los brotes, sazónalos con sal y saltéalos 1 o 2 minutos, hasta que estén de color verde brillante. Vierte el vinagre y mezcla durante 1 minuto. Incorpora el caldo, cocínalo 1 o 2 minutos, sin dejar de remover, hasta que el líquido se haya evaporado. Extiende la preparación en la sar-

tén, presiónala hacia abajo y deja cocinar sin tocar durante 30 segundos. Remueve y repite de 4 a 6 minutos más, hasta que los brotes estén muy tiernos y ligeramente dorados en algunas partes. Pásala a un cuenco y cubre para mantener el calor. (Obtendrás alrededor de 4 tazas).

4. Derrite 1 cucharada de *ghee* en la misma sartén. Casca 4 huevos salpimienta y cocina durante unos 5 minutos, hasta el punto de cocción deseado, dándoles la vuelta si lo deseas. Pásalos a un plato y tápalo para mantener el calor. Repite el *ghee* y los huevos restantes. Pica o desmenuza el tocino.

5. Reparte la mezcla de coles de Bruselas en 4 cuencos poco profundos, esparce el tocino encima, pon 2 huevos en cada uno y sirve.

POR RACIÓN: 306 calorías, 18 g de proteína, 21 g de grasa, 11 g de carbohidratos, 4 g de fibra.

Huevos rellenos de 3 maneras

Me encantan los huevos rellenos. Son muy propios de los días de fiesta, y son un placer tan saludable… Y son muy versátiles… Además, a veces está muy bien comer con los dedos. Aquí hay tres versiones de huevos rellenos: prepáralos para una fiesta o sólo para ti. Están repletos de proteínas y grasas saludables, por lo que son realmente saciantes.

CÓMO PREPARAR HUEVOS DUROS

La forma más fácil de cocinar huevos duros es cocerlos al vapor. Los huevos duros son bastante difíciles de pelar si los huevos están frescos, así que cocinarlos al vapor hace que este proceso sea mucho más fácil. Las cáscaras salen enseguida. Para cocer huevos al vapor, llena una cacerola con aproximadamente 3 cm de agua, suficiente para llegar al fondo de la canasta de metal sonde se cocerán al vapor. Pon la canasta de vapor en la olla y hierve el agua. Apaga el fuego y coloca cuidadosamente los huevos en la canasta en una sola capa (yo utilizo unas pinzas porque así mantengo las manos alejadas del vapor). Tapa la olla y enciende el fuego a medio-alto.

Cocina al vapor los huevos durante 10 minutos si te gustan las yemas un poco blandas y de color naranja brillante, de 12 a 14 minutos si quieres que estén completamente cocidos. Pasa los huevos a un recipiente con agua helada para que se enfríen.

. . . .

Huevos rellenos clásicos

PREPARACIÓN: 20 minutos
PARA: 12 piezas

6 huevos duros grandes pelados
3 cucharadas de mayonesa (preferiblemente de aceite de aguacate o aceite de oliva virgen extra)
¾ de cucharadita de mostaza de Dijon
½ cucharadita de vinagre de sidra cruda
Una pizca de salsa Worcestershire
Sal marina fina y pimienta negra recién molida
Pimentón, para decorar (opcional)

Corta los huevos por la mitad a lo largo. Pon las yemas en un cuenco mediano. Agrega la mayonesa, la mostaza, el vinagre y la salsa Worcestershire. Haz un puré con un tenedor para mezclarlo todo muy bien. (Asimismo, si tienes una picadora, puedes triturar en ella los ingredientes del relleno hasta que quede suave). Prueba la mezcla y salpimienta. Pon el relleno en las claras de huevo o en una bolsa con cierre hermético, séllala, corta una esquina y vierte el relleno en las claras. Espolvorea con pimentón, si lo deseas. Sírvelos, o cúbrelos y consérvalos en la nevera hasta un máximo de 2 días.

POR RACIÓN (2 PIEZAS): 126 calorías, 6 g de proteína, 11 g de grasa, 0 g de carbohidratos, 0 g de fibra.

Huevos rellenos de «sopa de miso»

PREPARACIÓN: 25 minutos

PARA: 12 piezas

2 cucharadas de aceite de aguacate

2 cebolletas, las parte blanca y verde claro picadas (alrededor de 1 cucharada)

1 cucharada de jengibre fresco picado

6 huevos duros grandes, pelados

2 cucharaditas de *miso* blanco

½ cucharadita de *mirin*

¼ de cucharadita de aceite de sésamo tostado (opcional)

Sal marina fina

1 trozo de *nori* horneado de 5 centímetros, cortado en trozos, para decorar (opcional)

1. Mezcla el aceite de aguacate, las cebolletas y el jengibre en una sartén pequeña sin calentar. Ponla a fuego lento y cocínalo todo hasta que la mezcla comience a chisporrotear. Déjalo así durante 1 minuto, luego pásala a un cuenco para que se enfríe.

2. Corta los huevos por la mitad a lo largo. Pon las yemas en el recipiente con la preparación de cebolleta. Añade el *miso*, el *mirin* y el aceite de sésamo si lo empleas. Machácalo todo con un tenedor para mezclar bien. (Como alternativa, si tienes una picadora, puedes triturar los ingredientes del relleno hasta que esté suave). Prueba el resultado y añádele sal, si es necesario.

3. Pon el relleno en las claras de huevo, o métalo en una bolsa con cierre hermético, séllala, corta una esquina y vierte el relleno en las claras. Tapa cada una con un trozo de *nori*, si lo deseas, y sírvelos, o tápalos y guárdalos en la nevera un máximo de 2 días.

POR RACIÓN (2 PIEZAS): 127 calorías, 6 g de proteína, 10 g de grasa, 1 g de carbohidratos, 0 g de fibra.

NOTA:
· · · · · · · · · ·

Cuanto más oscuro sea el *miso*, más salado y de sabor más fuerte será. En esta receta es preferible utilizar *miso* blanco, tanto por el sabor como por la estética.

Huevos rellenos de remolacha y rábano picante

PREPARACIÓN: 20 minutos
PARA: 12 piezas

6 huevos duros grandes, pelados
1 remolacha pequeña al vapor, picada
2 cucharadas de mayonesa (preferiblemente de aceite de aguacate o
    de oliva virgen extra)
2 cucharaditas de rábano picante escurrido en frasco
¼ de cucharadita de vinagre de sidra crudo
Sal marina fina y pimienta negra recién molida
Cebollino picado, para decorar (opcional)

1. Corta los huevos por la mitad a lo largo. Pon las yemas en una
   picadora. Agrega la remolacha, la mayonesa, el rábano picante
   y el vinagre, y pica todo hasta que obtengas una preparación
   suave. Prueba y salpimienta.
2. Pon el relleno en las claras de huevo o en una bolsa con cierre
   hermético; séllala, corta una esquina y vierte el relleno en las
   claras. Corona cada una con cebollino, si lo deseas, y sírvelos.
   (Si quieres elaborarlos con antelación, pon el relleno y las claras
   en recipientes cubiertos separados en la nevera un máximo de
   1 día. Bate para mezclar el relleno antes de ponerlo en las claras.
   Si los llenas con antelación, las remolachas sangrarán sobre las
   claras).

POR RACIÓN (2 PIEZAS): 114 calorías, 6 g de proteína, 9 g de
grasa, 1 g de carbohidratos, 0 g de fibra.

RECETAS VEGETARIANAS

Ñoquis de coliflor al estilo caprese

Si te encanta la ensalada caprese, te espera una delicia. Esta sencilla comida vegetariana combina todos estos sabores (albahaca, tomates, mozzarella) con el de los ñoquis de coliflor. Hornear los ñoquis les da una mejor textura y es más práctico que cocinarlos en una olla.

PREPARACIÓN: 10 minutos
COCCIÓN: 25 minutos
PARA 4 PERSONAS

700 g de ñoquis de coliflor congelados (tipo Trader Joe's)
Aceite de oliva en espray
¼ de taza de pesto en frasco
2 cucharadas de aceite de oliva virgen extra
2 tazas de tomates cherry o de uvas cortados por la mitad
1 taza de bolas pequeñas de mozzarella fresca cortadas por la mitad
Sal marina fina y pimienta negra recién molida

1. Calienta el horno a 220 °C. Forra una bandeja para hornear grande con papel sulfurizado.
2. Extiende los ñoquis congelados de manera uniforme en la bandeja para hornear; rocíalos con aceite en espray y introdúcelos en el horno unos 25 minutos, hasta que estén dorados y bien cocidos, agitando la bandeja a los 12 minuto, aproximadamente.
3. En un cuenco grande, mezcla el pesto y el aceite de oliva. Cuando los ñoquis estén listos, ponlos en el bol y remuévelos rápidamente para cubrirlos con el pesto. Agrega los tomates y el queso y remueve suavemente. Pruébalos y salpimienta. Repártelos en 4 cuencos poco hondos y sirve.

POR RACIÓN: 380 calorías, 10 g de proteína, 23 g de grasa, 31 g de carbohidratos, 9 g de fibra.

Prepáralos a base de vegetales

Utiliza mozzarella de origen vegetal, como la de Miyoko's Kitchen, en lugar del queso.

Espaguetis de calabacín sin lácteos «Alfredo»

Los espaguetis napados con una salsa cremosa superrica son un alimento reconfortante completo hasta el momento en que llega la digestión, cuando te sientes hinchada por los lácteos y los carbohidratos. Aquí sustituimos los espaguetis de pasta por los de calabacín, y hacemos un «Alfredo» no lácteo con anacardos, corazones de cáñamo y levadura nutricional, para que te sientas cómoda durante la comida y mucho después.

PREPARACIÓN: 20 minutos
REPOSO: 4 horas
COCCIÓN: 50 minutos
RACIONES: 2 (o 4 como guarnición)

1 taza de anacardos crudos
250 g de espaguetis de calabacín
3 cucharadas de aceite de oliva virgen extra
Sal marina fina y pimienta negra recién molida
2 dientes de ajo picados (2 cucharaditas)
1½ cucharada de zumo de limón
2½ cucharadas de levadura nutricional
1 cucharada de corazones de cáñamo
1 taza de agua hirviendo, y ½ taza más según sea necesario
1 cucharada de perejil fresco picado
Ñora seca triturada (opcional)

1. Pon los anacardos en un cuenco mediano. Cúbrelos con agua fría e introdúcelos en la nevera por lo menos 4 horas o toda la noche.
2. Calienta el horno a 200 °C. Forra una bandeja grande para hornear con papel de sulfurizado.

3. Pon el calabacín en una tabla de cortar resistente. Con un cuchillo de chef afilado, corta la parte inferior redondeada y el extremo del pedúnculo longitudinalmente por la mitad. Utiliza una cuchara para retirar las semillas.

4. Frota el interior del calabacín con 1 cucharada de aceite de oliva y salpimienta. Pon las dos partes del calabacín con el lado cortado hacia abajo en la bandeja para hornear y mételas en el horno de 40 a 50 minutos, hasta que estén tiernas y se puedan perforar fácilmente con un cuchillo. Dales la vuelta con cuidado y deja que se enfríen un poco.

5. Mientras tanto, elabora la salsa. Mezcla las 2 cucharadas restantes de aceite y el ajo en una sartén pequeña sin calentar. Ponla a fuego lento y rehoga el ajo hasta que comience a chisporrotear. Deja que chisporrotee durante 1 minuto, luego pásalo a una licuadora. Escurre los anacardos. Enjuágalos con agua fría, escurre de nuevo el exceso de agua y pásalos a la picadora. Añade el zumo de limón, la levadura nutricional, los corazones de cáñamo y ½ taza de agua hirviendo y mezcla todo hasta que obtengas una textura homogénea. Vierte más agua, de 1 a 2 cucharadas cada vez, hasta que la preparación esté suave y haya alcanzado la consistencia de una salsa. Pruébala y salpimienta. (Obtendrás alrededor de 1½ taza).

6. Ralla los calabacines formando espaguetis. (Obtendrás alrededor de 3½ tazas). Si el calabacín está frío, saltéalo rápidamente en una sartén grande para que se vuelva a calentar. Mezcla los espaguetis con aproximadamente la mitad de la salsa, espolvoréalos con perejil y ñora (si lo deseas) y sírvelos.

POR RACIÓN: 676 calorías, 18 g de proteína, 50 g de grasa, 46 g de carbohidratos, 9 g de fibra.

NOTA:

Cubre este plato con las verduras cocidas sobrantes. Añade una proteína, si lo deseas, como pollo cocido en trocitos o gambas salteadas.

Deja que la salsa restante se enfríe, luego cúbrela y métela en la nevera hasta un máximo de 3 días. Utilízala con más calabacines, o con pasta.

Espaguetis de calabacín con sésamo y vegetales

Éste es un plato vegetariano superdelicioso que queda bien tanto servido caliente como tibio o frío. Al igual que la receta de espaguetis que lo inspiró, tiene una salsa cremosa a base de mantequilla de almendras, vinagre de arroz, jengibre fresco y aceite de sésamo tostado. Añadimos espaguetis de calabacín y agregamos más vegetales para aumentar la nutrición. Disfrútalo de esta manera o agrega tu proteína favorita.

PREPARACIÓN: 25 minutos
COCCIÓN: 15 minutos
PARA 4 PERSONAS

3 cucharadas de aceite de aguacate
3 cebolletas, las partes blancas y de color verde claro cortadas en diagonal, las partes de color verde oscuro cortadas y reservadas para decorar (opcional)
2 dientes de ajo picados (2 cucharaditas)
2 cucharaditas de jengibre fresco picado
½ taza de mantequilla de almendras cremosa sin azúcar
3 cucharadas de aminoácidos de coco
2 cucharaditas de vinagre de arroz sin sazonar
De 1 a 2 cucharaditas de *sriracha* (opcional)
1 cucharada de aceite de sésamo tostado
Sal marina fina y pimienta negra recién molida
1 pimiento rojo mediano, sin semillas, en rodajas finas (alrededor de 1 taza)
1 taza de tirabeques cortados en rodajas
1 zanahoria mediana rallada (alrededor de ½ taza)
4 calabacines medianos, calabazas de verano o una combinación de ambas en juliana (o alrededor de 350 o 400 g de espaguetis de calabacín precortados)
2 cucharaditas de semillas de sésamo para decorar (opcional)

1. Mezcla 2 cucharadas de aceite de aguacate, las cebolletas, el ajo y el jengibre en una sartén mediana. Ponla a fuego lento y coci-

na hasta que la preparación comience a chisporrotear. Deja que chisporrotee durante 1 minuto, luego mezcla la mantequilla de almendras, los aminoácidos de coco, el vinagre de arroz y la *sriracha,* si la empleas. Cocina sin dejar de remover durante 1 minuto. Pasa la preparación a un cuenco grande, añade el aceite de sésamo y salpimienta. Diluye en agua caliente 1 cucharada cada vez, si es necesario, para alcanzar una consistencia de salsa espesa. (Obtendrás alrededor de 1 taza).

2. Limpia la sartén y calienta en ella otra ½ cucharada de aceite. Agrega el pimiento y los tirabeques. Salpimienta. Cocínalos 3 o 4 minutos, removiendo, hasta que estén tiernos. Añade las zanahorias y saltea 1 o 2 minutos, hasta que estén tiernos. Pásalos a un cuenco grande y déjalos enfriar.

3. Añade a la sartén la ½ cucharada de aceite restante. Agrega los espaguetis de calabacín, sazónalos con sal y cocínalos de 4 a 6 minutos, sin dejar de remover, hasta que estén tiernos. Con la ayuda de unas pinzas, saca los espaguetis de la sartén, pásalos a un colador para escurrirlos y déjalos enfriar.

4. Pon los espaguetis en el cuenco con las otras verduras. Agrega ¼ de taza de la salsa y remueve suavemente. Vierte más salsa, si lo deseas, y remueve de nuevo. Con las pinzas, mezcla bien hasta que todos los ingredientes estén cubiertos con la salsa. Pruébalos y rectifica de sal y pimienta. (Obtendrás alrededor de 6 tazas). Repártelos entre 4 cuencos, espolvoréalos con semillas de sésamo y cebolleta picada, si lo deseas, y sírvelos a temperatura ambiente.

POR RACIÓN: 394 calorías, 10 g de proteína, 31 g de grasa, 23 g de carbohidratos, 10 g de fibra.

NOTA:

Si prefieres este plato frío, en lugar de repartirlo en los cuencos, cubre el recipiente y métalo en la nevera para servirlo más tarde.

Si te decantas por una salsa más suave, pon la mezcla de las cebolletas en una picadora, agrega los ingredientes restantes y mezcla hasta que la textura adquiera la consistencia que más te guste.

La salsa sobrante es un buen aderezo para ensaladas, para verduras o para pollo a la parrilla.

RECETAS ADICIONALES

Sartén jambalaya con arroz de coliflor

Si tienes un frasco de condimento cajún en tu despensa, puedes omitir la mezcla de especias y utilizarlo en su lugar (necesitarás 2½ cucharadas). En ese caso, lee la etiqueta y comprueba si la salsa contiene sal y pimienta. Si es así, no agregues más sobre la marcha. Rectifica la condimentación al final para comprobar si necesitas más sal y/o pimienta.

PREPARACIÓN: 20 minutos
COCCIÓN: 35 minutos
PARA 4 PERSONAS

Mezcla de especias:
    1 cucharadita de pimentón dulce
    Media cucharadita de pimentón ahumado
    2 cucharaditas de ajo en polvo
    1½ cucharadita de orégano seco
    1 cucharadita de cebolla en polvo
    ½ cucharadita de cayena

Jambalaya:
    3 cucharadas de aceite de aguacate
    350 g de gambas medianas, peladas y sin intestino
    Sal marina fina y pimienta negra recién molida
    250 g de salchichas *andouille* (de cerdo o de pollo), cortadas en diagonal
    250 g de pechuga o muslos de pollo deshuesados y sin piel, cortados en trozos de unos 2,5 centímetros
    350 g de arroz de coliflor congelado

1 pimiento rojo mediano, sin semillas y picado (1 taza)

2 tallos de apio picados (¾ de taza)

3 cebolletas, con las partes blancas y de color verde claro en rodajas (alrededor de ⅓ de taza), las partes de color verde oscuro reservadas para decorar

450 g de tomates asados y cortados en cubitos, escurridos y con el líquido reservado

¼ de taza de caldo de huesos de pollo

Salsa picante (opcional)

1. Haz la mezcla de especias: en un cuenco pequeño, combina el pimentón dulce, el pimentón ahumado, el ajo en polvo, el orégano, la cebolla en polvo y la cayena.

2. Prepara la *jambalaya:* calienta 1 cucharada de aceite de aguacate en una sartén grande a fuego medio-alto. Agrega las gambas, salpimienta y espolvorea con ½ cucharadita de la mezcla de especias. Cocina durante 4 minutos, sin dejar de remover, hasta que las gambas estén bien rosadas. Pásalas a un cuenco grande.

3. Añade las salchichas a la sartén y cocínalas de 5 a 7 minutos, removiendo, hasta que estén ligeramente doradas. Pásalas al cuenco con las gambas. Calienta otra cucharada de aceite en la sartén. Añade el pollo, salpimienta y espolvorea con ½ cucharadita de la mezcla de especias. Cocínalo de 6 a 8 minutos, removiendo, hasta que esté completamente cocido y dorado en algunas partes. Pásalo al bol con las gambas y las salchichas.

4. Añade el arroz de coliflor, y cocínalo de 4 a 5 minutos, removiendo y raspando los trozos de carne que se hayan adherido al fondo de la sartén, hasta que el arroz se haya descongelado y se haya calentado. Agrega el pimiento y el apio, espolvorea con sal y ½ cucharadita de la mezcla de especias y rehoga durante unos 3 minutos, removiendo, hasta que estén tiernos. Incorpora las partes blancas y de color verde claro de las cebolletas tiernas y la mezcla de especias restante y saltea durante 1 minuto.

5. Agrega los tomates y el caldo. Añade las proteínas y los jugos que hayan quedado en el cuenco. Baja el fuego a medio-bajo. Rehoga 1 o 2 minutos, sin dejar de remover, para calentar las proteínas y fusionar los sabores. Si la preparación está seca, agrega el líquido de los tomates enlatados, 1 cucharada cada vez hasta alcanzar la consistencia deseada. Prueba y salpimienta, si fuera necesario. (Obtendrás alrededor de 8 tazas).

6. Repártelo entre 4 cuencos poco hondos, vierte la salsa picante, si lo deseas, añade las hojas de color verde oscuro de las cebolletas y sirve.

POR RACIÓN: 429 calorías, 35 g de proteína, 25 g de grasa, 15 g de carbohidratos, 4 g de fibra.

Prepáralo a base de vegetales
Omite el pollo y las gambas. Utiliza salchichas vegetales y agrega algunas judías pintas.

Rollitos de huevo

Este divertido plato familiar te permite elaborar en casa uno de esos platos típicos de la comida para llevar. Es fácil de personalizar según la proteína que tengas a mano. Asegúrate de tener todos los ingredientes preparados antes de comenzar a cocinar; una vez que el fuego está encendido, la receta se prepara muy rápido. Sirve la *sriracha* a parte si no a todos les gusta el picante.

PREPARACIÓN: 20 minutos
COCCIÓN: 15 minutos
PARA 4 PERSONAS

½ cucharadita de arrurruz
¼ de taza de aminoácidos de coco
1 cucharada de *mirin*

1½ cucharadita de vinagre de arroz sin sazonar (o vinagre de sidra)

1 cucharadita de *sriracha* (opcional)

2 cucharadas de aceite de aguacate

700 g de proteína de tu elección (gambas peladas y sin intestino, carne de cerdo picada, pavo picado, pechuga de pollo o muslos)

Sal marina fina y pimienta negra recién molida

6 cebolletas, con las partes blancas y de color verde claro cortadas en diagonal (¾ de taza), las partes de color verde oscuro cortadas y reservadas para decorar (opcional)

1 taza de guisantes de nieve, cortados en diagonal

3 dientes de ajo, picados (1 cucharada)

1 cucharada de jengibre fresco picado

400 g de ensalada de col (repollo y zanahorias rallados)

De 1 a 2 cucharadas de aceite de sésamo tostado

Sriracha y *hoisin* sin gluten adicionales (opcional)

1. En una taza pequeña, disuelve el arrurruz en ½ cucharadita de agua. En un cuenco, mezcla los aminoácidos de coco, el *mirin*, el vinagre de arroz y la *sriracha,* si decides emplearlas.

2. Calienta 1 cucharada de aceite de aguacate en una sartén grande a fuego medio-alto. Agrega la proteína, salpimienta, y cocina, sin dejar de remover, hasta que esté lista (el tiempo dependerá del tipo de proteína). Ponla en un plato y cúbrela para mantener el calor. Si hay un exceso de líquido en la sartén, viértelo encima.

3. Calienta la cucharada de aceite restante en la sartén a fuego medio-alto. Incorpora las partes blancas y de color verde claro de las cebolletas y los tirabeques. Salpimienta y saltea todo durante 1 minuto, removiendo. Agrega el ajo y el jengibre, y saltea la mezcla durante 1 minuto, hasta que puedas notar el aroma fragante. Incorpora la ensalada de col y saltéala de 1 a 2 minutos, hasta que todo esté muy tierno.

4. Baja el fuego a medio. Agrega la proteína de nuevo a la sartén junto con los jugos que hayan quedado en el plato. Bate la preparación de aminoácidos de coco y viértela en la sartén, raspa los trozos de carne que se hayan adherido al fondo de la sartén.

Rocía la mezcla con arrurruz y saltea aproximadamente 1 minuto más, sin dejar de remover, hasta que la salsa reduzca y espese y cubra todos los ingredientes en la sartén.

5. Retira la sartén del fuego y rocía el contenido con 1 cucharada de aceite de sésamo. Rectifica de sal y pimienta, y/o añádele aceite de sésamo, si es necesario. Sirve los platos, adornados con las hojas oscuras de las cebolletas, si lo deseas. Sirve más *sriracha* y *hoisin* aparte, si lo deseas.

Prepáralo a base de vegetales

Puedes hacer que este plato sea vegetariano utilizando como proteína *edamame* sin vaina descongelado o tofu horneado y picado. Tampoco es necesario precocinarlo; simplemente añade cualquiera (o ambos) al final, cuando agregarías cualquier proteína cocida, y remueve la mezcla para calentarla.

POR RACIÓN: 359 calorías, 43 g de proteína, 14 g de grasa, 14 g de carbohidratos, 5 g de fibra.

ACOMPAÑAMIENTOS/GOLOSINAS

Muffins de plátano «leche dorada» sin cereales

Los *muffins* de plátano son un placer para todos, pero si deseas que los tuyos destaquen, agrégales cúrcuma, jengibre y canela, las especias de la «leche dorada», una bebida caliente curativa de la India. Los poderes antiinflamatorios de la cúrcuma están bien documentados, la canela ayuda a regular el azúcar en sangre y el jengibre tiene propiedades antioxidantes. Además, estos *muffins* son tan jugosos, deliciosos y dulces que no creerás que no contienen azúcar añadida.

PREPARACIÓN: 15 minutos
HORNEADO: 25 minutos
PARA: 12 *muffins*

2 tazas de harina de almendras blanqueadas

¼ de taza de arrurruz

3 cucharadas de péptidos de colágeno

1 cucharadita de bicarbonato de sodio

2 cucharaditas de canela en polvo

1 cucharadita de jengibre en polvo

1 cucharadita de cúrcuma en polvo

¼ de cucharadita de sal marina fina

3 plátanos medianos maduros

6 dátiles secos sin hueso

¼ de taza de aceite de oliva virgen extra

1 cucharadita de extracto de vainilla

2 huevos grandes batidos

1. Calienta el horno a 180 °C. Forra un molde para *muffins* de 12 piezas con cápsulas magdalenas.

2. En un cuenco grande, mezcla la harina de almendras, el arrurruz, el colágeno, el bicarbonato de sodio, la canela, el jengibre, la cúrcuma y la sal.

3. En una batidora, incorpora bien los plátanos, los dátiles, el aceite de oliva y la vainilla hasta que adquieran una textura suave. Añade esa crema al cuenco con la preparación de harina, y junto con los huevos. Bate hasta que los ingredientes estén bien mezclados. Reparte la masa en el molde para *muffins*.

4. Hornea de 20 a 25 minutos, hasta que los *muffins* estén dorados, y al insertar un palillo en el centro de uno, éste salga limpio (cubre con papel de aluminio si la parte superior comienza a dorarse demasiado). Deja que los *muffins* se enfríen en el molde sobre una rejilla durante 5 minutos, luego pásalos a la rejilla para que se enfríen por completo. Conserva los que sobren cubiertos en el frigorífico.

POR RACIÓN (1 *MUFFIN*): 226 calorías, 16 g de grasa, 7 g de proteína, 16 g de carbohidratos, 3 g de fibra.

Muffins de pastel de zanahoria sin cereales glaseados

Pastel de zanahoria rico y picante, pero en forma de *muffin*, sin cereales ni azúcar refinado. ¡Qué delicia! El glaseado de mantequilla de coco es opcional, pero lo recomiendo: hace que los *muffins* queden tan festivos que parezcan pasteles, y también añade un poco más de grasa saludable.

PREPARACIÓN: 15 minutos
HORNEAR: 25 minutos
RENDIMIENTO: 12 *muffins*

1½ taza (168 g) de harina de almendras blanqueadas
¼ de taza (36 g) de arrurruz
¼ de taza (40 g) de péptidos de colágeno
2 cucharaditas de canela en polvo
1 cucharadita de jengibre en polvo
¼ de cucharadita de nuez moscada en polvo
½ cucharadita de levadura en polvo
¼ de cucharadita de bicarbonato de sodio
¼ de cucharadita, más una pizca, de sal marina fina
3 huevos grandes, a temperatura ambiente
⅓ de taza, más 2 cucharadas de jarabe de arce
3 cucharadas de aceite de oliva virgen extra
1¼ cucharadita de extracto de vainilla
2 zanahorias medianas, ralladas (1 taza)
½ taza de nueces picadas o pecanas
¼ de taza de coco rallado sin azúcar (opcional)
¼ de taza de manteca de coco

1. Calienta el horno a 180 °C. Forra un molde para *muffins* de 12 piezas con cápsulas para magdalenas.
2. En un cuenco grande, mezcla la harina de almendras, el arrurruz, el colágeno, la canela, el jengibre, la nuez moscada, la levadura en polvo, el bicarbonato de sodio y ¼ de cucharadita de sal. En un cuenco mediano, mezcla los huevos, ⅓ de taza de jarabe de arce, el aceite de oliva y 1 cucharadita de vainilla.

Agrega la preparación de huevo a la de harina y remueve hasta que se incorporen bien. Añade las nueces y el coco, si lo deseas.

3. Reparte la masa en el molde. Hornea los *muffins* de 22 a 25 minutos, hasta que estén dorados, y al insertar un palillo en el centro de uno, éste salga limpio. Pasa el molde a una rejilla de alambre y deja que los *muffins* se enfríen durante 5 minutos. Pon los *muffins* en la rejilla para que se enfríen por completo.

4. En un cuenco pequeño, mezcla la mantequilla de coco y la pizca de sal restante, las 2 cucharadas restantes de jarabe de arce y ¼ de cucharadita restante de vainilla. (Si la mantequilla de coco está muy dura, calienta los ingredientes en una cacerola pequeña a fuego lento y mézclalos bien hasta que estén suaves). Cuando los *muffins* se hayan enfriado por completo, vierte aproximadamente 1 cucharadita de glaseado sobre cada uno y extiéndelo con cuidado con el dorso de una cuchara. Sírvelos. Conserva los que sobren cubiertos en la nevera.

POR RACIÓN (1 *MUFFIN*): 255 calorías, 18 g de grasa, 7 g de proteína, 17 g de carbohidratos, 3 g de fibra.

Halvah de dátiles con chocolate

Me encanta el *halvah*, el dulce de Oriente Medio elaborado con semillas de sésamo, pero aborrezco todo el azúcar que contiene. Este postre, preparado con *tahini,* obtiene su dulzor de los dátiles (y un pequeño toque de jarabe de arce). No contienen nueces y son un bocado dulce perfecto para después de una comida para los adultos o niños.

PREPARACIÓN: 20 minutos
PARA: Unas 22 piezas

1½ taza de dátiles secos sin hueso
½ taza de *tahini*
½ taza (48 g) de cacao en polvo sin azúcar
1 cucharada de jarabe de arce
1 cucharadita de extracto de vainilla

½ cucharadita de café instantáneo (opcional)

¼ de cucharadita de sal marina fina

Con la ayuda de la picadora, tritura los dátiles. Agrega el *tahini*, el cacao en polvo, el jarabe de arce, la vainilla, el café, si lo deseas, y la sal. Mezcla 1 o 2 minutos, hasta que quede suave. Con una cuchara, reparte la preparación en 22 piezas. Moldea cada una en forma de bola. Sirve. Es delicioso. También puedes cubrirlo e introducirlo en la nevera (hasta un máximo de 1 semana) o congélalo (hasta un máximo de 2 meses).

POR RACIÓN (1 PIEZA): 80 calorías, 3 g de grasa, 2 g de proteína, 12 g de carbohidratos, 2 g de fibra.

NOTA:

Asegúrate de utilizar dátiles blandos, o la mezcla no se mantendrá amalgamada. Si los dátiles están duros, ponlos en remojo en agua caliente de 10 a 15 minutos. Escúrrelos y sécalos antes de continuar.

Puedes rebozarlos con coco tostado, con nigs de cacao, con semillas de sésamo o con nueces picadas, si lo deseas.

Dulces helados de chocolate y coco

¿Una forma de dulce más saludable? Sí, por favor. Esta receta no contiene azúcar refinado, y la manteca de coco le proporciona tanto dulzor que realmente cuesta comerte sólo uno. Además, los conservas en el congelador, por lo que no tienes que preocuparte por consumirlos con rapidez para evitar que se estropeen. Me gusta hacerlos en un molde para mini *muffins*, pero también puedes congelarlos en una fuente para horno, cortarlos en cuadrados pequeños y congelar las piezas en una bolsa con cierre hermético.

PREPARACIÓN: 20 minutos

CONGELACIÓN: 1 hora

PARA: Unas 20 piezas

1 taza de mantequilla de coco sin azúcar

2 cucharadas de aceite de coco

¼ de taza (24 g) de cacao en polvo sin azúcar

½ taza de jarabe de arce

1 cucharadita de extracto de vainilla

¼ de cucharadita de sal marina fina

Sal marina en escamas (tipo Maldon) (opcional)

1. Forra los huecos de un molde para mini *muffins* de 24 piezas con cápsulas para magdalenas o forra una fuente para hornear cuadrada de 20 cm de lado con papel sulfurizado.
2. Mezcla la mantequilla de coco y el aceite de coco al baño maría hasta que se ablanden. Retira el recipiente del fuego y bátela hasta que esté suave.
3. Agrega el cacao, el jarabe de arce, la vainilla y la sal. Bate hasta que quede obtengas una textura suave.
4. Reparte la mezcla en los huecos del molde para *muffins* o extiéndala en la fuente para hornear. Espolvorea por encima con sal marina en escamas, si lo deseas. Congélalos hasta que estén firmes, como mínimo 1 hora. Sírvelos o pásalos a una bolsa para congelar y métalos en el congelador. (Una vez que esté firme, puedes cortar el dulce en raciones si lo has preparado en la fuente para hornear, luego pásalo a una bolsa para congelar).

POR RACIÓN (1 PIEZA): 110 calorías, 1 g de proteína, 9 g de grasa, 9 g de carbohidratos, 2 g de fibra.

NOTA:

El dulce debe mantenerse congelado y dejar reposar a temperatura ambiente hasta que empiece a derretirse.

Granola sin cereales

La granola envasada tiene un halo de salud, pero a menudo está repleta de azúcar y está elaborada con cereales y aceite de baja calidad.

Afortunadamente, prepararla tú misma es muy simple, y, además, controlas los ingredientes. Piensa en esto como en una receta base, y sustituye las especias y la mezcla de nueces y semillas para adaptarla a tus gustos.

La granola casera en un bonito frasco también es un regalo encantador para las ocasiones especiales.

PREPARACIÓN: 10 minutos
COCCIÓN: 45 minutos
PARA: Alrededor de 4 tazas

¾ de taza de nueces o pecanas crudas
½ taza de semillas de calabaza crudas
½ taza de anacardos crudos
¾ de taza de almendras crudas laminadas
½ taza de coco rallado sin azúcar
¼ de taza de semillas de cáñamo
¼ de taza de aceite de oliva virgen extra
⅓ de taza de jarabe de arce
1 cucharadita de extracto de vainilla
2 cucharaditas de canela
½ cucharadita de jengibre molido
½ cucharadita de sal marina fina

1. Calienta el horno a 150 °C.
2. Pica en trozos grandes las nueces, las semillas de calabaza y los anacardos. Pásalos a un cuenco grande, añade las almendras, el coco y las semillas de cáñamo. Mezcla todo muy bien.
3. Agrega el aceite de oliva, el jarabe de arce, la vainilla, la canela, el jengibre y la sal, y mezcla bien. Distribuye en una bandeja para hornear grande con bordes.
4. Hornea durante 15 minutos. Remueve, extiéndelo todo bien de nuevo y continúa horneando de 20 a 30 minutos más, hasta que puedas apreciar el excelente aroma y todo esté dorado y tostado. Remueve cada 10 minutos. (La granola se pondrá crujiente a medida que se enfríe). Pásalo todo a un cuenco grande para que

se enfríe, y remueve un par de veces mientras se enfría. Conserva la granola en un recipiente hermético a temperatura ambiente hasta un máximo de una semana, en la nevera hasta 2 semanas o en el congelador hasta 3 meses.

POR RACIÓN (¼ DE TAZA): 203 calorías, 5 g de proteína, 17 g de grasa, 10 g de carbohidratos, 2 g de fibra.

Champiñones rellenos de salchichas

Éste es uno de mis aperitivos favoritos, así que pensé: ¿por qué no aprovecharlo de verdad? Los champiñones rellenos de salchichas son realmente exquisitos, tienen muchas proteínas y puedes cocinar una gran cantidad. Consérvalos abiertos en la nevera y sólo tienes que meter algunos en el horno para calentarlos cuando desees una guarnición rápida.

PREPARACIÓN: 25 minutos
COCCIÓN: 30 minutos
PARA: 20 piezas

20 champiñones, sin los pies
3 cucharadas de aceite de oliva virgen extra
Sal marina fina y pimienta negra recién molida
450 g de salchichas italianas dulces o picantes, sin la tripa
4 cebolletas, las partes blancas y de color verde claro, picadas (alrededor de ⅓ de taza)
3 dientes de ajo picados (1 cucharada)
4 cucharadas de queso parmesano recién rallado
¼ de taza (26 g) de harina de almendras blanqueadas
1 cucharada de perejil fresco picado
Aceite de oliva en espray

1. Calienta el horno a 180 °C. Forra una bandeja para hornear grande y con bordes con papel sulfurizado.
2. Pon los champiñones con el lado hueco hacia arriba en la bandeja para hornear. Úntalos con aceite de oliva, y salpimienta.

3. Calienta la cucharada de aceite restante en una sartén grande a fuego medio. Agrega las salchichas y cocínalas de 8 a 10 minutos, removiéndolas y desmenuzándolas con una cuchara de madera, hasta que estén bien hechas y ligeramente doradas. Añade las cebolletas y el ajo. Cocínalos durante unos 2 minutos, sin dejar de remover, hasta que estén tiernos. Agrega 3 cucharadas de queso parmesano, la harina de almendras y el perejil, y cocina 1 o 2 minutos, sin dejar de remover, hasta que estén bien calientes. Prueba la preparación y rectifica de sal y pimienta, si es necesario.

4. Rellena cada champiñón con la mezcla. Hornéalos de 10 a 12 minutos, hasta que los champiñones estén bien hechos y el relleno esté caliente. Espolvorea cada champiñón con la cucharada restante de parmesano, rocíalos con aceite en aerosol y hornéalos durante 3 minutos más, hasta que el queso esté dorado.

POR RACIÓN (2 PIEZAS): 143 calorías, 11 g de proteína, 10 g de grasa, 3 g de carbohidratos, 1 g de fibra.

NOTA:

Los champiñones medianos y grandes son los mejores para esta receta. Los más pequeños son más difíciles de rellenar. Pero si sólo puedes comprar pequeños, adquiere unos 10 más para asegurarte de utilizar todo el relleno.

Espárragos envueltos en jamón

Para estos bocados simples y deliciosos, asegúrate de comprar espárragos que no sean demasiado delgados ni demasiado gruesos. Los realmente delgados y delicados se pasan de cocción en el tiempo que tarda el jamón en ponerse crujiente, y los gruesos no se cocinan lo suficiente en ese tiempo. Los espárragos medianos son los más adecuados, sin duda. No hay necesidad de añadirles sal; el jamón ya es suficientemente salado, sobre todo cuando se asa.

PREPARACIÓN: 10 minutos
COCCIÓN: 12 minutos
PARA: 12 piezas

6 lonchas de jamón
12 puntas de espárragos de grosor medio
1 cucharada de aceite de oliva virgen extra
Pimienta negra recién molida
1 cucharadita de zumo de limón (opcional)
Queso parmesano recién rallado (opcional)

1. Calienta el horno a 200 °C. Forra una bandeja para hornear grande con papel sulfurizado.
2. Corta cada loncha de jamón por la mitad a lo largo. Corta los extremos duros de los espárragos. Pon los espárragos en la bandeja para hornear y vierte el aceite de oliva. Comenzando justo por debajo de la punta superior de los espárragos, envuelve un trozo de jamón alrededor de cada espárrago. Vuelve a colocarlos en la bandeja para hornear. Sazónalos ligeramente con pimienta.
3. Hornéalos de 10 a 12 minutos, hasta que los espárragos estén tiernos y el jamón esté crujiente. Rocíalos con zumo de limón y espolvorea con en queso parmesano, si lo deseas, y sírvelos.

NOTA:
· · · · · · · · ·

Es mejor comerlos recién horneados, cuando están calientes y crujientes. Puedes preparar los espárragos, pero no hornearlos: cúbrelos y consérvalos en la nevera durante un máximo de 2 días. Cocínalos según sea necesario, en el horno o en el grill.

POR RACIÓN (2 TAZAS): 96 calorías, 9 g de proteína, 7 g de grasa, 1 g de carbohidratos, 1 g de fibra.

«Patatas fritas» de nabo mexicano con mayonesa de hierbas en la freidora de aire

Si pensabas que las patatas fritas estaban fuera del menú, esta receta es para ti. En lugar de patatas, éstas son de nabo mexicano, un tubérculo rico en nutrientes que es originario de México. El nabo mexicano es rico en fibra prebiótica, que alimenta las bacterias beneficiosas del intestino, por lo que es un verdadero refuerzo para la salud. También puedes disfrutarla cruda; es crujiente y ligeramente dulce, deliciosa con guacamole u otras salsas.

PREPARACIÓN: 25 minutos
COCCIÓN: 40 minutos
PARA 4 PERSONAS

Mayonesa de hierbas:
1 cucharada de aceite de oliva virgen extra
1 diente de ajo picado (1 cucharadita)
½ taza de mayonesa de aceite de aguacate
1 cucharadita de ralladura de limón
1 cucharada de zumo de limón
3 cucharadas de perejil fresco picado
2 cucharadas de eneldo fresco picado
Sal marina fina y pimienta negra recién molida

Patatas fritas con nabo mexicano:
Sal marina fina
500 g de nabo mexicano pelado, cortado en tiras de 1 cm de grosor
1 cucharada de aceite de aguacate
½ cucharadita de ajo en polvo
¼ de cucharadita de chili en polvo (opcional)
Pimienta negra recién molida
Aceite de oliva en espray

1. Prepara la mayonesa de hierbas: en una sartén pequeña sin calentar, mezcla el aceite de oliva y el ajo. Rehoga a fuego lento

hasta que la preparación comience a chisporrotear. Deja que chisporrotee durante 30 segundos, luego pásala a un cuenco mediano y deja que se enfríe. Añade la mayonesa, la ralladura y el zumo de limón, el perejil y el eneldo y mezcla bien. (También puedes emplear, una picadora hasta que el resultado esté muy suave). Pruébalo y salpimienta. (Obtendrás alrededor de ⅔ de taza).

2. Prepara las patatas fritas: lleva a ebullición agua y sal en una cacerola. Agrega el nabo mexicano, y hiérvelo durante 10 minutos. Escúrrelo y sécalo bien.

3. Calienta una freidora de aire a 100 °C.

4. Mezcla el nabo mexicano con el aceite de aguacate, el ajo en polvo y el chili en polvo. Sazónalo con pimienta. Rocía la canasta de la freidora con aceite en espray. Pon el nabo mexicano jícama en la canasta en una sola capa. (No llenes demasiado la freidora; trabaja en tandas, si es necesario). Fríelos al aire de 18 a 20 minutos, hasta que las patatas fritas de nabo mexicano estén doradas y crujientes, sacudiendo la canasta hacia la mitad de la cocción. Sirve las patatas fritas calientes con la mayonesa de hierbas.

POR RACIÓN (¼ DE LAS PATATAS FRITAS CON 2 CUCHARADAS DE MAYONESA): 318 calorías, 1 g proteína, 31 g grasa, 13 g carbohidratos, 7 g fibra.

NOTA:

Puedes preparar la mayonesa hasta un día antes, pero consérvala en la nevera cubierta. Si te sobra, mézclala con atún o salmón enlatado.

Si haces las patatas fritas en tandas, mantén las primeras calientes en el horno. Calienta el horno a 100 °C y cubre una bandeja para hornear con una rejilla de alambre rociada con aceite en espray. Pon las patatas fritas en la rejilla del horno mientras cocinas las patatas restantes.

Salsa romesco

Esta salsa deliciosa y ácida es mi versión de la salsa española elaborada con pimientos asados y almendras. Está exquisita recién hecha, pero aún es mejor si se deja reposar durante un día, así que prepárala con antelación si tienes tiempo. Sírvela con verduras para mojar, o con galletas saladas sin cereales; incluso puedes untarla en una hamburguesa o en un trozo de pollo o de pescado a la parrilla.

PREPARACIÓN: 15 minutos
COCCIÓN: 2 minutos
PARA: 1¼ taza

2 cucharadas de aceite de oliva virgen extra
3 dientes de ajo, picados (1 cucharada)
1 taza de pimientos rojos asados en frasco escurridos
⅓ de taza de mantequilla de almendras suave sin azúcar
1 cucharada de perejil de hoja plana fresco picado
2 cucharaditas de vinagre de vino tinto
½ cucharadita de pimentón picante
Una pizca de cayena (opcional)
¼ de cucharadita de miel cruda
Sal marina fina y pimienta negra recién molida

1. Pon el aceite de oliva y el ajo en una sartén pequeña a fuego lento hasta que empiece chisporrotear. Deja que chisporrotee durante 1 minuto luego pásalo a un cuenco pequeño para que se enfríe.
2. En el vaso de la batidora, pon los pimientos asados, la mantequilla de almendras, el perejil, el vinagre, el pimentón, la cayena, si es que la utilizas, y la miel. Agrega el ajo frito enfriado. Bate hasta que obtengas una salsa con una textura suave. Prueba la salsa y rectifica de sal y pimienta, si es necesario.
3. Sírvela, o cúbrela y métela en la nevera para servirla más tarde.

POR RACIÓN (2 CUCHARADAS): 84 calorías, 2 g de proteína, 7 g de grasa, 5 g de carbohidratos, 1 g de fibra.

Apéndice

. . . .

Mejores prácticas y recursos

Electrolitos

www.cynthiathurlow.com/

Simply Hydration es una emocionante mezcla de electrolitos diseñada específicamente para personas orientadas a la salud y el rendimiento. Cada porción de 3 mililitros proporciona 75 miligramos de magnesio y 300 miligramos de cloruro de minerales iónicos, 150 miligramos de sodio (de agua de mar) y 150 miligramos de potasio (como cloruro de potasio). Los minerales iónicos se absorben fácilmente, lo que permite una rápida reposición.

Esta fórmula concentrada es adecuada para agregarla al agua u otras bebidas, y puede ser utilizada por personas que pueden beneficiarse de una mayor ingesta de electrolitos durante el ayuno intermitente.

Aceite MCT

www.cynthiathurlow.com/

Simply Energy es ácido caprílico cien por cien puro procedente exclusivamente del aceite de coco. Cada cucharada proporciona 14 g de ácido caprílico adecuado para agregar al café o al té, en batidos y licuados, o para incorporarlo en recetas según sea necesario. El ácido caprílico es un ácido graso de cadena media con 8 átomos de carbono, de ahí su abreviatura química, C8. Los ácidos grasos de cadena media tienen propiedades únicas que los distinguen de otros ácidos grasos al poderse incorporar a las dietas cetogénicas, así como destinarlos a otros enfoques dietéticos.

Almidón resistente

www.cynthiathurlow.com/

Simply Fiber contiene dos formas de almidón resistente (RS por sus siglas en inglés) tipo II: harina de plátano verde orgánico y polvo de almidón de patata orgánico. El RS es un tipo de almidón que es resistente a la digestión, ya que las enzimas en el tracto gastrointestinal (GI, por sus siglas en inglés) son inactivas contra él. Una vez que el RS llega al intestino grueso, fermenta en ácidos grasos de cadena corta, que se utilizan como combustible tanto para las bacterias beneficiosas como para los enterocitos del tracto gastrointestinal. Simply Fiber beneficia la salud gastrointestinal a través de su capacidad para apoyar el equilibrio microbiano y la permeabilidad e integridad intestinal adecuadas.

Además, esta fórmula puede ayudar a apoyar el metabolismo óptimo del azúcar en sangre y la insulina, el apetito normal y la salud cardiovascular.

Proteína en polvo

www.cynthiathurlow.com/

Simply Protein es una proteína en polvo novedosa, de gran sabor y sin lácteos, que contiene 21 g de proteína por cada ración. Contiene HydroBEEF™, un aislado de proteína de caldo de huesos altamente concentrado, procedente de un proceso patentado exclusivo que permite que la proteína se hidrolice en más péptidos, lo que resulta en una absorción y asimilación más fáciles. Este producto contiene carne de vacuno de animales criados en Suecia sin hormonas ni antibióticos y está libre de cereales, pastos y/o ensilados transgénicos.

HCL

https://shop.bioticsresearch.com/
https://klaire.com/

Hydro-Zyme de Biotics Research o de Klaire Labs.

Enzimas digestivas

https://enzymedica.com/
www.thorne.com/

Digest Spectrum de Enzymedica o Bio-Gest de Thorne Labs.

Zumos saludables
https://theweeklyjuicery.lpages.co/cynthia-thurlow-guided-juice-fast/

¿Estás lista para la Chase Good Health y sentirte increíble? ¡Este ayuno guiado a base de zumos de un día con The Weekly Juicery inunda nuestro cuerpo con plantas orgánicas, brinda el tiempo de descanso digestivo que tanto necesitas y ayuda a restablecer nuestro barómetro de azúcar para que tengamos antojos de más frutas y verduras!

Monitor de glucosa y aplicación
https://nutrisense.io

Limpiador de cara
www.tataharperskincare.com/

Crema para los ojos
www.beautycounter.com/cynthiathurlow

GI Detox
https://biocidin.com/products/gi-detox

Espermidina
https://spermidinelife.us/

Berberina
https://shop.designsforhealth.com/

Dihidroberberina
https://nnbnutrition.com/products/glucovantage/
Glucovantage de NNB.

Cromo GTF
www.productosortomoleculares.com/

Hongos medicinales
https://us.foursigmatic.com/

Hierbas adaptogénicas
Piquetea.com
    Ashwagandha, Rhodiola, Maca.

Vinagre de sidra de manzana
www.bragg.com/
    Bragg's with Mother.

Agradecimientos

Después de dejar la medicina clínica hace cinco años y dedicar mi experiencia y conocimientos al ayuno intermitente y a la salud femenina, no tenía ni idea de que algún día escribiría un libro sobre este tema de importancia fundamental. Sin embargo, aquí está, y escribirlo ha sido una experiencia notable pero aleccionadora, especialmente en medio de una pandemia mundial, el distanciamiento social y dos adolescentes estudiando en casa durante todo el proceso. En el camino he aprendido que la creación de un libro es en gran medida una colaboración en equipo, en la que muchas personas desempeñan papeles enormes, diversos y de vital importancia. Tengo que dar las gracias a las numerosas personas que me han apoyado, educado y ayudado a hacer realidad este sueño y proyecto.

A Chris Winfield, quien fue fundamental para conectarme con mi agente literaria, Anna Petkovich de Park Fine. Anna, gracias por creer en mí, guiarme a través del proceso de creación del modelo básico de este libro, ser una caja de resonancia cuando lo necesitaba y ayudarme a encontrar la editorial perfecta para llevar este libro e ideas a tantas personas.

A mi equipo literario en Penguin Random House, Lucia Watson y Suzy Swartz, quienes son absolutamente notables y perspicaces en lo que hacen. Después de conocerlos, supe que tenía el mejor equipo de edición del sector. ¡Gracias por vuestro apoyo durante todo este proceso!

A J. J. Virgin, por su perspicacia, astucia empresarial e inspiración, que me impulsaron a alcanzar mayores logros… y también a crecer para la ocasión.

A J. J. Virgin y Karl Krummenacher y a toda mi comunidad Mindshare Mastermind… gracias por todo el amor, aliento y apoyo. Verdaderamente los empresarios más centrados en el corazón que conozco.

A Jaime Pallotolo, mi gurú de la actitud y amigo, gracias por ver el potencial en mí antes que yo, y por todo tu amor y apoyo.

A Teri Cochrane, tu tutoría, amistad y potencial energético son ilimitados. No hay coincidencias, y estoy muy contenta de que estés en mi vida.

A Tucker Stine, por tu entusiasmo, positivismo e interminables narrativas profesionales. Una charla realmente puede cambiar tu vida. Agradezco tu inversión en mi visión y compromiso de ver todo esto a través de nuevos ojos. A Tony Whatley, gracias por empujarme a no pensar en pequeño, especialmente en 2019. *Carpe diem!*

A mi equipo y a los entrenadores del AI:45 en www.cynthiathurlow.com, que son muy trabajadores, profesionales, dedicados y verdaderamente especiales. Gracias.

A Beth Lipton, una de las mejores chefs del país, con una habilidad extraordinaria para desarrollar recetas y comidas que no sólo son ricas en nutrientes, sino también deliciosas más allá de lo creíble. ¡Beth, eres una estrella del rock culinaria!

A Maggie Greenwood-Robinson, quien entendió lo que quería transmitir con palabras y me ayudó a lograrlo al organizar el material en un flujo maravilloso, y lo hizo dentro de un plazo muy ajustado… mientras me animaba a centrarme en el panorama general y no dejarme atrapar por el ritmo y el estrés de la escritura. Gracias por mantenerme calmada, sensata y encaminada.

A mis padres, gracias por inculcarme una tenacidad obstinada y el amor por el aprendizaje, y a mi hermano, gracias por obligarme siempre a reírme de mí misma y no tomarme la vida demasiado en serio.

A mi familia extendida y amigos cercanos… gracias por permitirme compartir esta experiencia con vosotros, y por vuestro amor y apoyo. Sin vosotros no sería quien soy hoy.

Y a aquellos colegas que, sin saberlo, me inspiraron a buscar y adoptar el ayuno y la salud metabólica, incluidos el Dr. Jason Fung; la Dra. Gabrielle Lyon; el Dr. Ben Bikman; el Dr. Peter Attia; el Dr. Ken Berry; el Dr. David Jockers; el Dr. Brian Lenzkes; el Dr. Daniel Pompa; el Dr. Tro Kalayjian; la Dra. Cate Shanahan; la Dra. Mindy Pelz; David Asprey; Siim Land; Ben Azadi; Robb Wolfe; Jimmy Moore; Marty Kendall; Shawn Wells; Melanie Avalon; Ginebra Stephens; Megan Ramos; Maria Emmerich; y las expertas en salud hormonal femenina, la Dra. Sara Gottfried, la Dra. Anna Cabeca, la Dra. Carrie Jones, la Dra. Lisa Mosconi, el Dr. Jaime Seeman y muchas personas más. ¡Aprecio vuestras contribuciones a mi creciente base de conocimientos y el impacto que tiene en tantas vidas!

Y, por último, a mi apéndice, nunca te aprecié hasta que te rompiste, pero mi hospitalización de trece días es lo que aceleró todo este viaje. Sentirme obligada y llamada a hacer mi segunda charla TEDx es lo que inició la segunda mitad de mi viaje, y me siento agradecida por ello.

Índice analítico

hambre 23, 24, 25, 39, 43, 47, 55, 59, 60, 61, 62, 63, 64, 79, 96, 110, 111, 123, 124, 125, 144, 145, 149, 164, 165, 170, 172, 176, 185, 187, 188, 191, 192, 200, 201, 202, 205, 207, 212, 213, 214, 215, 217, 220, 224, 233, 234, 235

hamburguesas con queso mejoradas 263, 299

hash de coles de Bruselas con tocino y huevos 259, 264

hidratación 108, 143, 144, 211, 213, 214

hierbas y especias 139

hígado 31, 35, 45, 51, 64, 66, 72, 74, 75, 95, 106, 107, 132, 136, 138, 145, 148, 150, 153, 157, 160, 170, 189, 190, 201, 219, 225, 269, 270, 271

hinchazón 17, 21, 48, 74, 91, 96, 108, 160, 190, 217

hipoglucemia 65, 86, 100, 135, 150, 157, 199

hipotálamo 43, 47, 49, 52, 60, 63, 100, 101, 102, 223

hongos 34, 97, 138, 139, 145, 158, 222

  medicinales 158, 349

hormona

  del crecimiento (GH) 65

  estimulante del folículo 92

  luteinizante (LH) 92

hormonas 10, 11, 15, 19, 23, 26, 27, 28, 31, 33, 41, 42, 43, 44, 47, 50, 53, 55, 57, 58, 59, 62, 63, 65, 66, 68, 69, 71, 72, 73, 74, 75, 76, 78, 79, 80, 81, 82, 83, 85, 86, 87, 89, 91, 94, 95, 99, 100, 101, 106, 115,

116, 117, 122, 127, 129, 131, 132, 141, 143, 146, 151, 168, 169, 170, 171, 174, 175, 179, 186, 188, 213, 217, 220, 221, 222, 223, 246, 255, 348, 373

  del hambre 23, 59, 62, 63, 188, 217

Huevos

  frittata de hinojo, chalota y queso de cabra 257, 262, 264

  hash de coles de Bruselas con tocino y huevos 259, 264

  rellenos de 3 maneras 320

I

impacto 10, 14, 72, 130, 136, 153, 158, 169, 201, 203, 209, 249, 250, 353

impulso sexual 81

incontinencia 103, 110

inflamación 11, 29, 32, 34, 37, 38, 47, 51, 73, 83, 93, 97, 99, 103, 111, 115, 121, 128, 131, 132, 135, 136, 137, 138, 139, 140, 145, 156, 159, 179, 186, 187, 217, 229, 234, 238

insulina 11, 23, 24, 28, 32, 42, 43, 44, 45, 46, 47, 48, 49, 50, 51, 53, 58, 59, 60, 61, 62, 64, 65, 67, 72, 73, 79, 81, 83, 85, 86, 87, 92, 96, 99, 100, 103, 111, 120, 122, 123, 124, 125, 132, 143, 147, 148, 149, 152, 153, 157, 158, 159, 161, 166, 171, 175, 178, 181, 186, 187, 188, 194, 198, 200, 201, 206, 207, 211, 215, 216, 220, 225, 228, 234, 236, 237, 240, 243, 248, 252, 257, 258, 348

Índice

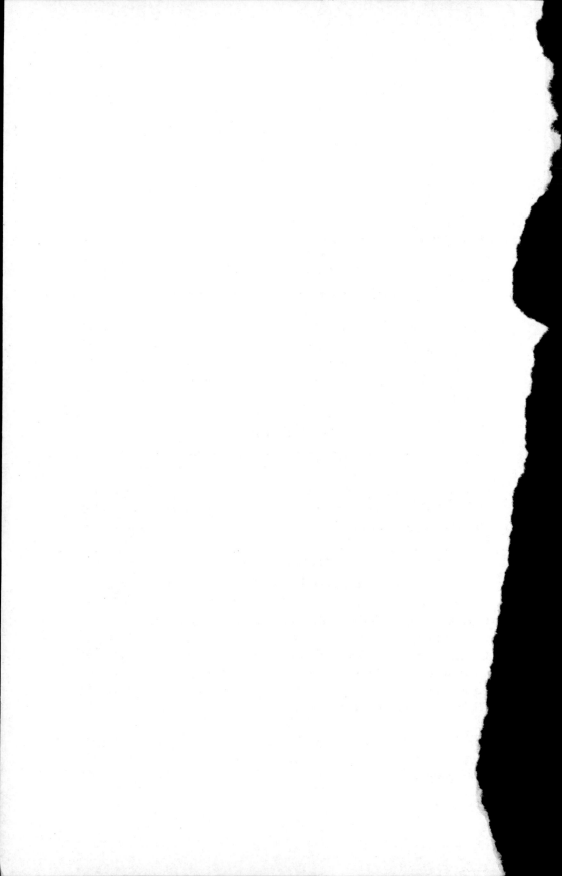